U0821598

中国医药产业发展蓝皮书
（2016—2020）

中国药品监督管理研究会　编　著

中国协和医科大学出版社
北　京

图书在版编目（CIP）数据

中国医药产业发展蓝皮书（2016—2020）/ 中国药品监督管理研究会编著. —北京：中国协和医科大学出版社，2022.10

ISBN 978-7-5679-1939-6

Ⅰ. ①中…　Ⅱ. ①中…　Ⅲ. ①制药工业－产业发展－研究报告－中国－2016-2020　Ⅳ. ①F426.7

中国版本图书馆CIP数据核字（2022）第042736号

中国医药产业发展蓝皮书（2016—2020）

编　　著：中国药品监督管理研究会
责任编辑：戴小欢　胡安霞
封面设计：许晓晨
责任校对：张　麓
责任印制：张　岱

出版发行：中国协和医科大学出版社
（北京市东城区东单三条9号　邮编100730　电话010-65260431）
网　　址：www.pumcp.com
经　　销：新华书店总店北京发行所
印　　刷：北京联兴盛业印刷股份有限公司

开　　本：710mm×1000mm　1/16
印　　张：23.75
字　　数：370千字
版　　次：2022年10月第1版
印　　次：2022年10月第1次印刷
定　　价：188.00元

ISBN 978-7-5679-1939-6

（版权所有，侵权必究，如有印装质量问题，由本社发行部调换）

《中国医药产业发展蓝皮书（2016—2020）》审稿专家委员会

主　　任　邵明立　中国药品监督管理研究会创会会长

副 主 任　吴晓明　中国药品监督管理研究会副会长

审稿专家（按姓氏汉语拼音排序）

白慧良　中国非处方药协会原会长、专家委员会主任
陈桂良　上海药品审评核查中心主任
胡文言　中国生化制药工业协会常务副会长
李　宏　工业与信息化部产业促进中心原顾问
陆伟根　中国医药工业研究总院副院长
潘广成　中国化学制药工业协会原会长
石晟怡　中国医药商业协会会长
宋瑞霖　中国医药创新促会执行会长
王学恭　中国医药企业管理协会副会长
魏树源　中国医药工业研究总院院长
吴朝晖　中国医药生物技术协会会长
吴海东　中国医药企业管理协会执行会长
薛　斌　中国食品药品国际交流中心原主任
于明德　中国医药企业管理协会名誉会长
张冀湘　中国医药新闻信息协会会长
张俊华　天津中医药大学中医药研究院院长
周　惠　中国医药保健品进出口商会会长
朱卫丰　江西中医药大学校长

《中国医药产业发展蓝皮书（2016—2020）》

编委会

主　　任　张　伟　中国药品监督管理研究会会长

副 主 任　郭　文　中国医药工业信息中心主任

　　　　　　华雪蔚　中国医药工业信息中心副主任

特约编委　（按姓氏汉语拼音排序）

陈盛君　李光慧　刘思川　娄　竞　乔洪翔

谢雨礼　徐浩宇　张连山　张薰文　赵忠斌

编　　委

苏　红　徐芳萍　王　鑫　任杭翔　吴　凯

庞祎莹　周家祺　李晓东　杨惠贇

数据支持　中国医药工业信息中心

序

健康是民族昌盛和国家富强的标志，也是衡量经济社会发展和人民幸福的重要指标之一。党的十九大将“实施健康中国战略”提升到国家整体战略层面统筹谋划。《中华人民共和国国民经济和社会发展第十四个五年规划和2035年远景目标纲要》提出，“要把保障人民健康放在优先发展的战略位置”。作为人民健康保障体系的重要基础，医药产业的发展对促进我国健康事业发展、增进人民健康福祉具有深远影响。

中华人民共和国成立以来，我国的医药产业经历了从无到有、从小到大，取得了长足进步。“十三五”时期更是我国医药产业发展史上不平凡的五年，外部政治经济环境风云变幻，内部产业结构经历新旧动能转换。一系列政策法规密集出台，引导医药产业由“制造”向“创造”转变，带动技术、人才、资金等产业要素集聚和加速融合。其间，我国医药产业展现出强劲发展的实力与潜力，医药工业增加值增速始终高于GDP增速和工业增加值增速，五年间41个1类新药成功上市，“引进来”“走出去”日渐频繁，企业国际化进程日益加速。与此同时，医药产业仍存在源头创新能力不足、供应链稳定性有待加强、生产制造水平有待提升以及药品保障体系、监管体系都有待完善等问题，高质量发展仍是当前阶段乃至今后一段时期的核心主题。

“十三五”业已收官，“十四五”正在扬帆。值此中国医药产业继往开来的关键时期，为跟踪记录中国医药产业发展历程，把脉行业发展现状，探讨未来发展趋势，中国药品监督管理研究会委托中国医药工业信息中心编写《中国医药产业发展蓝皮书（2016—2020）》。本书为编委会的诚意之作，有近百位专家学者参与研究、编写或审稿工作。融百家之所思，集众家之所长，本书深入研究和阐述了中国医药产业发展的现状与趋势，可为政府政策制定、企业战略选择、科研机构选题与立项等提供参考，进而为促进我国医药产业高质量发展奉献微薄之力。

衷心感谢编委会各位专家为本书的编写付出的辛苦努力，也特别感谢药品监督管理相关部门的领导给予本书的指导和关怀。期盼本书能够定期编写下去，不断丰富内容和提高水平，在指导医药产业发展方面发挥更大、更好的作用。

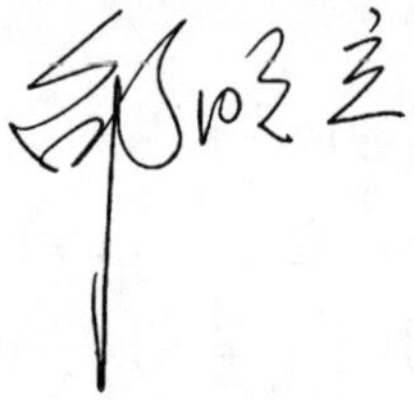

2022年3月17日

前　言

药品是人类对抗疾病的重要武器，药品的发现与应用伴随着人类抗击疾病的全过程，也促进了人类文明的发展与进步，发挥着不可替代的健康保障作用。我国政府高度重视医药产业发展。自中华人民共和国成立以来，中国医药产业以原料药和中间体业务起步，历经仿制药跟随发展、仿创结合蓄力发展阶段，如今在部分细分领域已实现全球领先。

“十三五”时期是中国医药产业浓墨重彩的五年。在创新驱动和可持续发展的战略加持下，中国医药产业加速供给侧结构性改革进程。审评审批制度改革引领药品创新资源高效协同，基本药物、短缺药品管理等制度的完善带来供应保障体系日益健全，中国医药产业展现出更加规范、有序的发展面貌。在“重大新药创制”科技重大专项等政策助力下，叠加大量资本涌入，药品创新研发势头强劲，一批创新品种获批上市。一致性评价和国家组织药品集中采购加速仿制药格局调整，国际化业务成为国内企业的新增长极，企业“引进来”与“走出去”业务越加频繁。在处方外流、集中采购（以下简称“集采”）和分级诊疗推动下，加之新型冠状病毒肺炎（以下简称“新冠肺炎”）疫情催化，药品终端市场格局呈多元化发展。产品、业务和渠道合力推动中国医药产业结构重塑。大变局中，我国医药企业以创新发展差异化、跨境合作常态化、业务布局多元化、渠道拓展结构化、分工协作精细化等方式调整发展方向，打开百花齐放的发展局面。

新冠肺炎疫情全球肆虐，需进一步强化全民对健康的关注。随着“人民生命健康”上升到与“世界科技前沿”“经济主战场”“国家重大需求”同一高度，中国医药产业正处于继往开来的关键时期。因此，记录中国医药产业发展历程、剖析新形势下行业发展脉络、探讨未来发展趋势意义深远。中国药品监督管理研究会委托中国医药工业信息中心编写《中国医药产业发展蓝皮书（2016—2020）》，全面梳理“十三五”期间我国医药产业发展情况，基于客观行业数据，汇聚业界专家观点，以期为政府政策制定、企业战略选择、科研机构立项等提供有益参考，进而为促进我国医药产业高质量发展奉献微薄之力。需要补充的是，本书于2020年策划并启动编写，研究、论证、修订贯穿2021年全年，为提高信息时效性，本书中部分数据更新至2021年。

最后，衷心感谢中国医药新闻信息协会、安进中国及社会各界对本书的大力支持。鉴于编委会经验所限，本书还有诸多待完善之处，请广大读者批评指正。

编委会

2022年7月30日

目　录

第一部分

变局：发展环境

医药产业的发展受外部宏观环境的影响显著。顶层的国家战略与法规政策对医药产业发展起到引导和保障作用。国民支付能力的跃迁给医药产业带来增长空间。在人民健康需求日益增长的背景下，伴随着生命科学领域的技术突破，以及与信息数据技术的深度融合，我国医药产业正在迎来巨大变革。

从追量到求质，从仿制到创制，“十三五”期间，中国医药产业迈入改革加速期，政策改革持续深化，支付能力显著提升，用药需求逐渐变化，产业供给愈加多元，医药产业经历巨大变局。

全面推进健康中国建设背景下，中国医药产业发展站上新的历史高度。在创新驱动和可持续发展的战略加持下，中国医药产业加速供给侧结构性改革进程。一方面，在《国务院关于改革药品医疗器械审评审批制度的意见》（国发〔2015〕44号）的指引下，临床试验管理、上市审评审批等相关改革举措密集发布，加入国际人用药品注册技术协调会（ICH）并转化实施其指导原则，建立施行上市许可持有人制度，认可境外临床试验数据，一系列创新资源协同政策逐步落地。另一方面，《中华人民共和国药品管理法》（以下简称《药品管理法》）《中华人民共和国疫苗管理法》（以下简称《疫苗管理法》）顶层监管法规相继制修订完成，将前期改革成果以法的形式确定下来。同时，国家基本药物制度落实巩固，仿制药质量和疗效一致性评价（以下简称“仿制药一致性评价”）稳步推进，国家组织药品集中采购常态化制度化实施，医保支付方式深化改革，短缺药品监测预警机制逐步建立健全，我国药品供应保障体系愈加健全。

国民健康支付能力的跃迁和用药需求的转变为中国医药产业提供了广阔发展空间。新冠肺炎疫情全球肆虐、人口老龄化持续加深等事件强化民众对健康的关注与重视，中国居民人均医疗保健消费支出水平逐年上升，2020年达1843元，同时，居民人均医疗保健消费支出占人均消费支出比重也呈现增长趋势，2020年达8.7%。人口结构的改变加速慢病治疗药物需求释放，全民健康素养的提升与疾病预防理念的建立，带动保健用药和预防用药增加，伴随基因检测等诊断技术的进步，个性化用药市场将进一步发力。

与此同时，在多重科技赋能下，中国医药产业呈现多元化发展态势。CRISPR技术使基因的定向剪切、编辑变得容易和高效，合成生物学使利用生物网络高效合成目标化合物的设想成为可能，mRNA技术使执行生物网络任务的效率得到极大提升，这些技术在医药产业中展现巨大的应用前景。肿瘤免疫、细胞/基因治疗、数字疗法等精准医疗为众多疑难杂症带来救治希望，数字化技术、连续制造、3D打印等智能生产技术助力药品生产质量和效率双维度提升，而人工智能、大数据、5G等信息技术突破了医药产业发展的空间与时效限制。

大变局中，中国医药产业迎来蜕变新生。

一、政策改革深化

近年来，中国医药产业宏观政策环境发生巨大改变，在药品研发、审评审批、供应保障、采购支付等关键环节，以及创新药、仿制药、基本药物、短缺药等重点领域，出台了一系列政策文件，为推动医药产业升级，促进公众用药更加安全、有效、可及提供了制度保障。

（一）战略引领

在健康中国、创新驱动、供给侧结构性改革、绿色制造等国家级战略引领下，药品监管改革、“重大新药创制”科技重大专项、国家基本药物制度、医保精细化管理、药品知识产权保护等相关重大政策举措不断深化，“十三五”时期，我国医药产业步入高质量发展阶段。

为切实提高药品质量安全水平，促进制药行业结构调整和产业升级，保障公众用药安全有效，原国家食品药品监督管理总局贯彻落实习近平总书记“四个最严”重要指示精神，大力推进药品审评审批制度改革，不断加强监管体系和监管队伍建设。以2015年国务院发布《关于改革药品医疗器械审评审批制度的意见》（国发〔2015〕44号）为起点，药品审评审批制度改革持续深入，完成了以“两法两条例”（《药品管理法》《疫苗管理法》《医疗器械监督管理条例》《化妆品监督管理条例》）为核心的一系列法律法规和规章制度的制修订，搭建了新时代药品监管法规制度体系的“四梁八柱”。

1. 深化药审改革

（1）临床价值成为研发导向

临床需求是药品研制的出发点。新修订《药品管理法》明确提出“国家支持以临床价值为导向、对人的疾病具有明确或者特殊疗效的药物创新”。2021年11月，国家药监局药品审评中心（CDE）发布《以临床价值为导向的抗肿瘤药物临床研发指导原则》，提出“新药研发应以为患者提供更优（更有效、更安全或更便利等）的治疗选择作为更高目标”。《“十四五”国家药品安全及促进高质量发展规划》提出鼓励具有临床价值的新药研发上市，对具有明显临床价值的创新药，符合条件的予以优先审评审批，探索构建以临床价值为导向，健全符合中药特点的中药审评审批体系。

（2）加速临床试验审批

2018年7月，《国家药品监督管理局关于调整药物临床试验审评审批程序的公告》指出“自受理缴费之日起60日内，未收到药审中心否定或质疑意见的，申请人可以按照提交的方案开展临床试验”。药物注册临床试验采用默示许可予以批准，改变了以往必须经过书面审批作出决定的方式。新修订《药品管理法》正式将临床试验由批准制调整为到期默示许可制，并确定了具体的默示许可日期，即“国务院药品监督管理部门应当自受理临床试验申请之日起六十个工作日内决定是否同意并通知临床试验申办者，逾期未通知的，视为同意”。这一制度有效提高了药品开发速度。同时，临床试验机构由审批式管理调整为备案管理，以释放临床试验资源，满足日益增长的药物研发需求。

（3）加快药品上市注册

通过设立上市“加快通道”，加速符合特定条件的药品上市，是满足临床所需的重要举措。2017年12月，原国家食品药品监督管理总局发布《关于鼓励药品创新实行优先审评审批的意见》，提出设立优先审评审批通道，加快具有临床价值的新药和临床急需仿制药的研发上市。2020年3月，新修订《药品注册管理办法》特别增设了药品加快上市注册程序一章，设立突破性治疗药物程序、附条件批准程序、优先审评审批程序和特别审批程序四个加快通道，并明确每个通道的纳入范围、程序、支持政策等要求，与国际做法接轨。2020年7月，国家药监局发布《突破性治疗药物审评工作程序（试行）》《药品附条件批准上市申请审评审批工作程序（试行）》《药品上市许可优先审评审批工作程序（试行）》，为鼓励中国新药创制、加快新药好药上市迈出实质性的一步。

（4）实施药品上市许可持有人（MAH）制度

为解决医药企业投资分散、生产设施设备重复、产业不集中等问题，我国于2015年底开展MAH制度试点。2019年，MAH制度写入新修订《药品管理法》，成为监管的重要主线。新修订《药品管理法》特别强调MAH对药品的非临床研究、临床试验、生产经营、上市后研究、不良反应监测及报告与处理等承担责任，其法定代表人、主要负责人对药品质量全面负责。随后，药品追溯、境外持有、上市变更管理等相关制度陆续出台，MAH制度落地路径日渐明朗（表1-1）。

表1-1　中国药品MAH制度发展历程[①]

发文时间	政策/事项	内容
2015年8月9日	《国务院关于改革药品医疗器械审评审批制度的意见》	提出开展MAH制度试点
2015年11月4日	《全国人民代表大会常务委员会关于授权国务院在部分地方开展药品上市许可持有人制度试点和有关问题的决定》	决定授权国务院在北京、天津、河北、上海、江苏、浙江、福建、山东、广东、四川10个省（直辖市）开展MAH制度试点
2016年6月6日	《关于印发药品上市许可持有人制度试点方案的通知》	MAH制度试点正式落地
2016年6月17日、2016年9月29日、2017年1月3日	《药品上市许可持有人制度试点方案》政策解读三篇	期间各省市MAH制度试点实施方案陆续出台
2017年8月21日	《关于推进药品上市许可持有人制度试点工作有关事项的通知》	进一步探索MAH权利义务和法律责任、委托生产中的质量管理体系和生产销售全链条的责任体系、跨区域药品监管机构监管衔接、职责划分以及责任落地等事宜
2018年10月26日	《全国人民代表大会常务委员会关于延长授权国务院在部分地方开展药品上市许可持有人制度试点期限的决定》	试点工作延长1年

① 查询截至2021年2月20日。

续 表

发文时间	政策/事项	内容
2019年2月21日	2019年度全国药品不良反应监测评价工作会议在京召开	会议部署了包括“落实药品MAH直接报告不良反应制度”在内的2019年7项重点工作
2019年8月26日	新修订《中华人民共和国药品管理法》	专设第三章“药品上市许可持有人”，全面实施MAH制度，对持有人的条件、权利、义务、责任等做出了全面系统的规定
2020年3月11日	《药品上市许可持有人和生产企业追溯基本数据集》等5项信息化标准	有助于打通各环节、企业独立系统之间的壁垒，构建药品追溯数据链条，实现全品种、全过程药品追溯
2020年8月3日	《境外药品上市许可持有人境内代理人管理暂行规定（征求意见稿）》	境外MAH应当对其持证药品上市后的生产、经营、使用全过程的安全性、有效性和质量可控性负责；代理人与境外MAH依法承担连带责任
2020年10月9日	《药品委托生产质量协议指南（2020年版）》	指导、监督药品MAH和受托生产企业履行药品质量保证义务
2021年1月12日	《药品上市后变更管理办法（试行）》	MAH变更申报资料要求

（数据来源：中国医药工业信息中心整理。）

（5）设立国家药监局药品审评检查分中心

为进一步促进药械创新发展、推动区域医药创新高地建设，国家药监局分别在上海、深圳设立药品医疗器械审评检查分中心，承担协助国家药监局药品和医疗器械审评机构开展审评事前事中沟通指导及相关检查等工作，以加快审评检查速度、提高服务水平。2020年12月22日，国家药监局药品审评检查长三角分中心、医疗器械技术审评检查长三角分中心落户上海。次日，国家药监局药品审评检查大湾区分中心、医疗器械技术审评检查大湾区分中心在广东深圳挂牌成立。

（6）非处方药审评管理转换

自2000年实施处方药和非处方药分类管理制度以来，经过20多年的实践，我国已初步建立药品分类管理的法规体系，逐步建立非处方药目录遴选、变更、转换、流通、广告及包装标签和说明书管理等方面的法规体系。非处方药和处方药在上市后的管理上有所区分，但在注册申报流程和审评审批的技术要求方面并无差异，一款OTC产品从申请到审批通过通常需要五年的时间，上市速度几乎和处方药相同。2020年版《药品注册管理办法》第十五条规定“处方药和非处方药实行分类注册和转换管理。药品审评中心根据非处方药的特点，制定非处方药上市注册相关技术指导原则和程序，并向社会公布。国家药监局药品评价中心制定处方药和非处方药上市后转换相关技术要求和程序，并向社会公布”。2020版《药品注册管理办法》首次明确了药品审评中心单独制定符合非处方药特点的上市工作程序和技术指导原则，并列举了四种可以直接提出非处方药上市许可申请的情况，是非处方药审评管理的重大优化，将有利于促进我国非处方药行业的发展（表1-2）。

表1-2 四种可以直接提出非处方药上市许可申请的情况

序号	可以直接提出非处方药上市许可申请的情况
1	境内已有相同活性成分、适应证（或功能主治）、剂型、规格的非处方药上市的药品
2	经国家药监局确定的非处方药改变剂型或者规格，但不改变适应证（或功能主治）、给药剂量以及给药途径的药品
3	使用国家药监局确定的非处方药的活性成分组成的新的复方制剂
4	其他直接申报非处方药上市许可的情形

（数据来源：2020年版《药品注册管理办法》。）

2020年7月，CDE出台《化学药品非处方药上市注册技术指导原则》（征求意见稿），细化了4种申报情形的技术要求。

2. 完善监管法规

（1）新修订《药品管理法》发布

2019年8月，《药品管理法》修订完成，并于2019年12月1日正式实施。新修订《药品管理法》全面贯彻落实“四个最严”[①]要求，明确了保护和促进公众健康的药品管理工作使命，确立了以人民健康为中心，坚持风险管理、全程管控、社会共治的基本原则，要求建立科学、严格的监督管理制度，全面提升药品质量，保障药品的安全、有效、可及。

① 四个最严：最严谨的标准、最严格的监管、最严厉的处罚、最严肃的问责。

（2）全球首部《疫苗管理法》出台

2019年6月，《疫苗管理法》正式出台。作为世界上疫苗管理领域首部综合性法律，《疫苗管理法》支持疫苗研发创新、严格疫苗生产和批签发管理、规范疫苗流通和预防接种、加大对疫苗违法行为处罚力度，切实解决长期制约疫苗安全和供应保障的体制机制问题。《疫苗管理法》对疫苗实施全过程、全环节、全方位的严格监管，以保障疫苗安全、有效、可及，进一步促进我国疫苗质量的提升，增强人民群众对疫苗安全的信心。

（3）新修订《药品注册管理办法》发布

2020年3月，新修订《药品注册管理办法》正式发布，并于2020年7月1日起正式施行。新修订《药品注册管理办法》吸纳固化了药品审评审批制度改革成果，全面落实《药品管理法》提出的药品上市许可持有人、临床试验默示许可、药品优先审评等制度，明确药品注册的基本程序要求及各类主体的权利义务，构建起新形势下药品注册管理体系。

（4）新修订《药品生产监督管理办法》发布

2020年3月，新修订《药品生产监督管理办法》正式发布，并于2020年7月1日起正式施行。《药品生产监督管理办法》明确了药品生产许可、生产管理、监督检查和法律责任等相关要求，落实药品上市许可持有人制度，全面加强药品生产监督管理，完善药品生产责任体系，切实保障药品质量安全，严格贯彻“放管服”改革要求，为行业高质量发展提供内生动力。

3. 全面接轨国际

（1）新药标准从“中国新”到“全球新”

《关于改革药品医疗器械审评审批制度的意见》（国发〔2015〕44号），将新药定义由过去的“未在中国境内上市销售的药品”调整为“未在中国境内外上市销售的药品”，明确创新药须以“全球新”的物质结构为内核。新药定义的“进化”，反映了中国对新药认识的不断深入，同时提高了药品创新标准。

（2）加入国际人用药品注册技术协调会（ICH）

2017年，国家药监局正式加入ICH并成为管委会成员，标志着中国药品监管体系真正融入国际社会认可的监管体系中，也推动着中国医药产业整体创制水平的提高，具体体现在六个方面：

第一，全面引入全球通行的药品研发与注册技术要求。实施ICH指导原则，全面提升我国药物研发与注册的技术要求，使国内患者可以及时分享全球药物创新的最新成果。

第二，推动药品审评制度改革与国际接轨。全面实施ICH指导原则，为制度国际接轨创造条件，也丰富了制度下实施的内涵，使建立快速审评审批通道、临床试验默许制度、附条件批准制度落地成为可能。

第三，使中国能够参与全球药物同步研发和同步注册。《M4：人用药物注册申请通用技术文档（CTD）》指导原则的实施，使FDA、EMA申报资料可直接用于中国的申请。《E17：多区域临床试验计划与设计的一般原则》等指导原则实施，使中国可以参与药物早期临床研究，实现药物全球同步研发、同步注册。

第四，及时引入监管的新理念、新方法、新工具、新标准。无论是ICH的议题协调，还是转化实施的ICH指导原则，都包含发达监管机构多年以来在药品监管科学研究的成果，以及当前药品监管科学所面临的挑战。积极开展ICH相关工作，可以有力地推动中国药品监管科学研究。

第五，促进国内药品技术指导原则体系的建设。在实施ICH指导原则的同时，我国也借助国际先进指南技术所要求的先进理念推动我国指导原则的建设。

第六，加深与其他监管机构和工业界成员之间的交流与实践。中国在加入ICH后积极与其他监管机构和工业界成员进行交流，一方面，中国的专家参与了千余场电话会议，另一方面，邀请其他监管机构和工业界专家担任讲者进行培训授课。

中国大力推动ICH指导原则在国内的转化实施，E17、E9、E6、Q系列、S系列等已陆续在国内实施。

（3）接受药品境外临床试验数据

随着药物研发全球化进程的加速，越来越多的跨国公司和国内企业通过开展国际多中心临床试验用于支持全球的注册申请。2018年，国家药监局颁布《接受药品境外临床试验数据的技术指导原则》（简称“指导原则”），推动新药研发境内外协同，加速药品在中国的上市进程。指导原则适用于已有境外临床试验数据的药品在中华人民共和国境内的各类注册申请，包括：

1）提交在境外获得的临床试验数据的主体，应当符合《药品注册管理办法》对于注册申请人资质的要求。例如，国内企业在境外开展的临床研究所获得的数据，符合中国相关法规、技术规范要求的，可以用于在中国的注册申请。

2）鼓励开展境内外同步研发。境外临床试验数据可以用于支持需要进行有效性和/或安全性评价的各类注册申请。例如，在境外开展的早期临床研究数据，可用于支持在中国开展注册临床试验的申请。

3）境外开展的临床试验数据用于支持在中国药品注册的，其研究质量应当不低于本技术指导原则的标准。

境外已上市药品境内上市或仿制，是解决中国患者对临床迫切需求领域药品的可获得性和可及性的重要手段。为加快此类药品研发上市进程，加强科学监管，2020年CDE发布《境外已上市境内未上市药品临床技术要求》，对临床评价的基本逻辑以及境外原研药品、境内外仿制药品的临床试验要求做了明确的规定。

（二）助力创新

1.“重大新药创制”科技重大专项

为实现从“医药大国”向“医药强国”的转变，我国政府在“十一五”期间全面启动了“重大新药创制”科技重大专项（以下简称“专项”）。针对恶性肿瘤等10类（种）重大疾病，助力中国医药研发生产机构自主研制和技术改造一批药物，提高自主研发与产业化能力，构筑中国医药创新技术体系，促进生物医药战略性新兴产业发展。中央财政经费累计投入超200亿元，引导地方财政、企业等其他来源的资金投入近2000亿元，所支持创新药占中国创新药总数的95%以上，对提高企业/机构研发绩效和促进产业创新发展起到积极推进作用。

2. 关键技术研发突破

新一轮科技革命正在孕育兴起，全球创新格局发生重大调整，发达国家大力推进生物医药新技术的发展和应用，国际竞争态势日趋激烈。国家科技创新专项将自主创新作为我国医药产业科技发展的战略基点，强化基础前沿研究，加强关键技术研发突破，提升科技核心竞争力。“十三五”期间国家生物医药领域科技创新专项包括“生物安全关键技术研发”“主动健康和老龄化科技应对”“病原学与防疫技术体系研究”“干细胞研究与器官修复”“诊疗装备与生物医用材料”“生物与信息融合（BT与IT融合）”“常见多发病防治研究”等（表1-3）。

表1-3 “十三五”期间国家生物医药领域科技创新专项

领域	内容
新药靶标发现	重点开展大规模结构基因组研究、基于片段的药物设计、以及基于靶标结构的药物结构修饰与优化研究，多维度研究药物作用机制、潜在的脱靶效应，发现和选择合适的药物靶点，为原创性药物研发提供治疗靶标
疫苗和抗体	支持病毒性疫苗、联合疫苗、基因重组蛋白质疫苗、多糖蛋白结合等细菌性疫苗及治疗性疫苗研究；支持抗体偶联药物、双特异性抗体、新靶点抗体及单克隆抗体药物研究
小分子靶向药物	结合新型生物标志物和药物干预靶标，开展新化学实体（NCE）药物的新颖性、优效性和药代研究，改善药物递送系统的可及性以及药物的安全性，研发新型小分子靶向药物
中药新药	突出重大疾病和中医优势病种，重点加强源于经典名方、院内制剂、名老中医经验方等中药复方新药以及中药组分或单体新药的研发，创制临床疗效突出、安全性高、质量可控、易于服用的中药新药
制药装备	以数字化、网络化、智能化为主要发展方向，重点发展原料药机械及设备、制剂机械及设备、饮片（中药）设备、药品包装机械设备、药品检测设备等面向医药产业需求的高端生产设备，提升自主产品市场占有率

（数据来源：国家科技部，中国医药工业信息中心。）

3. 知识产权保护

（1）建立专利链接制度

药品高额的研发成本是原研药企业和仿制药企业发生知识产权冲突的根源。药品知识产权冲突，一方面可能会导致已上市的仿制药撤市，从而导致供应不稳定或者价格发生波动；另一方面使得原研药企业面临无法弥补的损失风险，使之缺乏研发新药并投入市场的积极性，从而导致新药的可及性降低。药品专利链接制度在药品注册审批过程中将仿制药的上市申请审批与相应的药物专利确权和侵权的程序关联起来，给原研药企业提供了明确的专利保护救济途径，同时为仿制药企业明确了侵权风险，由此可预防侵权纠纷的发生，平衡原研药企业与仿制药企业之间的关系。

为进一步推进药品对患者的可及性，加快原研药进入中国市场的步伐，同时鼓励仿制药上市，自2016年以来，中共中央、国务院及原国家食品药品监督管理总局多次发文，明确指出探索建立药品专利链接制度。2020年10月，第十三届全国人民代表大会常务委员会第二十二次会议通过修改《中华人民共和国专利法》（简称《专利法》）的决定，在第七十六条引入了专利链接制度，提供了在仿制药批准前解决专利纠纷的框架。2021年7月，国家药监局、国家知识产权局联合发布了《药品专利纠纷早期解决机制实施办法（试行）》，以鼓励新药研究和促进高水平仿制药发展为目的，率先提出了不实药品专利登记和声明的惩罚措施、针对不同药品分类审批和分类处理、司法诉讼和行政处理并行作为解决专利权异议方式、基于专利异议对化学仿制药申请设置9个月批准等待期、首仿药可获得12个月批准等待期（即“市场独占期”）等内容，表明中国药品专利链接制度初步成形。

（2）实施药品专利期限补偿制度

创新药研发的投入时间与资源远大于其他行业。专利对创新药研发回报的重要性不言而喻。延长专利有效期可补偿专利授权或药品上市审批过程中的延迟。2017年10月，药品专利期限补偿制度试点在《关于深化审评审批制度改革鼓励药品医疗器械创新的意见》中率先被明确提出，目的在于有条件地对专利药品因临床试验和审评审批而被占用的有效保护期进行补偿，保护药品创新，从而激励新型药品的研发，鼓励创新药进入我国市场，改善我国市场药品供需不平衡的局面和现状。2020年10月，《专利法》通过第四次修改，最终在第四十二条第三款中规定，为补偿新药上市审评审批占用的时间，对在中国获得上市许可的新药相关发明专利，国务院专利行政部门应专利权人的请求给予专利权期限补偿。补偿期限不超过五年，新药批准上市后总有效专利权期限不超过十四年。药品专利期补偿制度帮助提升原研药的创新回报，激励企业投入研发。

（3）探索推进药品试验数据保护

2002年我国已在《药品管理法实施条例》中明确规定了“对获得生产或者销售含有新型化学成份药品许可的生产者或者销售者提交的自行取得且未披露的试

验数据和其他数据实施保护”，从行政法规层面对数据保护作出制度化规定。2017年10月，中共中央办公厅、国务院办公厅印发《关于深化审评审批制度改革鼓励药品医疗器械创新的意见》，提出完善和落实药品试验数据保护制度，明确对创新药、罕见病治疗药品、儿童专用药、创新治疗用生物制品以及挑战专利成功药品注册申请人提交的自行取得且未披露的试验数据和其他数据，给予一定的数据保护期。2018年4月国家药品监督管理局发布《药品试验数据保护实施办法（暂行）（征求意见稿）》，从保护对象、保护方式、保护期限与保护流程等方面进行意见征求，引发业内广泛关注。药品试验数据保护作为与专利保护完全不同的知识产权保护体系，对于支持研发创新和技术转化具有十分重要的意义。”

4. 医保目录准入谈判

医保目录是中国多数地区对药品、医疗服务及医疗设施进行支付的基础。近年来，中国医保目录调整逐渐动态化[①]，在医保基金可承受的前提下，逐步将临床价值高、具有经济性的药品纳入医保支付范围。“十三五”期间，我国共完成了4次国家医保目录准入谈判，机制日益成熟。医保目录准入谈判突出鼓励创新的导向，谈判药品遴选范围主要是临床需求较大、疗效显著及治疗费用较高的专利药品、创新药品或独家品种，加速高价值药品的市场进入过程，提高中国药品整体可及性。进入医保的药品可实现快速放量，增强企业研发信心，企业创新、医保准入和市场反应三元联动的正反馈效应将更加明显，即“企业创新——医保加速准入——药品快速放量（市场反应）——企业利润提升——企业深化创新”。同时，医保准入谈判赋予国产创新药后发先至的政策窗口，国产创新药以价换量实现份额提升。

（三）保障供应

1. 国家基本药物制度建设继续加固

基本药物为“适应基本医疗卫生需求，剂型适宜，价格合理，能够保障供应，

[①] 2020年，《基本医疗保险用药管理暂行办法》（国家医疗保障局令第1号，明确国家医疗保障行政部门建立完善动态调整机制，原则上每年调整1次。

续　表

公众可公平获得的药品”[①]。国家基本药物制度是药品供应保障体系的基础，是医疗卫生领域基本公共服务的重要内容。新一轮医改以来，国家基本药物制度的建立和实施，对健全药品供应保障体系、保障群众基本用药、减轻患者用药负担发挥了重要作用[②]。

《国务院办公厅关于建立国家基本药物制度的实施意见》提出“坚持以人民健康为中心，强化基本药物‘突出基本、防治必需、保障供应、优先使用、保证质量、降低负担’的功能定位，全面带动药品供应保障体系建设”。《基本医疗卫生与健康促进法》明确“国家实施基本药物制度……确保基本药物公平可及、合理使用”，2019版《药品管理法》也提出“加强组织生产和储备，提高基本药物的供给能力”，两法均体现了对基本药物供应保障的重视。目前，我国在基本药物目录制定、生产供应、采购配送、配备使用、价格管理、支付报销、监测评价方面有了一定的制度布局，推动基本药物的供应保障与合理使用（表1-4）。

表1-4　中国基本药物制度管理各环节相关政策

管理环节	政策名称	发文时间	关键内容
目录制定	《国家基本药物目录（基层医疗卫生机构配备使用部分）》（2009年版）	2009年8月17日	307种药品
	《国家基本药物目录》（2012年版）	2012年9月21日	520种药品
	《国务院办公厅关于完善国家基本药物制度的意见》	2018年9月19日	动态调整优化目录
	《国家基本药物目录》（2018年版）	2018年9月30日	685种药品
生产供应	《国务院办公厅关于进一步改革完善药品生产流通使用政策的若干意见》	2017年2月9日	药品储备、应急生产、协商调剂
	《国务院办公厅关于进一步做好短缺药品保供稳价工作的意见》	2019年10月11日	短缺药品保供稳价
	《关于印发国家短缺药品清单管理办法（试行）的通知》	2020年4月24日	短缺药品清单管理

① 《关于建立国家基本药物制度的实施意见》（卫药政发〔2009〕78号）。
② 《国务院办公厅关于完善国家基本药物制度的意见》（国办发〔2018〕88号）。

续 表

管理环节	政策名称	发文时间	关键内容
采购配送	《国务院办公厅关于印发建立和规范政府办基层医疗卫生机构基本药物采购机制指导意见的通知》	2010年11月19日	基层基本药物集中采购
	《国务院办公厅关于完善公立医院药品集中采购工作的指导意见》	2015年2月28日	药品分类采购
	《关于做好国家谈判药品集中采购的通知》	2016年4月25日	谈判药品集中采购
	《国务院办公厅关于完善国家基本药物制度的意见》	2018年9月19日	专科医院跨区域联合采购
配备使用	《国家卫生计生委关于进一步加强基层医疗卫生机构药品配备使用管理工作的意见》	2014年8月21日	加快建立健全药品使用管理信息系统
	《关于进一步加强公立医疗机构基本药物配备使用管理的通知》	2019年1月10日	在临床药物治疗过程中，使用同类药品时，在保证药效前提下应当优先选用国家基本药物
	《国务院办公厅关于进一步做好短缺药品保供稳价工作的意见》	2019年10月11日	逐步实现政府办基层医疗卫生机构、二级公立医院、三级公立医院基本药物配备品种数量占比原则上分别不低于90%、80%、60%
价格管理	《关于建立国家基本药物制度的实施意见》	2009年8月18日	零差率销售
	《国务院办公厅关于进一步做好短缺药品保供稳价工作的意见》	2019年10月11日	定期监测价格变化
	《关于印发国家短缺药品清单管理办法（试行）的通知》	2020年4月24日	部分企业自主报价
支付报销	《中共中央国务院关于深化医药卫生体制改革的意见》	2009年4月6日	基本药物全部纳入医保报销，报销比例明显高于非基本药物
	《国务院办公厅关于完善国家基本药物制度的意见》	2018年9月19日	结余留用、合理超支分担
	《基层医疗卫生机构实施国家基本药物制度补助资金管理办法》	2018年12月30日	基层医疗卫生机构专项补助资金

续 表

管理环节	政策名称	发文时间	关键内容
监测评价	《国家卫生计生委关于进一步加强基层医疗卫生机构药品配备使用管理工作的意见》	2014年8月21日	强化安全用药、合理用药动态监测和预警机制，完善药品处方审核点评制度
	《关于进一步加强公立医疗机构基本药物配备使用管理的通知》	2019年1月10日	对重点监测药品信息实施动态管理，加强数据分析利用
	《国家卫生健康委关于开展药品使用监测和临床综合评价工作的通知》	2019年4月9日	药品使用监测和临床综合评价

（数据来源：中国医药工业信息中心整理。）

2. 仿制药一致性评价持续推进

仿制药在我国医药市场上占据了很大的市场份额，对提高药品可及性意义重大，但其质量参差不齐且同质化竞争严重的现象对中国医药产业的发展以及患者用药安全造成了一定的不良影响。为了改善这一局面，我国出台了一系列相关政策法规来提高仿制药准入门槛与质量，促进产业结构调整，提高国际竞争力，而仿制药一致性评价正是其中的关键步骤。

2015年8月，《国务院关于改革药品医疗器械审评审批制度的意见》首次提出“力争2018年底完成国家基本药物口服制剂与参比制剂质量一致性评价”。2016年3月，《国务院办公厅关于开展仿制药质量和疗效一致性评价的意见》明确规定评价对象和时限、参比制剂遴选原则、评价方法的选择、参比制剂购买等，并首次明确中国须进行仿制药一致性评价的范围，即新化学药品注册分类实施前批准上市的仿制药。2017年8月，原食品药品监管总局发布《关于仿制药质量和疗效一致性评价工作有关事项的公告》对一致性评价工作中的部分环节进行了优化和完善，包括优化参比制剂的选择顺序、企业自行购买参比制剂的有关要求、明确生物等效性（BE）备案及豁免的流程、申报流程由省局受理调整为原国家局集中受理。2020年5月，《国家药监局关于开展化学药品注射剂仿制药质量和疗效一致性评价工作的公告》将仿制药一致性评价范围由口服制剂扩大到注射剂。

根据中国医药工业信息中心数据显示，截至2021年6月30日，已通过一致性评价或按新3、4类批准上市的化学药品共572个（按产品名称计，通过一致性评价的品种和按新3、4类批准上市的品种有重合，此处已去重），其中，通过一致性评价的化学药品361个，按新3、4类批准上市的化学药品345个。

3. 短缺药品管理不断强化

药品短缺严重威胁到公众健康和社会稳定。2017年4月，中央全面深化改革领导小组第34次会议审议通过了《关于改革完善短缺药品供应保障机制的实施意见》，指明解决药品短缺问题的改革方向，重点强调了部门衔接、完善监测预警和清单管理制度、建立分级联动应对机制，打通短缺药品研发、生产、流通、采购等各个环节。2018年2月，工信部、国家卫生健康委发布《关于组织开展小品种药（短缺药）集中生产基地建设的通知》，提出开展小品种药集中生产基地建设，当年第一批基地名单发布，次年第二批发布。2019年10月，《国务院办公厅关于进一步做好短缺药品保供稳价工作的意见》出台，文件提出需“提高短缺药品监测应对的灵敏度和及时性”、“建立健全短缺药品常态储备机制”、“采取加强小品种药（短缺药）集中生产基地建设”等。2020年4月，国家卫生健康委发布《关于印发国家短缺药品清单管理办法（试行）的通知》，明确短缺药品、临床必需易短缺药品的定义，制定国家短缺药品清单（共6个品种，按通用名＋剂型计）和临床必需易短缺药品重点监测清单（共57个品种，按通用名＋剂型计）以及清单药品调入调出程序。随着短缺药品供应保障体系逐步建立健全，我国药品短缺矛盾有所缓解，大范围、长期性短缺情况较少，主要是暂时性、局部性短缺。

4. 临床急需境外新药加速入境

临床急需境外新药是指近10年来在美国、欧盟和日本上市但尚未在中国境内上市的新药[①]，包括用于治疗罕见病药品、防治严重危及生命疾病且尚无有效治疗或预防手段的药品和防治严重危及生命疾病且具有明显临床优势的药品。CDE建立专门通道对临床急需的境外已上市新药进行审评审批，组织专家进行品种遴选；对罕见病治疗药品，在受理后3个月内完成技术审评；对其他境外新药，在受理后6个月内完成技术审评。截至2020年底，已有三批临床急需境外新药名单发布。

① 2018年，《临床急需境外新药审评审批工作程序》。

（四）管理购销

1. 国家组织药品集中采购

近年来，国家大力推进药品集中采购工作。2018年11月14日，中央全面深化改革委员会第五次会议审议通过《国家组织药品集中采购试点方案》，指出国家组织药品集中采购试点，探索完善药品集中采购机制和以市场为主导的药价形成机制。2019年11月29日，国务院深化医药卫生体制改革领导小组发布《关于以药品集中采购和使用为突破口进一步深化医药卫生体制改革的若干政策措施》，指出要以药品集中采购和使用为突破口，进一步深化医药卫生体制改革若干政策措施，从药品的生产、供应、保障等方面提出指导性意见。2020年3月5日，国务院发布《关于深化医疗保障制度改革的意见》，提出深化药品、医用耗材集中带量采购的制度改革，协同推进医药服务供给侧结构性改革，对带量采购、平台建设等各个方面提出了更加具体的要求。2020年10月29日，第十九届中央委员会第五次全体会议通过《中共中央关于制定国民经济和社会发展第十四个五年规划和2035年远景目标的建议》，提出要改善人民的生活品质，提高社会建设水平，全面推进健康中国建设，深化医药卫生体制改革，推进国家组织药品和耗材集中采购使用改革。截至2021年底，我国已成功组织开展六批药品集采，集采常态化制度化开展正加速进行中。

2. “两票制”全国推行

为规范药品流通秩序、压缩流通环节、降低虚高药价，2017年1月11日，国务院医改办协同国家卫生和计划生育委员会等八部委印发《关于在公立医疗机构药品采购中推行“两票制”的实施意见（试行）》，明确“公立医疗机构药品采购中逐步推行“两票制”，鼓励其他医疗机构药品采购中推行“两票制”。综合医改试点省（区、市）和公立医院改革试点城市要率先推行“两票制”，鼓励其他地区执行“两票制”，争取到2018年在全国全面推开”。截至2018年底，“两票制”已在全国各省市实行。受“两票制”影响，医药流通领域倒票/洗票公司逐渐退出，医药流通企业并购重组频繁，行业集中度有所提高，医药流通企业、医药制造企业与医院经营管理规范化程度提高。

3. 网售处方药逐步开放

网售处方药对促进医疗资源共享、降低药企销售成本、减少流通环节等具有重要意义。2020年11月12日，国家药监局发布《药品网络销售监督管理办法（征求意见稿）》，提出允许药品网络销售者通过自建网站、网络客户端应用程序、第三方平台或者以其他形式依托相关网络服务商自建网上店铺开展药品网络销售。2021年4月15日，国务院办公厅发布《国务院办公厅关于服务“六稳”“六保”进一步做好“放管服”改革有关工作的意见》，其中第十七条提出“在确保电子处方来源真实可靠的前提下，允许网络销售除国家实行特殊管理的药品以外的处方药”。2021年4月7日，国家发展改革委、商务部发布《关于支持海南自由贸易港建设放宽市场准入若干特别措施的意见》，提到以海南作为全国放宽市场准入试点，推出22条特别措施，包括支持海南开展互联网处方药销售，意味着海南成为网售处方药开闸之地。

4. 医保精细化管理

医保总额控制下的疾病诊断相关组（DRG）和按病种分值付费（DIP）标志着医保预付制时代来临，是医保精细化管理的基础工程。

DRG是用于衡量医疗服务质量效率以及进行医保支付的一个重要工具，实质上是一种病例组合分类方案，即根据年龄、疾病诊断、合并症、并发症、治疗方式、病症严重程度及转归和资源消耗等因素，将患者分入若干诊断组进行管理的体系。其通过精细化医保管理，带动卫生资源的重新分配。实施DRG后，医院收入会相对趋于平稳并得到了充分的保障，减少了因进药渠道不公平竞争而带来的药价波动，并有利于更科学合理地选择医疗检查与治疗方案，减少药物不规范的使用。药企面临医院用药量和用药金额“双下降”的压力。药品供应终端的改变直接影响医药产业发展理念、路径和模式。2019年6月，国家医疗保障局（简称“国家医保局”）、财政部、国家卫生健康委、国家中医药局联合印发《按疾病诊断相关分组付费国家试点城市名单的通知》，选定了30个城市进行DRG国家试点，并明确从试点到全国推进的时间表，探索明晰的分组方式、支付病种、复合支付等具体细则。2019年7月，浙江省五部门联合发文，135个县域医共体率先在全国启动省级DRG。2019年10月，国家医保局正式发布《关于印发疾病诊断相关分组（DRG）付费国家试点技术规范和分组方案的通知》，同时发布《国家医疗保障DRG分组与付费技术规范》《国家医疗保障DRG（CHS-DRG）分组方案》两项重要标准，标志着中国DRG顶层设计基本完成，正式开始DRG的落实工作。2021年，中国30个DRG试点城市全部启动正式付费。

在DRG探索的同时，DIP也在开展试点。2020年10月，国家医疗保障局办公室印发《区域点数法总额预算和按病种分值付费试点工作方案的通知》，明确自2021年3月起，具备条件的地区备案后可以先行启动实际付费试点，2021年底前，全部试点地区进入实际付费阶段。2020年11月，《国家医疗保障局办公室关于印发区域点数法总额预算和按病种分值付费试点城市名单的通知》发布，确定了全国71个试点城市。同月，《国家医疗保障按病种分值付费（DIP）技术规范和DIP病种目录库（1.0版）的通知》（下称《病种库》）发布，要求《病种库》将主目录区分为核心病种近11 553组，综合病种2499组，各试点城市的病种目录库的分组规则与《病种库》保持一致。2020年12月，《国家医疗保障局办公室关于建立区域点数法总额预算和按病种分值付费（DIP）专家库的通知》发布，建立2021年度专家库。2021年2月，安徽省医保局、安徽省卫生健康委、安徽省财政厅印发《安徽省基本医保区域点数法总额预算和按病种分值付费试点工作指导方案》，这是国家医保局关于DIP方案下发后，全国第一个出台DIP文件的省份。

5. 合理用药强化管理

合理用药是指安全、有效、经济地使用药物，优先使用基本药物是合理用药的重要措施[①]。为提高合理用药水平，我国不断完善国家基本药物制度，并在《国务院办公厅关于进一步做好短缺药品保供稳价工作的意见》提出“促进基本药物优先配备使用和合理用药……逐步实现政府办基层医疗卫生机构、二级公立医院、三级公立医院基本药物配备品种数量占比原则上分别不低于90%、80%、60%”。此外，国家卫生健康委制定国家重点监控合理用药药品目录，要求各医疗机构要建立重点监控合理用药药品管理制度，加强目录内药品临床应用的全程管理。同时，国家药监局组织药品评价中心/药品不良反应监测中心，对上市药品质量及安

① 世界卫生组织（World Health Organization，WHO）。

全性进行测评，对不合理用药进行监测。

二、支付能力跃迁

支付能力影响医药产业的发展空间。无论是国民收入水平还是健康消费支出都以连续多年的上升曲线影响着医药产业需求扩增，支持和预示着中国医药产业的长久蓬勃发展。

（一）国民支付能力提升

改革开放以来，中国经济总体上保持了快速增长，国内生产总值（gross domestic product，GDP）以较高的幅度持续增长（图1-1），2020年国内生产总值已突破百万亿元，国民收入不断提升，2020年全国居民人均可支配收入超3.2万元（图1-2）。人民生活水平的提高也可以从食品支出占比降低中窥见一斑。2017年，中国城乡居民的恩格尔系数[①]降至29.3%，是历史上首次降至30%以下，2019年全国居民恩格尔系数为28.2%，比2018年下降0.2个百分点，其中城镇为27.6%、农村为30.0%，2020年受新冠肺炎疫情影响，恩格尔系数回升至30.2%（图1-3），随着新冠肺炎疫情常态化下经济的复苏，居民生活水平有望继续以往的优化态势。中国居民收入的持续增长使得国民消费结构由以生产资料消费为主的温饱型逐步向以享受资料消费为主的享受型转型，尤其是发展较快的一些城市，主要的消费需求已不仅仅是温饱和生活必需品、耐用品的消费，对身体健康、生命安全、赢得尊重和自我实现都有了更高的要求，为医药产业的发展增添了助力。

---

① 恩格尔系数是食品支出总额占个人消费支出总额的比重。一个家庭或个人收入越少，用于购买生存性的食物的支出在家庭或个人收入中所占的比重就越大。对于国家而言，国家越穷，每个国民的平均支出中用来购买食物的费用占比就越大。恩格尔系数达59%以上为贫困，50%～59%为温饱，40%～50%为小康，30%～40%为富裕，低于30%为最富裕。

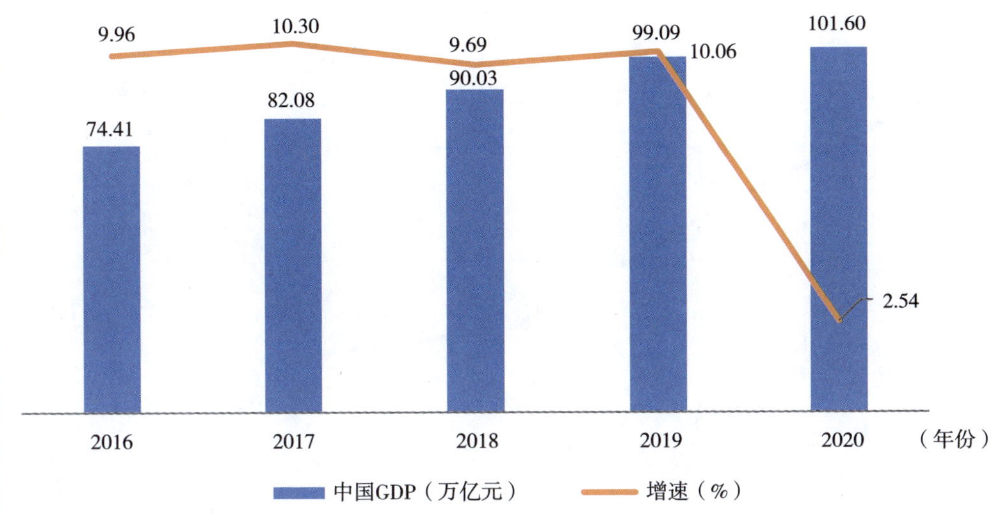

图 1-1　2016—2020 年中国 GDP 及增速
（数据来源：国家统计局，中国医药工业信息中心整理。）

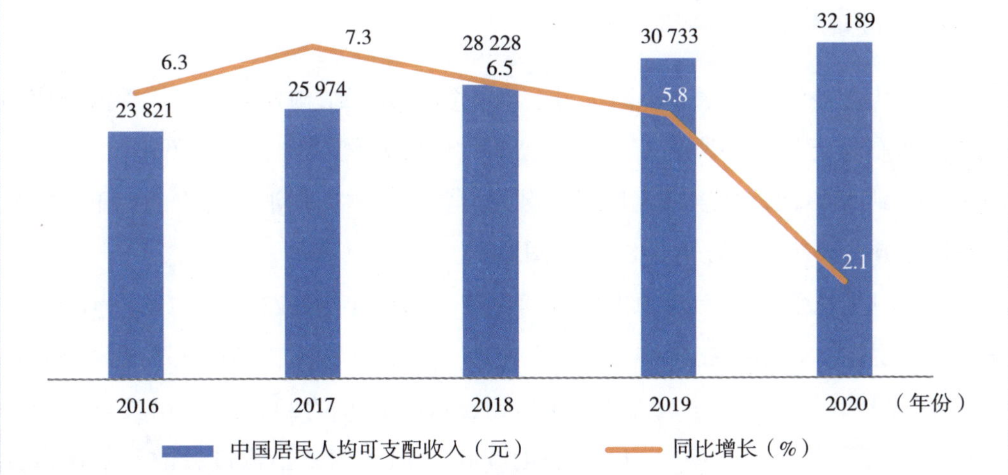

图 1-2　2016—2020 年全国居民人均可支配收入及增速
（数据来源：国家统计局，中国医药工业信息中心整理。）

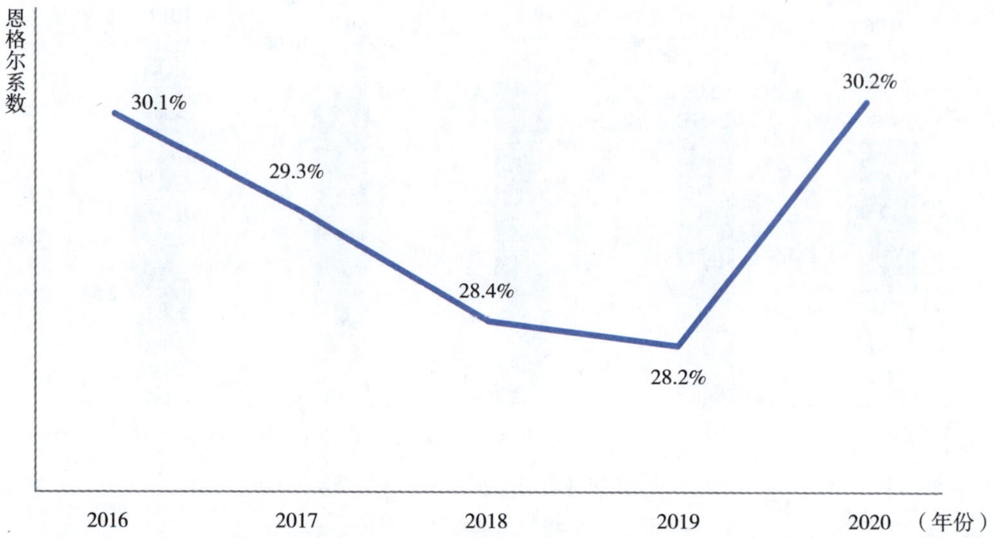

图1-3　2016—2020年中国居民恩格尔系数变化

（数据来源：历年全国年度统计公报，中国医药工业信息中心整理。）

（二）健康消费支出崛起

随着社会经济发展水平不断提升，商业资源分配结构发生变化，国内健康消费的快速崛起已是大势所趋。中国居民人均医疗保健消费支出水平呈上升趋势，2020年达到1843元，且居民人均医疗保健消费支出占人均消费支出的比重总体呈现增长趋势，2020年该比重达8.7%（图1-4）。

中国卫生总费用在GDP中占比持续提升，2016年为6.23%，2019年为6.58%。发达国家卫生总费用在GDP中占比约为13%，远高于中国，相比之下中国仍有很大提升空间①（图1-5）。中国人均卫生费用已从2016年的3351.74元增长至2019年4702.79元，年复合增长率达11.95%（图1-6），但费用支出额度较欧美等国差距巨大，2018年不及美国的1/20（表1-5）。中国人均药品费用上升之势亦较为明显，但与欧美等国同样差距悬殊，进一步反映了中国未来医药产业具有庞大的市场空间（图1-7，表1-6）。

① 数据来源：国际货币基金组织（international monetary fund，IMF）。

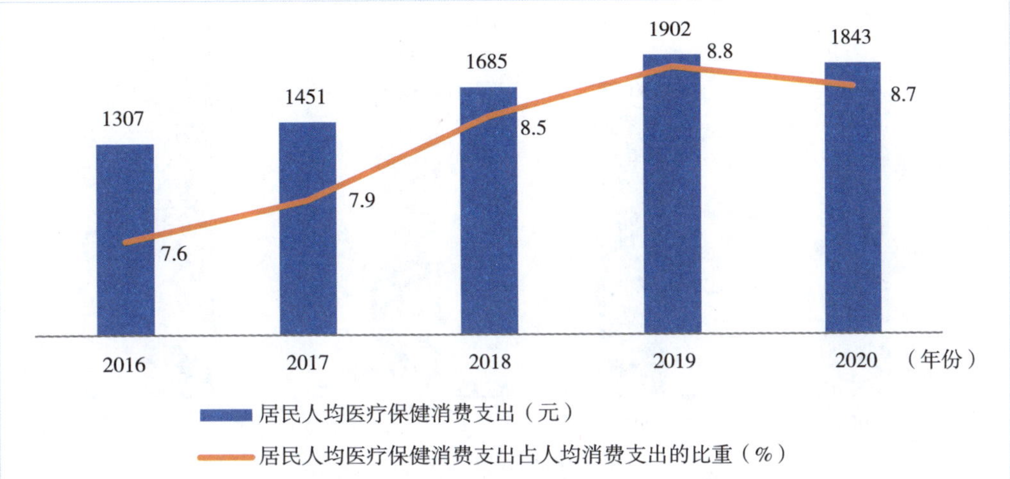

图 1-4　2016—2020 年中国居民人均医疗保健消费支出

（数据来源：国家统计局，中国医药工业信息中心整理。）

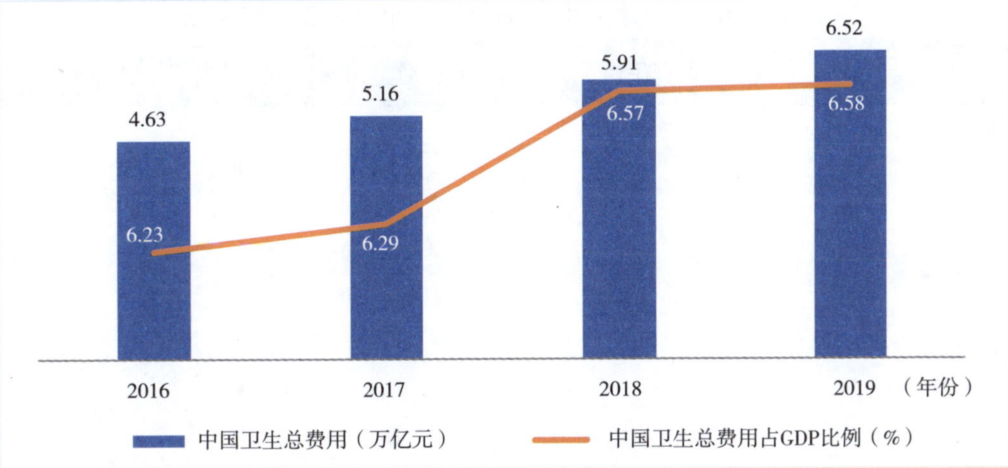

图 1-5　2016—2019 年中国卫生总费用及在 GDP 中的占比

（数据来源：国家统计局，中国医药工业信息中心整理。）

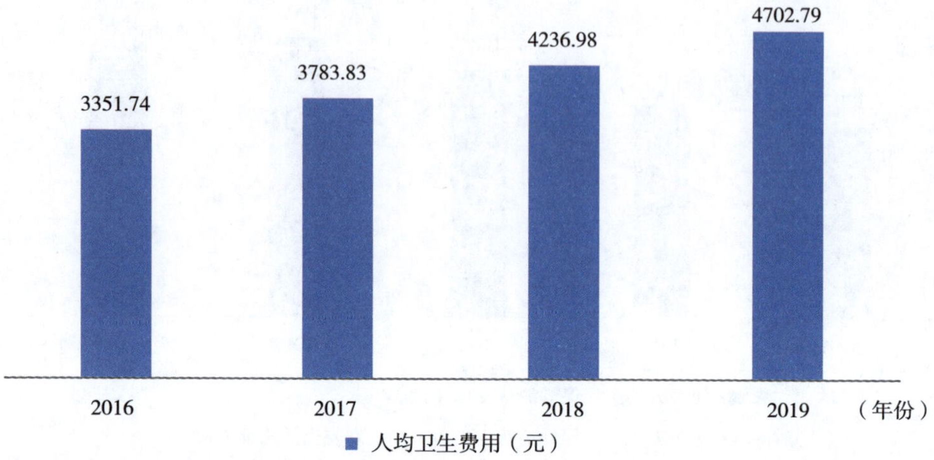

图 1-6　2016—2019 年中国人均卫生费用支出

（数据来源：国家统计局，中国医药工业信息中心整理。）

表 1-5　2018 年全球人均卫生费用前十的国家地区及中国情况

排序	国家 / 地区	人均卫生费用支出（美元）
1	美国	10 624
2	瑞士	9871
3	挪威	8239
4	冰岛	6531
5	卢森堡	6227
6	丹麦	6217
7	瑞典	5982
8	爱尔兰	5489
9	德国	5472
10	澳大利亚	5425
80	中国	501.1

［数据来源：世界卫生组织（World Health Organization，WHO）。］

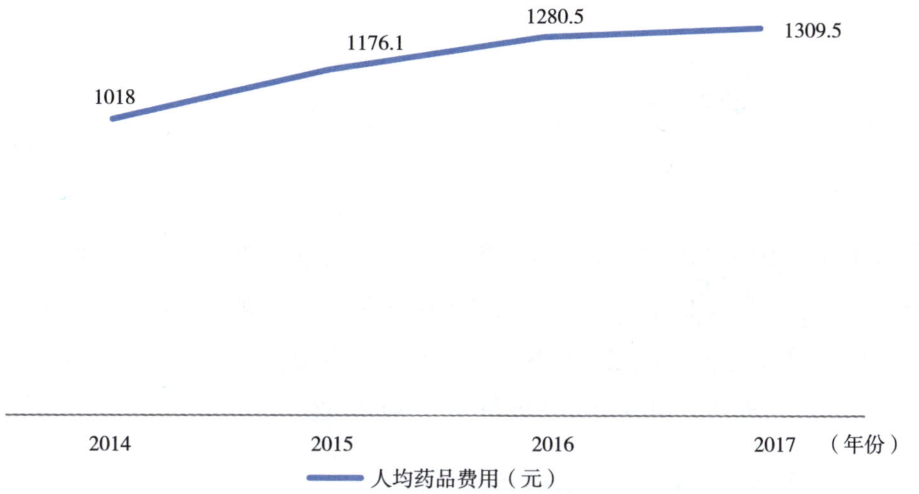

图1-7　2014—2017年中国人均药品费用[①]
（数据来源：历年《中国卫生健康统计年鉴》，中国医药工业信息中心整理。）

表1-6　2015—2018年全球人均药品费用前十的国家/地区

排序	2015年		2016年		2017年		2018年	
	国家/地区	人均药品费用（美元）	国家/地区	人均药品费用（美元）	国家/地区	人均药品费用（美元）	国家/地区	人均药品费用（美元）
1	美国	1176.7	美国	1192.2	美国	1202.6	美国	1228.7
2	日本	891.4	加拿大	835.1	德国	854.7	瑞士	893.9
3	加拿大	771.6	德国	816.7	加拿大	852.2	德国	883.6
4	德国	759.3	瑞士	812.0	瑞士	846.2	加拿大	879.3
5	瑞士	756.7	日本	797.9	日本	802.7	日本	802.7
6	比利时	668.3	比利时	684.5	比利时	709.7	比利时	744.3
7	法国	637.5	澳大利亚	678.5	法国	667.5	韩国	677.6
8	澳大利亚	635.3	法国	659.6	澳大利亚	651.3	法国	671.4
9	奥地利	607.8	奥地利	621.6	奥地利	647.2	奥地利	664.9
10	马耳他	575.9	希腊	592.9	马耳他	635.5	意大利	655.3

［数据来源：经济合作与发展组织（Organization for Economic Cooperation and Development，OECD），中国医药工业信息中心整理。］

① “人均药品费用”在2018年及之后的《中国卫生健康统计年鉴》中未有统计，故2018及以后数据缺失。

三、用药需求改变

新冠肺炎疫情全球肆虐的“黑天鹅”事件，人口老龄化加速、慢性病发病率上升等“灰犀牛”事件不断强化民众对健康的关注与重视，带动慢性病治疗药物需求扩增。“健康中国”行动以国家级行动广泛普及健康知识，有效提升全民健康素养与疾病预防理念，用药天秤“预防端”不断增重。

（一）新冠肺炎疫情激活医药健康意识和需求

自2019年末，新冠肺炎疫情开始在全球范围内肆虐，给国际交流贸易活动带来诸多风险，国际形势复杂多变，全球经济出现断崖式下跌。随着人员流动、跨境物流、检验检疫等管控升级，线下接触性消费全面萎缩，生产、投资活动受到影响，市场需求出现断崖式下跌。主要国家之间越来越严格的隔离措施严重打击了以中间产品贸易为基础的全球产业链运行，使得供给和需求两端陷入突发性中断状态。在此背景下，中国提出要把满足国内需求作为经济发展的落脚点和出发点，逐步形成以国内大循环为主体、国内国际双循环相互促进的新发展格局。但外需市场萎缩和地缘政治因素的干扰，给中国带来严重挑战。就医药产业而言，国外技术封锁戒严、产业链收敛，制约中国药品研发生产关键技术和物料设备的引进，影响中国药品创新生产进程。但疫情对国外制药生产的阻遏，一定程度上也给中国药品渗透海外市场带来机会。同时，疫情催化互联网医药市场的发展，线上问诊购药全民认可度跨越式提升。疫情明显提升全民对健康的关注，尤其增加全民在传染性疾病方面的防护知识，社会整体的预防用药和保健用药需求增大。

（二）人口结构变化改变用药需求

中国已步入老龄化国家行列，并且近年来老龄化程度不断加剧。据统计，截至2019年底，中国65周岁及以上人口数量为1.76亿，占总人口的12.57%，2020

年该占比达13%，从轻度老龄化进入中度老龄化阶段（图1-8）。人口结构的不同将影响用药水平和药品消费水平，在同样的人口数量下，老龄人口比例越高，医药产业市场容量一般越大。伴随人口老龄化进程加快及生活方式的改变，糖尿病、高血压、高血脂等慢性病发病率明显提高，预计患者基数在一个很长的周期内都将呈现稳步增加的趋势，疾病谱的改变将直接影响药品市场结构，并提出了更高的市场需求。同时，老年人用药敏感性更高、耐受性更低，往往还需要多药联用。这些都导致老年用药的个性化需求更加显著，对重点领域新药和技术研发、新治疗手段跟进、促进合理用药等方面提出了更高的要求。

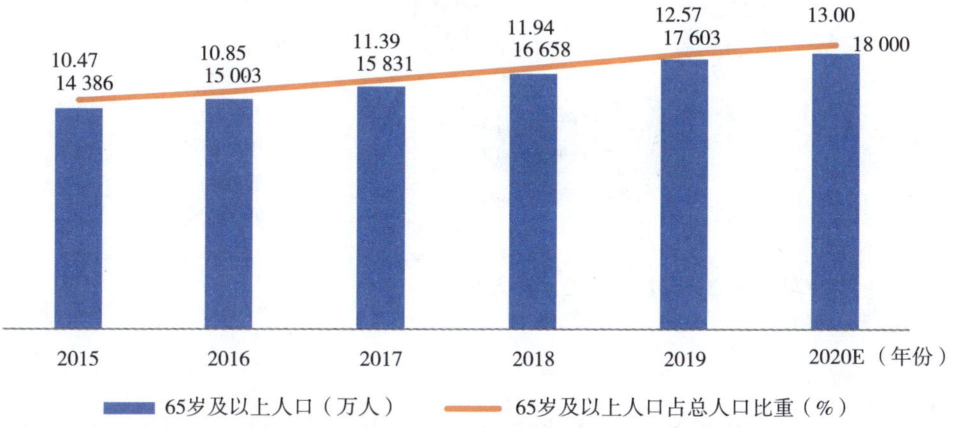

图1-8　2015—2020年中国65岁及以上人口数量及占比
（数据来源：国家统计局，中国医药工业信息中心整理。）
注：E代表预估值。

人口老龄化不断加剧与慢性病发病率上升存在正向关系，导致中国城乡居民死亡的主要疾病包括心脏病、恶性肿瘤、脑血管疾病，而最常见的慢性病是高血压和2型糖尿病，其严重并发症主要是心脑血管疾病。因此，当前慢性病已经成为危害中国人民身体健康的重大公共卫生问题，预计患者基数在一个很长的周期内都将呈现稳步增加的趋势。2019年，中国因慢性病导致的死亡人数占总死亡人数的88.5%，其中心脑血管病、恶性肿瘤、慢性呼吸系统疾病死亡比例为80.7%，18岁及以上居民高血压患病率为27.5%，糖尿病患病率为11.9%，高胆固醇血症患病率为8.2%，40岁及以上居民慢性阻塞性肺疾病患病率为13.6%，与2015年发布结果相比均有所上升。慢性病发病率的上升将直接影响药品市场结构。

癌症发病率高、死亡率高、救治难度大、诊疗费用高，是慢性病中最引人关注的一种。IARC[①]发布的2020年全球最新癌症负担数据显示，女性乳腺癌发病数首次超过肺癌，成为全球最常见癌症，约占新发癌症病例的11.7%（图1-9）。

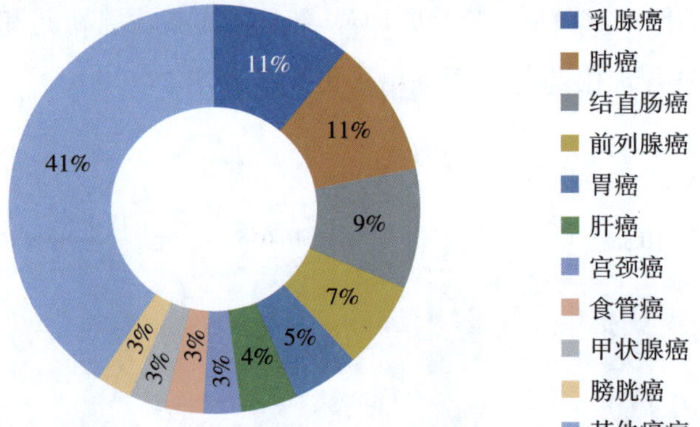

图1-9　2020年全球主要新发癌症类型及人数占比

（数据来源：IARC。）

2020年，肺癌仍是导致癌症死亡的首要原因，约占癌症总死亡人数的18%，其次是结直肠癌、肝癌、胃癌、女性乳腺癌、食管癌、胰腺癌、前列腺癌、宫颈癌和白血病（图1-10）。这十种癌症导致的死亡，占到了癌症总死亡人数的70%以上。

2020年，中国新发癌症病例约457万，最常见的是肺癌、结直肠癌、胃癌、女性乳腺癌和肝癌（表1-7）。2020年，约有300万中国人因癌症而死亡，癌症种类主要是肺癌、肝癌、胃癌、食管癌和结直肠癌。常见癌症用药需求巨大，直接影响医药产业市场结构。

① 世界卫生组织国际癌症研究机构（International Agency for Research on Cancer，IARC）。

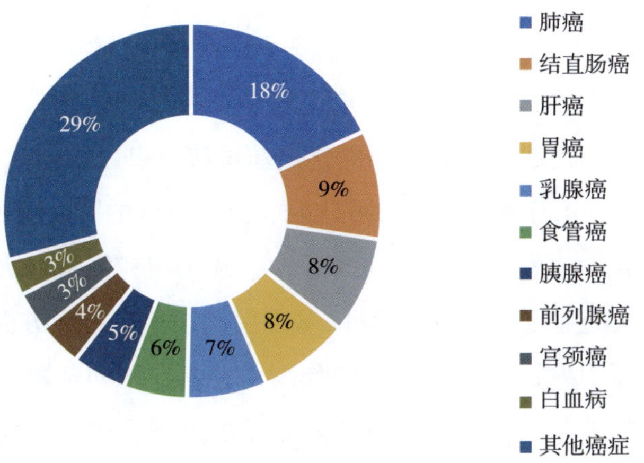

图1-10　2020年全球主要癌症死亡类型及人数占比

（数据来源：IARC。）

表1-7　2020年中国常见新发及死亡癌症主要类型、人数及占比

中国常见新发癌症			中国常见癌症死亡		
癌症类型	人数	占比（%）	癌症类型	人数	占比（%）
所有癌症	4 568 745	100.0	所有癌症	3 002 899	100.0
肺癌	815 563	17.9	肺癌	714 699	23.8
结直肠癌	555 477	12.2	肝癌	391 152	13.0
胃癌	478 508	10.5	胃癌	373 789	12.4
乳腺癌	416 371	9.1	食管癌	301 135	10.0
肝癌	410 038	9.0	结直肠癌	286 162	9.5
食管癌	324 422	7.1	胰腺癌	121 853	4.1
甲状腺癌	221 093	4.8	乳腺癌	117 174	3.9
胰腺癌	124 994	2.7	脑和中枢神经系统癌症	65 204	2.2
前列腺癌	115 426	2.5	白血病	61 694	2.1
宫颈癌	109 741	2.4	宫颈癌	59 060	2.0
其他癌症	997 121	21.8	其他癌症	510 977	17.0

（数据来源：IARC。）

（三）精准医疗提高个性化用药需求

2016年，精准医疗被正式列入“十三五”国家科技创新专项规划，而个性化用药是精准医疗最为关键的一环。个性化用药可解决患者服药品种过多、“处方瀑布”[①]、药源性疾病、治疗效果不达标等问题，提高疗效的同时减少药费支出。在慢性病、合并症、并发症发生率上升的当下，个性化用药需求巨大。靶向治疗个性化用药，让肺癌从绝症变成“慢性病”。基因检测在用药指导方面具备很强的普适性，在个性化用药中发挥着不可或缺的作用，尤其在靶向药物和免疫检查点抑制剂的使用方面。随着基因检测、伴随诊断技术的不断发展，个性化用药水平日渐提升。

四、产业供给多元

科学技术是医药产业高质量创新发展的核心要素。信息技术、生命科学等相关学科飞速发展，推动新品种、新业务的诞生，并不断扩展产业融合边界，提升研发生产效率和质量，促进药品供给多样多元。

（一）生命科学展现巨大的应用前景

1. CRISPR

CRISPR是基因编辑领域的王牌技术，CRISPR/Cas 9是第三代基因编辑工具，由细菌获得性免疫系统改造而来。CRISPR基因座周围存在一些保守的CRISPR相关基因（Cas），这些基因编码的Cas蛋白具有核酸酶活性。目前已经发现的Cas家族成员有40多种，根据Cas蛋白序列和结构的不同，可将CRISPR/Cas系统分成三种类型，其中Ⅱ型CRISPR/Cas系统应用最为广泛。2020年诺贝尔化学奖颁给了两位女科学家Emmanuelle Charpentier 和 Jennifer Doudna，以表彰她们在基因编辑上

[①] 处方瀑布是指将不良反应误诊为新发疾病，继而开具其他药物来治疗该病。

的开创性工作。两位科学家在2012年发现了CRISPR/Cas 9。

在体内直接使用CRISPR/Cas 9是一个重大飞跃。2020年3月，CRISPR疗法AGN-151587（EDIT-101）治疗莱伯先天性黑矇10型（Leber congenital amaurosis 10，LCA 10）的Ⅰ/Ⅱ期临床试验已完成首例患者给药，成为全球首款在患者体内给药的CRISPR基因编辑疗法。尽管如此，CRISPR/Cas 9的应用仍面临着很多技术挑战与安全隐患。有科学家表示："就目前而言，CRISPR/Cas 9直接应用于人体，与在培养皿中处理细胞相比，是一个重大的飞跃，但这更像是太空飞行，而不是常规的飞机旅行。"

2. 人类细胞图谱

单细胞分析技术利用数字矩阵来描述机体中每一个细胞的基因表达特征，对其进行系统性分类与整合，据此提出人类细胞图谱的概念。人类细胞图谱主要是将单个细胞的基因组学、转录组学、蛋白质组学、代谢组学等一系列组学数据进行数字化，即用数学矩阵描述每一个细胞的特征。在应用方面可以更精致地对每一个细胞进行系统性分类，在分子水平上探索细胞的发育或代谢过程。在医药领域，通过对人体正常细胞状态与疾病细胞状态的差异化鉴定来研究疾病的发病过程与机制，对疾病治疗方案的制订产生革命性影响。

人类细胞图谱将丰富发育、疾病等过程中的细胞动态分化与疾病演变路径，促进对生命过程和疾病过程的认识。自2016年起，研究人员完成了神经系统、免疫系统等多种组织器官的人类单细胞图谱构建。人类肿瘤图谱网络是美国国家癌症研究所"癌症登月"计划的一部分，旨在通过可视化肿瘤发生中的不同时间点的细胞结构和细胞成分变化以及细胞相互作用特征等来建立包含空间和时间演变规律的肿瘤图谱。2020年，浙江大学研究团队绘制出世界首个人类细胞图谱基本框架。未来相关研究将更好地结合系统生物医学的进展，多学科融为一体，以全方位、立体化、多视角的形式来研究生命全过程和疾病全过程，揭示疾病发生发展机制；研究重大疾病的个体发病机制、共性发病机制，推动临床精确诊断、个性化治疗、靶向治疗的发展，最终推动医学走进大健康时代。

3. 人体类器官芯片技术

人体类器官芯片技术是一类基于微流控芯片的体外三维细胞培养技术，旨在将具有干细胞潜能的细胞培养成具有器官特异性的细胞团；通过模拟、研究、控制细胞在体外培养过程中的自我更新、自我组装、特异性分化等生物学行为，形成与来源组织相似的空间结构，进而在芯片上再现器官的部分关键功能；提供高度生理相关的系统，实现药物筛选评价、遗传疾病建模、细胞治疗等多方向应用。类器官芯片研究在国际上尚处于初期阶段，但因其良好的发展前景和市场潜力获得了广泛关注。相关研究热点方向：智能生物材料，基底材料–器官细胞相互作用，细胞共培养体系构建，类器官实时监测，芯片内环境调控，多个类器官功能关联及协同，药物筛选、毒性分型及模型建立等。

发达国家的诸多研究机构、生物技术公司已进行相关技术的研发与推广应用，在技术专利方面具有主导优势。作为未来生物医药领域的发展趋势，类器官芯片对于支撑中国创新药物研发、转化医学发展具有重大意义。近年来，中国的相关研究取得显著进展，国际专利占比逐渐上升，但在建立更符合人体生理的芯片系统、多器官功能关联及协同、芯片标准化和集成传感检测等方面仍面临挑战。

4. 合成生物学

合成生物学是将标准化、去耦和抽象等工程原理应用于生物学，以开发具有新功能的生物系统。合成生物学是工程学和生物学学科的混合体，其中对自然产生的生物回路（如基因、蛋白质）进行“重新布线”，以实现所需应用的细胞控制的逻辑形式。合成生物学的研究领域由于DNA读写、高通量自动信息和数据科学等使能技术的快速发展而不断拓宽。生物序列数据是合成生物学应用的核心。

标准化、去耦化和模块化是合成生物学重要原则。涵盖的研究内容可分为三个层次：一是利用已知功能的天然生物模块构建新型调控网络并表现出新功能；二是采用从头合成的方法人工合成基因组DNA并重构生命体；三是创建完整的全新生物系统乃至人工生命体。

合成生物学作为生命科学和生物技术领域的新发展方向代表之一，发展迅速。2000年，美国科学家James J Collins开发出了遗传开关，视作合成生物学发展的开端。2010年，Craig Venter创造出了第一个人造生命。之后研究者利用合成生物学实现了非天然核酸、蛋白质从头设计，单条染色体酵母和大肠埃希菌基因组全合成等一系列工作。2019年，国际合成生物设施联盟（Global Biofoundry Alliance，

GBA）在日本神户正式成立，该联盟由美国劳伦斯伯克利国家实验室、英国帝国理工学院、中国科学院深圳先进技术研究院等来自全球8个国家的16所顶尖合成生物设施机构联合发起，致力于促进全球合成生物学产业发展，加速合成生物学和生物制造工艺工程的商业化。2020年，国家科技部发布“干细胞及转化研究”“发育编程及其代谢调节”“合成生物学”等9个国家重点研发计划专项，合成生物学被提高到国家高度。

5. mRNA技术

mRNA是连接基因和蛋白质的桥梁，具有合成“任意一种蛋白”的潜力，可将细胞中的蛋白质制造引擎转变为“药物工厂”，实现精准治疗。1961年，加州理工学院科学家首次成功提取到mRNA。1990年，威斯康星大学的科研团队首次发现，将体外转录的mRNA注射至小鼠骨骼肌内，可以表达相应蛋白质并产生免疫反应。至此，mRNA技术获得科研界的高度关注。mRNA技术在治疗领域的开发应用主要有两个方向，一是用作癌症和病毒感染疾病的mRNA疫苗，一是针对不可靶向基因病的治疗。但由于mRNA的不稳定性和易降解性、缺乏可以保护mRNA免于快速降解的安全有效的载体分子两大问题，mRNA技术在治疗领域的研发进展缓慢。新冠肺炎疫情的爆发点燃了药企对于mRNA技术的热情。在新冠疫苗研发全球竞赛中，基于mRNA技术的疫苗是首批进入临床试验的先锋之一。在辉瑞/BioNTech的新冠疫苗获批紧急使用前，mRNA技术尚未诞生过一款广泛使用的疫苗或者疗法。

（二）精准医疗为治疗提供多元选择

1. 细胞和基因疗法

从20世纪70年代起，基因载体技术、基因克隆技术、基因编辑技术等给现代基因疗法技术带来了深刻的影响。细胞和基因疗法（cellular and gene therapy，CGT）是将外源正常基因导入靶细胞，以纠正或补偿缺陷基因引起的疾病，达到治疗目的，成为癌症和遗传病治疗的新领域，也是目前生物医药领域最具前景的发展方向。

2017—2018年两款嵌合抗原受体T细胞免疫疗法（chimeric antigen receptor

T-cell immunotherapy，CAR-T）产品在美国和欧洲的上市将细胞和基因疗法（CGT）研究推向了一个高潮。尽管获批上市的产品数量不多，但细胞和基因疗法（CGT）全球临床试验已数以万计。根据美国再生医学联盟（Alliance for Regenerative Medicine，ARM）发布的2019年度报告，全球参加再生医学临床试验的患者人数已达6万余人，并且预计在未来的1～2年内被批准的细胞和基因疗法（CGT）数量将再翻一番。2021年6月22日，复星凯特的靶向CD19 CAR-T阿基仑塞注射液获批上市，成为国内首款获批上市的细胞治疗药品，随后9月3日，第二款细胞治疗药品药明巨诺的瑞基奥仑赛注射液也正式获批。经过数十年的科学研究，在临床需求激增、技术快速进步，以及资本、政策等因素的驱动下，全球细胞和基因治疗（CGT）产业发展势头迅猛、临床研究如火如荼，行业已经逐渐进入临床研究和商业化应用的关键阶段，市场规模高速增长。

2. *数字疗法*

数字疗法（digital therapeutics，DTx）是一种基于软件程序的疗法，直接对患者实施软件生成的干预措施，旨在预防、管理或治疗生理失调或疾病，为患者提供循证治疗干预以预防、管理或治疗疾病，可以独立使用，也可以与药物、设备或其他疗法配合使用。其通过信息（如App上的文字、图片、视频）、物理因子（如声音、光线、电流、磁场及其组合）、药物等对患者施加影响，以优化患者护理和健康结果。数字疗法是对目前标准疗法的一种有效补充。生命科学行业正在形成新型的“非传统医疗型”业务模式，其核心是针对患者量身定制的支持服务和治疗建议。但数字疗法必须经过数轮临床研究，证明疗效可靠并获得批准，才能成为医疗服务提供机构和医疗保险支付方认可的医疗方案。其可以通过远程访问实施问诊或治疗，以减少在疫情期间对医院和诊所不必要的访问，也可以针对患者时间和物理空间的情况进行个性化定制。

2017年，美国食品药品监督管理局（Food and drug Administration，FDA）批准Pear Therapeutics的ReSET，成为世界上第一款以数字疗法的定义通过认证的处方数字疗法产品。德国、英国、韩国等多国医药卫生监管机构也将数字疗法纳入监管决策和报销体系中（表1-8）。中国对数字疗法的态度也逐渐从保守转向开放，2020年11月，国家药监局审批通过了国内首款数字疗法产品——术康APP，标志着国内数字疗法新赛道的开启。

表 1-8 国外主要国家数字疗法及项目

国家	时间	发起机构	政策/项目名称	颁布意义
美国	2017年7月	美国食品药品监督管理局（FDA）	《数字健康创新行动计划》	正式公布《移动医疗应用指导最终版》，奠定数字疗法发展的基础
	2019年1月	美国食品药品监督管理局（FDA）	开展软件预认证试点项目	放宽审批条件，为数字疗法产品上市提供更宽松的市场环境
	2019年5月	快捷药方（Express Scripts，Inc）	《2020年数字疗法处方集》	可供参考、查阅的首部数字疗法产品“指南”
	2020年4月	美国卫生与公众服务部（HHS）和FDA	《用于在新冠肺炎疫情期间治疗心理疾病的数字健康设备的强制政策》	进一步放宽审批要求，加快产品入市和使用
德国	2019年5月	德国联邦卫生部（BMG）	《数字化法律草案》	数字疗法纳入医保支付范围
	2020年1月	德国联邦卫生部（BMG）	《数字医疗照护法案》	创建部署在远程信息处理底层架构层（telematics infrastructure layer）上的电子病历和电子健康卡，以法律形式保障数字医疗产品使用的费用报销
英国	2020年	英国国民医疗服务体系（NHS）及国家卫生与临床优化研究所（NICE）	《数字疗法评估计划》	改善提高数字化心理疗法可及性
韩国	2019年7月	韩国食品药品安全部（MFDS）	批准Nunap Vision临床试验	数字疗法进入临床试验阶段

（数据来源：中国医药工业信息中心整理。）

3. 神经调控

神经调控是近二十年来医学科学领域发展最为迅速的学科，是利用侵入性或非侵入性技术、采用物理性（如光、磁、电、超声）或化学性手段改变神经系统功能的生物医学工程技术。神经调控包括有创神经调控和无创神经调控。有创神经调控包括电刺激、磁刺激、光刺激等方法。以电刺激为例，即通过植入性电刺激装置，利用低水平慢性刺激对神经系统，包括颅、脊髓及外周神经产生作用，从而达到治疗目的；电刺激又分为脑和脊髓疗法、外周神经刺激、颅神经刺激、功能电刺激等。1987年，法国Benabid教授开创了脑深部电刺激术（deep brain stimulation，DBS），并发表首篇关于该项技术治疗运动障碍性疾病的文献，结果显示，脑深部电刺激术能明显改善帕金森病（Parkinson disease，PD）患者震颤和肌强直等症状，开创脑深部电刺激术治疗帕金森病和特发性震颤（essential tremor，ET）的先河。目前，应用最普遍的神经调控技术包括脑深部电刺激术（DBS）、脊髓电刺激术（spinal cord electrical stimulation，SCS）和迷走神经刺激术（vagus nerve stimulation，VNS）。

（三）制造技术提升生产效率与药品质量

1. 数字化技术

数字化技术下药品生产形式将会发生较大转变。数字化技术如数字双胞胎、基于工业物联网（industrial internet of things，IIoT）的测量和增强现实技术可有效推动产品质量及合规性方面的改进，促进药企把精力投入维护、操作流程、质量管控以及生产编排当中，从而打通诸如设备维护、批量生产以及不合格产品记录之间的数据。这种数据的整合将有助于药品实时放行、优化库存管理以及整体效率的提高。

过程分析技术（process analysis technology，PAT）是数字化技术应用的一个例子。利用数字化转型方案，在整个IIoT架构中，引入新的测量技术提供的数据感知能力，数据通过数字化分析系统形成的优化模型用以提升装置的运营性能，从而让工厂在无需投资新设备的情况下，提高现有生产线的效率。通过这一技术可以增加新的预测数据用于高级决策。预测数据不仅可以缩短产品上市时间、加速技术转让、推动更高效的工艺过程，还可以为新的操作人员提供对熟悉工艺流程更为高效、安全的技术支持。

2. 连续制造

连续制造（continuous manufacturing，CM）是指通过计算机控制系统将各个单元操作过程进行高集成度的整合，将传统断续的单元操作连贯起来组成连续生产线的一种新型生产方式，增加物料在生产过程中的连续流动，也就是从原辅料投入到制剂产出，中间不停顿，原辅料和成品以相同速率输入和输出。当连续生产过程中任一环节或设备出现问题时，对下一环节操作将会产生影响，间歇式生产在这方面具有一定弹性；另外，连续生产需要的设备费用高，对技术人员要求高。

与间歇生产相比，连续制造具有占地面积少、生产周期短、智能化程度高、工艺易放大、产品质量一致性高等特点，符合药品生产未来发展趋势和需求。连续制造可以有效地展示和原始制造商一致的工艺稳定性，不仅能够提高产品质量，还可以提高制造效率，降低质量成本。连续制造过程采用更多的在线检测和控制设备，从原料投入到最终产品产出的过程可以进行全面监控，提高了生产过程的透明性，利于实现产品质量追溯。

随着PAT的推进，制药行业逐渐向连续制造的阶段迈进。制药企业为了提高创新性和竞争力正在尽可能地缩短产品开发时间、最大限度地提高产量和降低生产成本，正积极开始探索新的连续制造工艺，并通过PAT来保证最终产品质量。

3. 3D打印

3D打印制药自动化程度高、人为失误风险低，能有效保证药品的质量。未来药剂设计和制造有相当一部分会从限定剂量的片剂（胶囊）的大批量生产，转变为针对单个患者限定剂量、释放方式和药剂的多功能组合的即时制造。为了应对这一挑战，制药行业需要接受新的制造技术，其中一项应用技术就是3D打印。

首款3D打印制备的药品——左乙拉西坦速溶片于2015年8月得到美国FDA上市批准，并于2016年正式售卖，是3D打印技术继打印人体器官后进一步向制药领域的迈进，对实现精准性制药、针对性制药有重大的意义。3D打印出来的药片内部具有丰富的孔洞，具有极高的内表面积，故能在短时间内迅速被少量的水融化，帮助吞咽。其次，3D打印制药能进一步实现量身定制，解决患者对药品数量的个性化需求问题，且可以有效地减少由于药品库存而引发的一系列药品发潮变质、过期等问题。各种新型打印机的问世为3D打印制药提供了良好的硬件设施。2019年10月，美国西北大学（Northwestern University）的科学家开发出一种新型立体光刻技术（stereo lithography apparatus，SLA）3D打印机——HARP（high-area rapid printing），该打印机每小时可打印约0.5米长的材料，打印速度是传统SLA设备的100倍。该打印机使用坚硬或具备弹性的材料，制造出的零件具备高分辨率，可应用于汽车、飞机、牙科等领域。

（四）信息技术促进跨行业融合发展

1. 人工智能

人工智能在健康管理、辅助诊疗、药物挖掘、药品调配甚至临床合理用药等诸多方面皆有应用，但在药品研发方面应用最早（图1-11）。

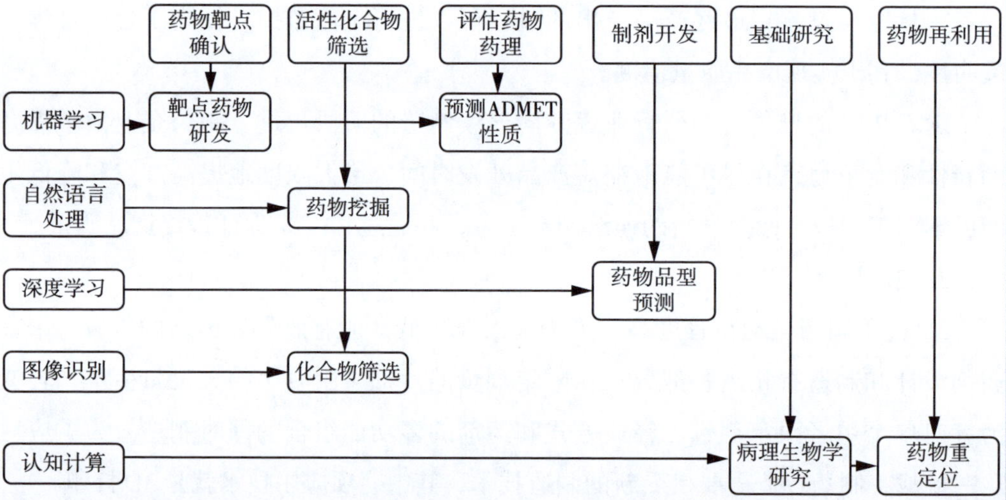

图1-11　人工智能在药品研发方面的应用

（数据来源：《人工智能技术在医药研发中的应用》）

注：ADMET.药物的吸收、分配、代谢、排泄和毒性。

2. 大数据

大数据在药品生命各周期发展过程中参与度不断提高。研发环节，大数据可应用于药物筛选、临床试验资源配置和结果分析、研发数据融合共享等方面；生产流通环节，大数据可在质量控制、供应链管理、目标市场选择等方面发挥提质增效作用；临床使用环节，大数据赋能药物不良反应监测、处方点评、用药提醒等。

3. 5G技术

医药卫生行业是5G技术的重要应用领域之一。当前国内人口老龄化趋势加快、疾病高发的老年人口数量日趋增多、城镇化以及物质经济条件的改善使得医疗需求逐年增大，同时医疗资源配置不平衡、优质资源供给不充分等问题亟待解决。医药产业是医疗服务业供给侧结构性改革的重要角色。5G技术以其多路传输效率、灵活的框架设计等标志性的能力指标和关键技术在生物医药产业信息化建设中具有广阔的应用空间。

4. 区块链

在医疗信息的快速崛起下，“互联网＋医疗健康”“医疗大数据”等多种先进概念被提出。区块链具备技术安全可信、数据不可篡改的优势，突破了医疗技术进行储存、管理等限制行业发展的瓶颈问题，促成健康管理、医药卫生等多领域规模协调。

区块链技术在医药产业的应用颇为广泛。首先是区块链对于药品生产等方面的信息数据得以多方保存，无法篡改，增加了可信度，通过用药信息可查询药品价格数据，是否与国家规定的标准价格有差异，也可查询用药数量是否符合治疗周期等，使其保证了医疗过程的透明性以及公正性。对于医疗机构而言也可用区块链技术进行大数据分析挖掘，对药物进行合理检测。其次，通过区块链的智能调节可提高医药企业之间的协同能力，制药公司也可以简化药品开发等流程，使整个供应链更加紧密。最后，区块链技术可通过加密技术将前方企业数据信息传输至后端企业，绕过第三方，降低商业机密被窃取的概率。

视 点

“重大新药创制”科技重大专项助力产业创新转型

国家卫生健康委科教司委托课题内容精选，中国医药工业信息中心

为实现中国从“医药大国”向“医药强国”的转变，中国政府在“十一五”期间全面启动了“重大新药创制”科技重大专项（以下简称“专项”）。针对恶性肿瘤等10类（种）重大疾病，助力中国医药研发生产机构自主研制和技术改造一批药物，提高自主研发与产业化能力，构筑中国医药创新技术体系，促进生物医药战略性新兴产业发展。自2008年启动实施以来，专项共支持了3000多个课题，主要围绕恶性肿瘤、心脑血管疾病等严重危害中国人民健康的10类（种）重大疾病领域进行研究。中央财政累计投入233亿元，引导地方财政、企业等其他来源的资金投入近2000亿元，对提高企业机构研发绩效和促进产业发展起到积极推进作用。

在专项政策的扶持、激励下，中国医药产业完成了从跟随创新到局部引领创新、从点状创新到系统创新的转变，国产创新药在细分领域不断突破，在国际市场争得一席之地，创新成为医药工业发展的主旋律。

一、专项引领医药创新升级

创新是医药产业不断前行的核心动能。相较于欧美等发达国家，中国医药产

业创新基础薄弱，专项以集中攻关的形式不断夯实中国医药产业创新基础，引领产业创新升级。

（一）创新药品陆续上市

在过去的较长一段时间里，中国医药企业以低水平仿制为主。专项实施以来，企业创新能力有了极大提升，从2008年仅有1个创新药上市，到2020底，累计有67个品种获得创新药证书，仅2018年、2019年、2020年创新药就达35个（图1-12）。

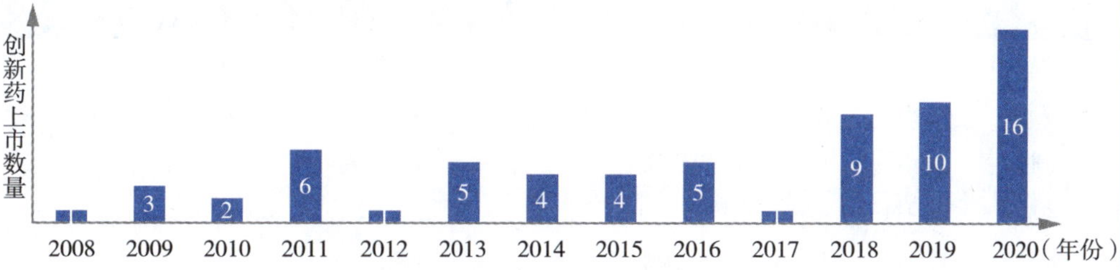

图1-12　2008—2020年中国创新药获批上市情况[①]
（数据来源：中国医药工业信息中心。）

（二）靶向小分子药：打破进口垄断

埃克替尼、阿帕替尼、西达本胺、安罗替尼、呋喹替尼、吡咯替尼等国产创新靶向小分子药陆续上市，打破了进口靶向药物在国内市场的垄断（表1-9）。其中，西达本胺是全球首个获准上市的亚型选择性组蛋白去乙酰化酶口服抑制剂，也是中国首个授权美国等发达国家专利使用的原创新药，标志着中国基于结构的分子设计、靶点研究、安全评价、临床开发到实现产业化全过程的整合能力显著提升。阿帕替尼是全球首个在晚期胃癌被证实安全有效的小分子抗血管生成靶向

① 按药品通用名计。剔除增加适应证的创新药。

药物，是晚期胃癌标准化疗失败后明显延长生存期的单药，也是胃癌靶向药物中唯一一个口服制剂，可有效提高患者治疗的依从性，并明显减低治疗费用。泽布替尼是首个由国内药企自主研发被美国FDA批准上市的创新药，作为首个完全持久抑制靶点的新型强效布鲁顿酪氨酸激酶（Bruton tyrosine kinase，BTK）抑制剂，以“突破性疗法”的身份，于2019年底在美国“优先审评”获准上市，此外，泽布替尼也是美国FDA第一次主要基于中国临床试验数据批准的新药，表明中国临床试验水平已得到国际认可。

表1-9　已上市的部分国产靶向小分子创新药[①]

通用名	商品名	适应证	企业	获批上市时间
埃克替尼	凯美纳	非小细胞肺癌	贝达药业	2011年
阿帕替尼	艾坦	晚期胃癌	恒瑞医药	2014年
西达本胺	爱谱沙	外周T细胞淋巴瘤	微芯生物	2014年
安罗替尼	福可维	非小细胞肺癌	正大天晴	2018年
呋喹替尼	爱优特	胃癌、非小细胞肺癌、结肠直肠癌	和黄医药	2018年
吡咯替尼	艾瑞妮	HER2阳性的转移性乳腺癌	恒瑞医药	2018年
泽布替尼	百悦泽	套细胞淋巴瘤	百济神州	2019年（美国）、2020年（中国）

（数据来源：中国医药工业信息中心。）

（三）新型疫苗：填补国内外空白

专项共支持了143项疫苗研究课题，诞生了多款明星产品：首个Sabin株脊髓灰质炎（简称脊炎）灭活疫苗，填补了国内脊灰灭活疫苗生产领域的空白，并打破脊灰灭活疫苗生产技术的垄断；肠道病毒71型灭活疫苗，突破了疫苗二倍体细胞规模化生产和质量控制关键技术瓶颈，为生产安全、有效、质量可控的疫苗产品奠定基础，更为重要的是该疫苗是世界上首个针对儿童手足口病的疫苗，极大地降低了该病的重症及死亡率；重组埃博拉病毒病疫苗，是由中国独立研发、具

① 查询截至2020年9月23日。

有完全自主知识产权的创新性重组疫苗产品，被列入世界卫生组织（World Health Organization，WHO）《埃博拉病毒病疫苗质量、安全和有效性指南》。

此外，中国疫苗研发实力在新冠肺炎疫情期间再次崭露头角，专项支持的多个技术研发平台助力新冠疫苗研发。军事科学院军事医学研究所、中国科学院上海药物所、中国中医科学院、武汉金银潭医院、中日友好医院、北京大学第一医院等机构依托专项支持的应急药物研究平台、创新药物综合技术平台、中医临床转化的中药创新品种研发平台、药物临床试验GCP平台聚焦新型冠状病毒治疗候选新药筛选、评价和老药新用研究。依托这些专项平台，中国新型冠状病毒疫苗研发进展国际领先。截至2021年6月，中国共有4款疫苗上市使用，多款疫苗在多个国家获批紧急使用，其中国药集团北京生物制品研究所有限责任公司、北京科兴中维生物技术有限公司的两款灭活疫苗列入WHO紧急使用清单（表1-10）。

表1-10 已上市或紧急使用的4款国产新冠疫苗①

研发机构/企业	疫苗类型	获批时间
国药集团/中国生物武汉生物制品研究所	灭活疫苗（Vero细胞）	2021年2月25日
康希诺生物/军事医学科学院生物工程研究所	5型腺病毒载体疫苗	2021年2月25日
国药集团/中国生物北京生物制品研究所	灭活疫苗（Vero细胞）	2020年12月30日
北京科兴中维生物制品有限公司	灭活疫苗（Vero细胞）	2021年2月5日

（数据来源：中国医药工业信息中心。）

（四）程序性死亡蛋白-1/程序性死亡蛋白配体-1抑制剂：上市产品数占全球4成

继Science将肿瘤免疫疗法评为2013年十大科学突破之首后，肿瘤免疫疗法成为肿瘤治疗颠覆性技术成果，是近年研究最火热的生物技术之一。肿瘤免疫疗法

① 截至2021年6月。

兴起后，程序性死亡蛋白-1（programmed death 1，PD-1）/程序性死亡蛋白配体-1（programmed death ligand 1，PD-L1）已经成为过去10年间发展最快的药物研发领域。截至2020年10月21日，全球共有184项PD-1/PD-L1抑制剂在研项目，其中美国55项，排名第一，中国紧随其后，达43项，中美合计达全球的53%。截至2020年底，全球已有10款PD-1/PD-L1免疫检查点抑制剂获批（其中七款PD-1单抗），中国4款，均来自专项支持企业（表1-11）。

表1-11　中国已上市国产PD-1产品情况①

商品名	通用名	企业	上市适应证数量
艾立妥	注射用卡瑞利珠单抗	恒瑞医药	6
百泽安	替雷利珠单抗注射液	百济神州	4
拓益	特瑞普利单抗注射液	君实生物	3
达伯舒	信迪利单抗注射液	信达生物	3

（数据来源：中国医药工业信息中心。）

（五）CAR-T疗法：在研项目数位列全球首位

细胞治疗作为新一代的精准疗法，自2011年迅速兴起，正成为医药研发热点领域。截至2020年10月20日，全球范围内共有千余款已获批或正在研发中的细胞治疗产品，其中CAR-T疗法在研项目数量达780项，逾五成。国内公司开展的CAR-T在研项目数量有279项，占全球的35.8%，超越美国居全球之首，其中临床试验项目103项（图1-13、图1-14）。目前②，全球共有2款CAR-T细胞治疗产品上市，中国也已有2款CAR-T产品上市。

---

① 查询截至2021年10月22日。

② 查询截至2021年10月22日。

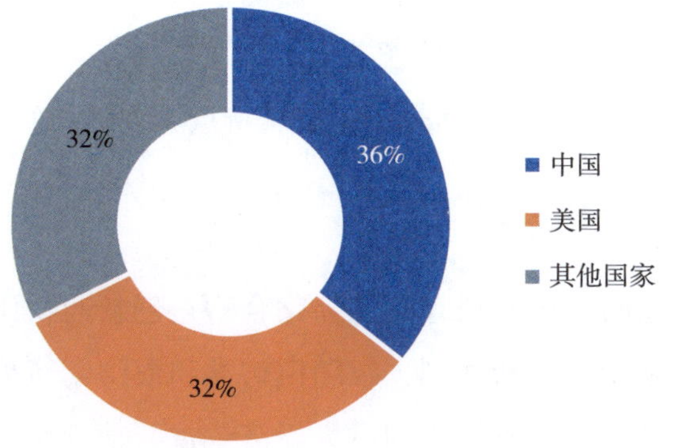

图 1-13 全球 CAR-T 在研项目分布①
（数据来源：中国医药工业信息中心。）

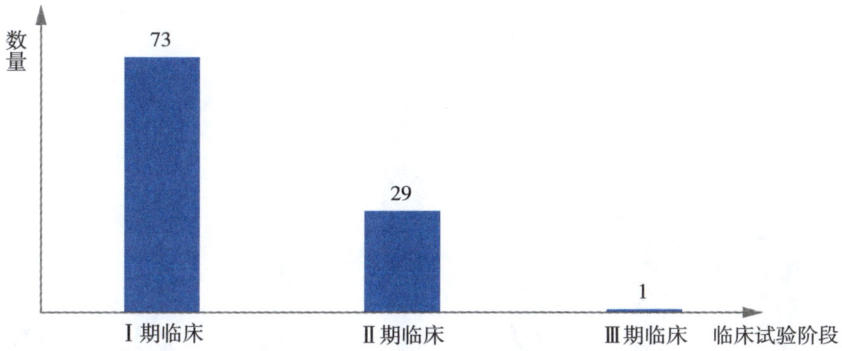

图 1-14 中国 CAR-T 临床试验项目分布②
（数据来源：中国医药工业信息中心。）

二、中国医药创新需求

近10年在生物医药基础科学的快速发展带动下，我国已初步建立了自主创新

① 按主要申报企业总部所在地统计，不含跨国联合开发项目。中国仅指中国大陆。截至2020年10月21日。

② 按主要申报企业总部所在地统计，不含跨国联合开发项目。中国仅指中国大陆。截至2020年10月21日。

体系的框架和雏型，药物研发正处于从模仿创新为主迈向原始创新为主的重要关口，与此同时，中国医药产业面临源头创新不足、缺乏“颠覆性”和“原创性”的创制原创新药关键技术，缺乏适合中国患者特点原创新药的困境。

（一）源头创新能力待增强

发现疾病新靶标的“从无到有”先导化合物是创新药物研发的主要源头。随着药物研发的成本和竞争不断加剧，跟随模仿类和模仿创新类药物越来越难以撼动原创类药物在市场上的先发优势和巨大经济效益。基础研究阶段对原创类药物的成功研发具有非常重要的作用。但目前中国生物医药领域基础研究投入比例偏低。国际主要创新国家基础研究研发投入在研发总投入中占比多在15%～30%，而中国仅为5.2%（图1-15）。

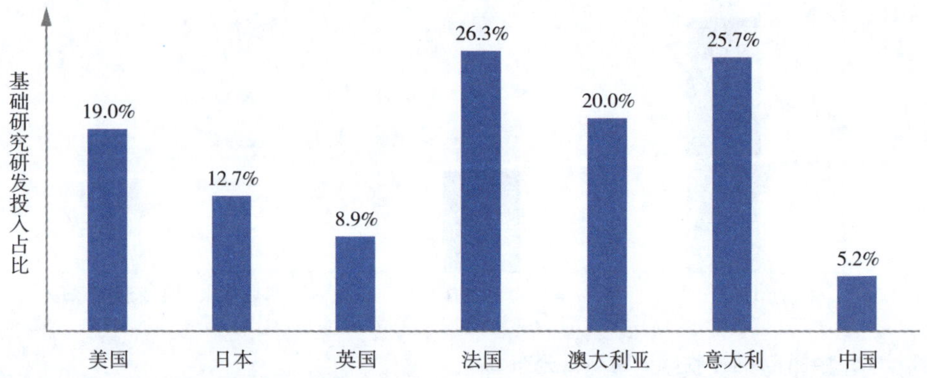

图1-15　世界主要国家基础研究研发投入在研发总投入中的占比
（数据来源：OECD，中国医药工业信息中心。）

不少新药在临床试验阶段的失败与研发早期选择的药物作用靶点不理想有关，因此新药靶点发现与验证工作也越来越提前，多数被前移至基础研究阶段。中国靶点研究种类少，在研靶点以追随为主，部分靶点扎堆研发。全球市场价值前20的新药项目均由国外药企进行开发。前20项目中涉及相关靶点或新给药途径的药品，国内几乎没有开展研究或仍处于临床前阶段，如囊性纤维化穿膜传导调节蛋白（CFTR）、β-淀粉样蛋白（Aβ）、白细胞介素2受体β亚单位（IL-2Rβ）、 microdystrophin、结缔组织生长因子（CTGF）、甲状腺激素受体β（THR-β）等，其中以CFTR为靶点的药物已获批上市，以Aβ、IL-2Rβ为靶点的药物也已完成或处于Ⅲ期临床试验阶段，而中国尚未有相关靶点药物开展研究。

中美均已开展的相同靶点的新药研发项目中，中国的项目数量和项目进度不及美国。以抗肿瘤创新药为例，治疗靶点BCMA（B细胞成熟抗原）已成为针对多发性骨髓瘤进行免疫治疗的热门靶点。目前全球共有43款BCMA靶点新药研发处于临床试验阶段，其中27款药物为美国主导或参与，占比62.79%；13款药物为中国主导或参与，占比30.23%。

（二）创新成果质量待提升

一是中国临床试验多，但获批上市新药数量少，新药以跟随（Me-too）和跟随创新（Me-better）居多，首创新药（First-in-Class）稀缺，2019年全球获批的20款First-in-Class药物无一来自中国。二是全球生物制药专利美国占38.5%，高居第一，中国虽为第二，但只有13.37%，与美国差距悬殊，且中国核心专利较少。三是生命科学科技论文发表数量与美国也有差距，美国在生命科学等领域的高质量科学论文占比位居全球首位，而中国居首位的领域多为工学、材料科学以及作为计算机科学基础的数学等领域[①]。

（三）产业链部分环节待强化

1. 制药关键试剂与装备

中国药品研发与生产所需的关键试剂与装备方面存在明显短板，部分核心试剂与装备严重依赖进口。试剂方面：国产品牌弱小且质量良莠不齐，国外产品依存度达95%以上，国产产品的品种规格尚不全面，尤其前沿科学（如基因编辑）的试剂产品依赖进口。辅料方面：《中国药典》收录的药用辅料品种数量远落后于欧美，国产辅料生产控制节点少、批间重现性差，与进口辅料存在差异。装备方面：我国是制药装备生产大国，但绝大部分高端设备被进口产品垄断，如生物药

① 日本国立研究开发法人“科学技术振兴机构”（JST）分析结果。

从研发到规模生产几乎完全购置进口设备，包括细胞悬浮培养生物反应器等。药用辅料和制药设备的差距直接影响制剂产品的质量。

2. 细胞和基因疗法产业关键原料和设备

当前中国细胞治疗产业一些关键原料和设备尚未建立完善的供给链，或者工艺和质量水平达不到企业的标准，而只能通过进口国外产品来弥补。国内缺少造血干细胞、脐带、胚胎组织等采集、运输和保存的机构，组织捐献的知情同意和伦理审查要求也有待明确。病毒载体、质粒等是免疫细胞和基因治疗的关键原材料，当前国内临床试验用的病毒载体主要来自于实验室小规模制备包装，病毒载体的均一性、滴度、纯度、感染效率等质量水平大多达不到标准，在较大程度上影响了活细胞终产品的有效性和安全性。干细胞和免疫细胞治疗中所需的流式细胞仪、血细胞分离机和分析仪、无血清培养基、液氮罐等方面缺乏有竞争力的产品，很多细胞培养过程中需使用人AB血清，国内人AB血清仅限于医疗机构内采集和使用，缺少商业化供应途径，仍然主要依赖于进口。

（四）突发公共卫生事件药物科研基础待巩固

近二十年来，SARS（2003年）、禽流感（2005年、2013年）、H1N1（2009年）、MERS（2012年）、H7N9（2013年）、埃博拉（2013—2018年）、寨卡（2015—2016年）等病毒的侵袭，以及2019年底发生的新冠肺炎疫情对人类生存和经济发展带来的影响巨大，大规模病毒感染可能会发展为21世纪人类的主要杀手。持续巩固突发公共卫生事件药物科研基础是国家快速应对突发性、大规模传染病的重要手段。专项为中国突发公共卫生事件药物科研体系建设打下了基础，支持单位在埃博拉病毒病疫苗、新冠肺炎疫苗研发中展现了一定的研发实力。未来，突发性、大规模病毒感染的发生可能更为频繁，将考验世界各国抗病毒药物的研发速度和质量。

（五）适合中国疾病谱的用药研发待深入

疾病谱变化推动用药结构转变。目前，肿瘤、心血管疾病、代谢系统疾病等在中国发病率日益攀升。外资企业在这些治疗领域用药方面占据极高的优势地位，国产新药近年来虽市场地位明显提高，但仍不能动摇外企地位。且国产新药以跟随仿制为主，缺乏适合中国患者特点的原创新药，在若干领域存在扎堆研发的现象，整体看来创新投入仍显不足。以肺癌用药为例，国家癌症中心发布的《2019年全国癌症报告》显示，肺癌位居中国恶性肿瘤发病率和死亡率首位，中国肺癌年新增发病人数约为78.70万人。截至2020年10月21日，中国肺癌用药在研项目数量仅为200项，占全球的9.31%，占美国的27.47%[①]。以肝癌为例，中国是肝癌大国，肝癌新发及死亡患者占全球的50%以上，但国内肝癌治疗一线药物多为进口药。中国肝癌在发病原因、流行病学特征、分子生物学行为、临床表现和分期以及治疗策略上与欧美等国相比具有高度异质性，与中国发病特点相适应的国产肝癌药物市场需求迫切。

（六）企业国际竞争力待加强

企业已经成为中国医药创新的主体。中国医药研发活跃度、医药市场规模位居世界前列，国内药企实力提升迅速，但与美国、日本等国家相比，中国药企市场竞争力仍待提升。2019年，全球处方药销售额前50名中，中国入选4家药企，取得了历史性的突破，但入选数量仅为美国的1/4左右。

三、中国新药创制展望

整体看来，中国新药创制实力在专项实施的十多年来取得了长足的进步，但尚处国际新药研发第二方阵，领先优势并不突出。未来，“新药创制”还需进一步发力，以切实满足国民健康需求，助力中国成为全球医药创新的重要策源地。

（一）保持医药产业政策连贯性

产业政策环境的稳定利于产业高质量发展。需不断优化临床试验管理、审评

① 按主要申报企业总部所在地统计，不含跨国联合开发项目。中国仅指中国大陆。截至2020年10月21日。

审批、流通采购、医保准入等鼓励新药创制相关政策，同时保证政策持续平稳落地，引导医药企业坚定创新。

（二）加强创新研究能力建设

1. 加强基础科研能力建设

目前国内对疾病病理、分子生物学机制等基础研究与欧美等国相比有较大差距，整体创新基础薄弱。需强化新药靶点研究，鼓励各类机构进行新靶点首创药的研发，尤其是适合中国疾病谱的新药研究；强化细胞治疗、多靶点抗体药、多联疫苗、基因治疗药物等基础研究投入；引导差异化研究，减小科研资源的浪费。

2. 促进创新成果转化

中国医药学术成果数量居国际前列，但新产品开发数量不能很好地与之匹配。需在项目发起、试验流程方案设计等环节注重与临床实际情况的结合；提升中国临床试验机构数量与质量；关注转化医学、临床药学等相关学科，打破基础研究与药物研发、医学研究与临床应用之间的固有藩篱。

3. 推进新兴技术转化应用

细胞和基因疗法等新兴技术高速发展，给重大疾病、罕见病患者带来救治希望，但技术应用尚存若干待完善之处。需推进细胞重编程研究、干细胞自我更新及多能性维持机制研究等基础理论的完善；建立质粒和病毒载体全过程生产标准控制体系；推进细胞和基因疗法技术标准和行业指导原则建立；优化监管流程，鼓励技术进步，满足临床需求。

4. 加强关键技术以及设备/耗材等国产化攻关

中国药品研发与生产所需的关键技术短板明显，部分核心设备/耗材严重依赖进口。需重视生命组学、基因编辑、合成生物学、再生医学、生物打印、酶分子设计与生物催化、通用细胞工厂等关键共性技术的突破开发；加强肌钙蛋白等关键原辅材料、液路系统等核心零部件、基因编辑等前沿科学相关试剂产品科研攻关，补全国产产品的品种规格；推动细胞悬浮培养生物反应器和高端分析检测设备等国产装备制造水平；通过目录形式引导关键零部件研制和关键“卡脖子”技术攻关，提升产业竞争力。

5. 推动交叉学科融合创新

科学上新理论、新发明的产生，新的工程技术的出现，经常是在学科的边缘或交叉点上，重视交叉学科将使科学本身向着更深层次和更高水平发展。需推动化学、生物学、机械工程、信息学、心理学等学科技术的交叉融合，推进高校交叉学科建设；建立技术融合交叉机制，重视并提前布局生物医药综合技术平台，为高水平创新提供可能。

（三）完善国家新药创新体系

1. 加强突发公共卫生事件药物研发

病毒的短周期性、治疗药物研发投入高风险性使得突发公共卫生事件药物市场前景不可控，难有创新性药企长期坚持做抗病毒药。需有强力的政策支持，持续巩固公共卫生药物科研基础，构筑公共卫生药物科研平台；鼓励政产学研合作依托政府资金创立非营利性研发机构，引导有实力的企业、个人、机构等承担公共卫生事件药物研发的社会责任，使相关药物研发更有准备、更有储备，提高应急药物的研发速度和质量。

2. 丰富创制联盟模式

“企业主导”是中国医药创制联盟的主要模式，联盟的目的多为研发成果产业化、市场化，未能充分延伸至提升医药基础科技及产业整体竞争力方面。需鼓励高校／科研机构主导的医药创制联盟，注重基础技术和关键技术攻关以及技术产业化应用；支持同类主体参与的创制项目，鼓励开放式创新、竞争性合作（co-opetition）[1]，提升创新积极性；完善产权保护、专利保护、投融资规范，优化数据管理，探索数据共享，扩大创制合作开放程度；鼓励新药研发标准联盟的设立，借力第三方，实现新药研发相关标准与时俱进。

3. 推进中医药传承创新

中医药是中国独特的、具有原创优势的科技资源，呈现多靶点、多效应综合调节的作用特点，具备巨大的开发潜能。需强化中药种植精细化标准化建设，推

[1] co-opetition：由耶鲁大学和哈佛商学院提出的合作理论，指存在竞争关系的各方相互合作，将产业蛋糕做大，实现各方利益增多。

进中药制药技术升级、药效物质研究。支持中医药重点领域国家重点实验室、国家临床医学研究中心、国家工程研究中心和技术创新中心的建设。深化基础理论、诊疗规律、作用机制研究和诠释，开展防治重大、难治、罕见疾病和新发突发传染病等临床研究，支持鼓励儿童用中成药创新研发。突出中医药特点和发展需求，改革完善中医药评价体系。

（收稿于2020年12月）

国家基本药物生产供应使用现状研究

国家卫生健康委药政司委托课题内容精选，中国医药工业信息中心

基本药物制度是药品供应保障体系的基础，是医疗卫生领域基本公共服务的重要内容。完善基本药物制度成为全面推进健康中国建设的重要任务。目前，中国在基本药物目录制定、生产供应、采购配送、配备使用、价格管理、支付报销、监测评价方面有了一定的制度设计和布局，推动基本药物的供应保障与合理使用。然而，中国发展不平衡不充分问题仍然突出，人民健康需求尚未完全满足，医疗保障水平仍待提升。提高基本药物保障水平是当下基本国情所需。《基本医疗卫生与健康促进法》提出“完善药品供应保障制度，建立工作协调机制，保障药品的安全、有效、可及”，2019年版《药品管理法》提出，“加强组织生产和储备，提高基本药物的供给能力”，两法均体现了对基本药物供应保障的重视。基本药物制度的不断完善与深入实施仍具有相当的现实紧迫性。

自2009年中国基本药物制度正式实施以来，共计有三版基本药物目录发布。最新版基本药物目录（2018年版）较之前版本，药品品种增加至685种，对慢性病关注度有所提升，用药层次有所提高，用药管理有所增强。2018版目录发布已2年有余，推动基本药物保障水平不断提高，助力“健康中国”的实现。

一、国家基本药物生产供应情况

（一）制剂生产供应不稳定

1. 化学药生产批文较多，生物制品批文仅1%

目前，基本药物生产批文总计为40 415件（含进口），其中化学药批文最多，

占总数的75%，但生物制品仅占1%左右（图1-16）。

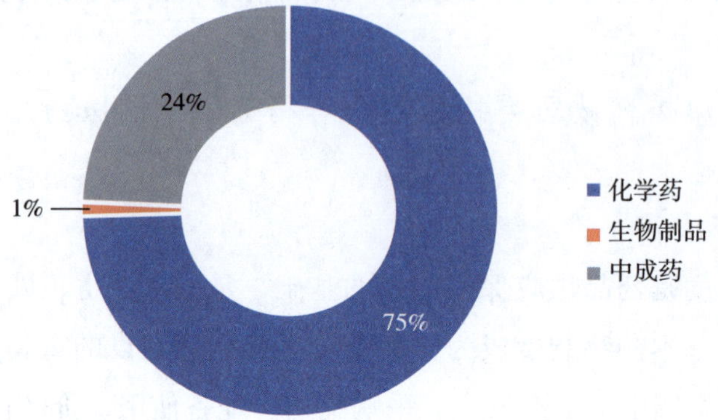

图1-16　基本药物生产批文类别分布①

［数据来源：中国新药研发监测数据库（China pharmaceutical pipeline monitor, CPM），中国医药工业信息中心。］

2. 批文数量在百件以上的基本药物达11%

基本药物生产存在同质化问题。目前，批文数量5件及以上的基本药物数量占基本药物总数的52.31%，其中11%的基本药物品种生产批文数在100件以上（图1-17、图1-18）。

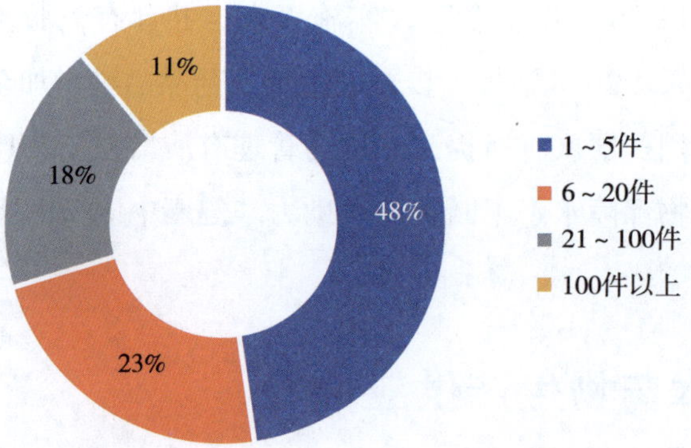

图1-17　基本药物生产批文数量分布②

（数据来源：CPM，中国医药工业信息中心。）

①② 截至2020年10月21日。

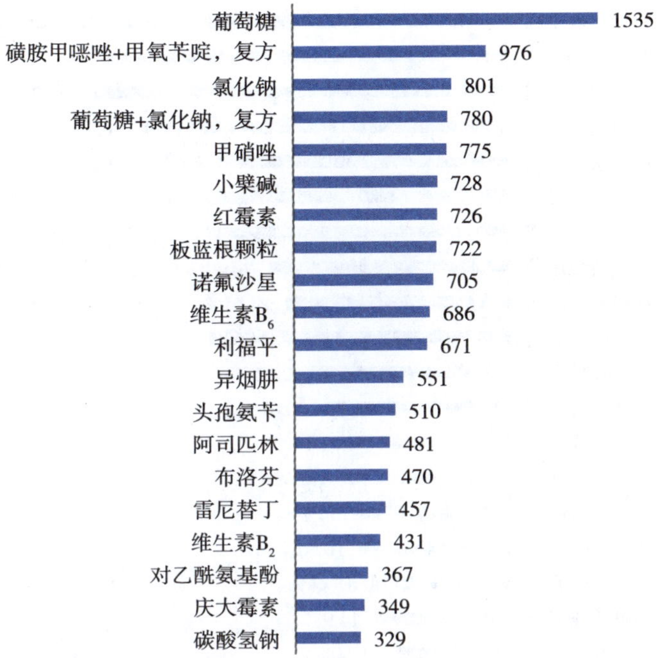

图1-18　基本药物生产批文前20的药品①
（数据来源：CPM，中国医药工业信息中心。）

3. 各治疗领域的基本药物品种数占比低

基本药物在各治疗领域的品种数占比普遍低于40%，感觉器官、泌尿系统基本药物品种数占比甚至不足15%（图1-19）。基本药物与临床用药需求匹配度有待提升。

4. 多个品种或不在产或进口依赖

（1）独家生产：目前，基本药物中独家生产②的化学药品种有15个，占基本药物化学药总数的3.48%。独家生产的生物制品品种有9个，占基本药物目录中生物制品总数的20.45%（表1-12）。经调研核实，独家生产的24个药品中，有9个药品已不在产。

① 截至2020年10月21日。

② 批文数量为1。

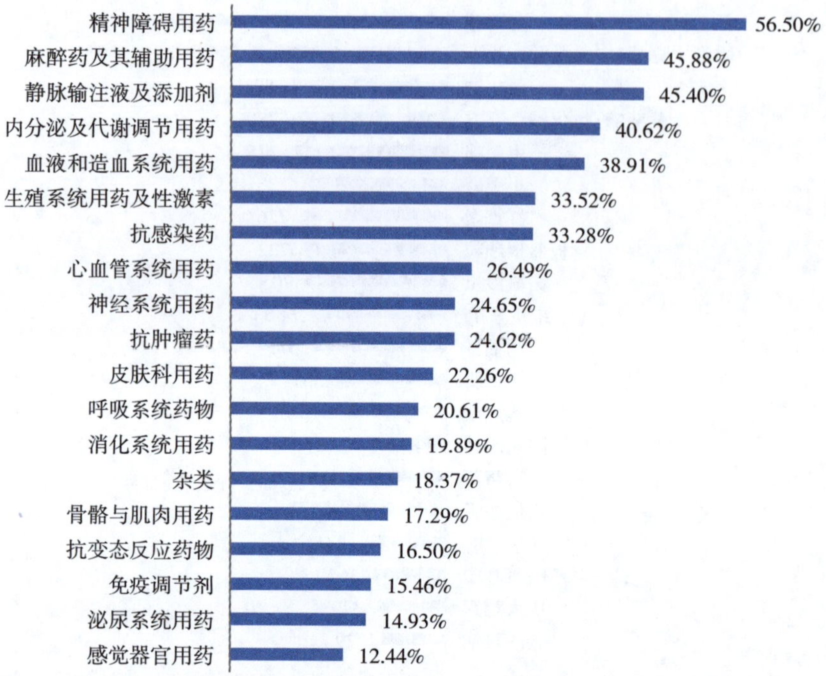

图1-19　2019年医疗机构各治疗领域基本药物使用品种数占比

［数据来源：医院处方分析系统（Rx analysis system，RAS），中国医药工业信息中心。］

表1-12　独家生产的基本药物制剂[①]

药品类别	药品名称	生产企业	备注[②]
化学药	阿莫地喹	桂林南药股份有限公司	暂不生产
	埃克替尼	贝达药业股份有限公司	在产
	波生坦	Actelion（爱可泰隆）	Null
	肠内营养剂	Milupa（美乐宝）	Null
	雌二醇＋炔诺酮，复方	浙江仙琚制药股份有限公司	暂不生产
	甲地孕酮	上海信谊天平药业有限公司	暂不生产
	甲地孕酮，复方	上海信谊天平药业有限公司	暂不生产
	牛肺表面活性提取物	华润双鹤药业股份有限公司	在产

① 截至2020年10月21日。

② 统计2020年1月1日至2020年11月28日生产情况。

续 表

药品类别	药品名称	生产企业	备注
	葡萄糖酸锑钠	山东新华制药股份有限公司	暂不生产
	炔雌醇	上海信谊天平药业有限公司	在产
	双氢青蒿素，复方	重庆通和药业有限公司	Null
	双氢青蒿素+哌喹，复方	贝克诺顿（浙江）制药有限公司	暂不生产
	水飞蓟宾	Meda（美达）	Null
	索磷布韦+维帕他韦，复方	Gilead（吉利德）	Null
	吲哚布芬	杭州中美华东制药有限公司	在产
生物制品	卡介苗稀释剂	成都生物制品研究所有限公司	暂不生产
	康柏西普	成都康弘生物科技有限公司	在产
	抗蝮蛇毒血清	上海赛伦生物技术股份有限公司	在产
	抗五步蛇毒血清	上海赛伦生物技术股份有限公司	在产
	抗眼镜蛇毒血清	上海赛伦生物技术股份有限公司	在产
	抗银环蛇毒血清	上海赛伦生物技术股份有限公司	暂不生产
	枯草杆菌+肠球菌，复方	北京韩美药品有限公司	在产
	脑膜炎球菌多糖疫苗稀释剂	兰州生物制品研究所有限责任公司	暂不生产
	瑞替普酶	华润昂德生物药业有限公司	在产

（数据来源：CPM，中国医药工业信息中心。）

注：Null：未查到。

（2）进口依赖：139种基本药物同时有国产和进口批文。其中，波生坦、肠内营养剂、水飞蓟宾、索磷布韦维帕他韦4种基本药物无国产药品批文，仅有进口批文。

（3）短缺监测：短缺药品监测平台重点监测的140个短缺药中，基本药物有101个，占72%。101个基本药物中，有22.6%的药品在2019年有过停产（图1-20）。

（二）原料药存在一定的短缺/垄断危机

1. 从生产批文看，7.67%的原料药为独家生产

基本药物原料药有7.67%为独家[①]。65种基本药物原料药同时有国产和进口批文；波生坦无国产药品批文，仅有进口药品批文（图1-21）。

---

① 仅统计化学药品或化学药品和生物制品。

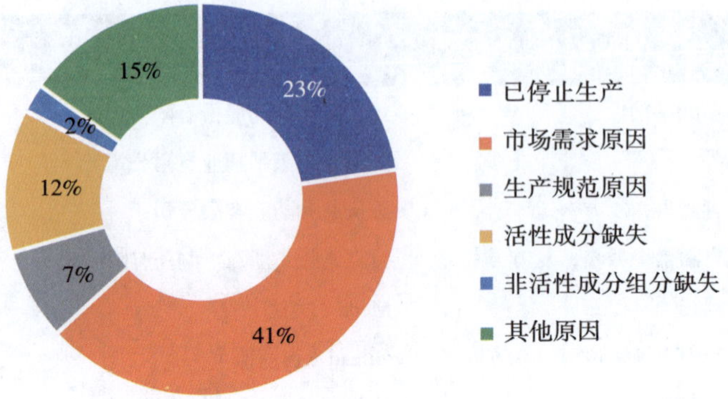

图1-20　2019年基本药物短缺原因分布
（数据来源：短缺药品监测平台，中国医药工业信息中心。）

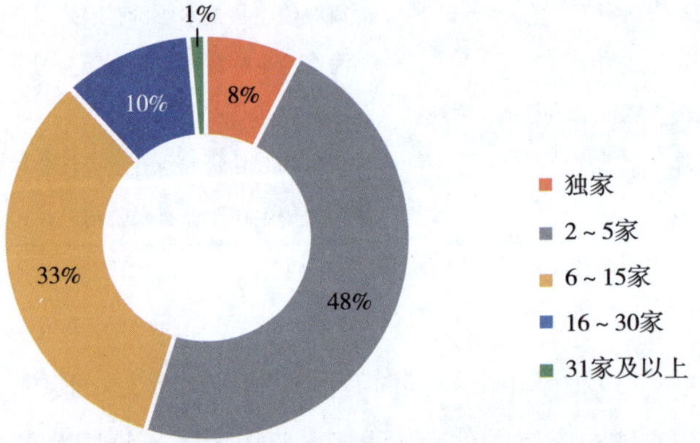

图1-21　基本药物原料药生产批文分布[①]
（数据来源：CPM，中国医药工业信息中心。）

2. 从实际产量看，45%的原料药为独家生产

上报产量的原料药中，有195种药品企业产量集中度超70%，其中124种为独家生产（产量集中度为100%），品种占比高达45%，存在严重的短缺/垄断危机（图1-22）。

① 截至2020年10月21日。

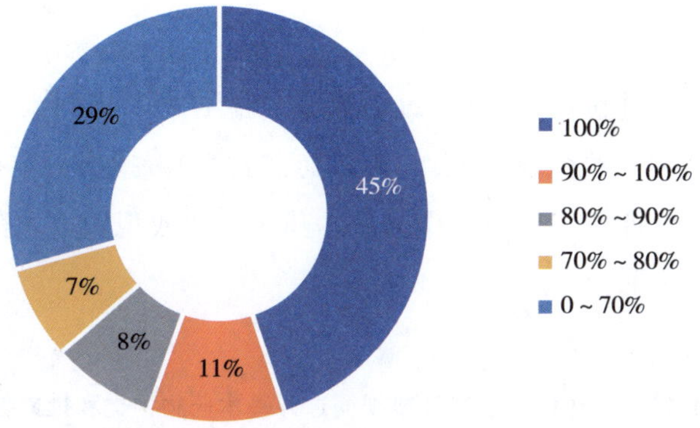

图1-22　基本药物原料药产量集中度分布[①]
（数据来源：CPM，中国医药工业信息中心。）

3. 从企业规模看，小微企业占比近6成

小微企业为中国原料药供应主体，企业数量占国产原料药企业的59%（图1-23）。氨磺必利、胺碘酮、苄丝肼、碘化油等19种国产原料药只有小微企业在生产，存在一定的缺货可能。

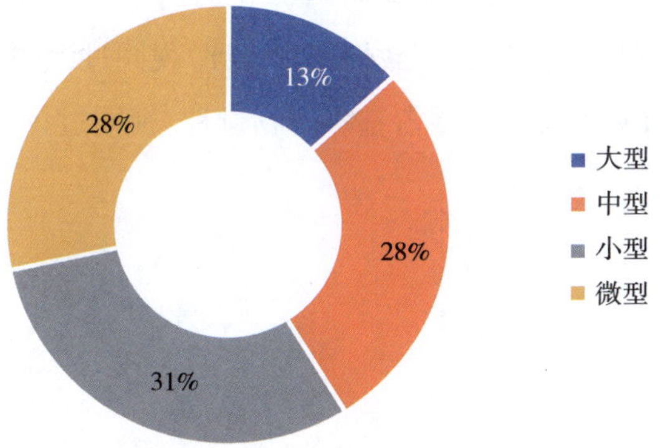

图1-23　国产原料药企业规模分布[②]
（数据来源：CPM，中国医药工业信息中心。）

① 截至2020年10月21日。企业产量集中度：单家企业所占市场总产量比例的最高值。
② 截至2020年10月21日。

（三）一致性评价过评数量有待提高

基本药物一致性评价过评/视同过评数量不容乐观。《关于进一步做好289基药目录中国内特有品种一致性评价工作有关事宜的通知》指出，要推动289种基本药物完成仿制药一致性评价。目前，中国基本药物过评或视同过评药品数量126种[①]，远未达到该目标（表1-13）。

表1-13　一致性评价过评或视同过评基本药物种类和批文数量

	药品种类	批文数量
按化学药品新注册分类批准的仿制药	44	156
通过质量和疗效一致性评价的药品	106	517

（数据来源：CPM，中国医药工业信息中心。）

（四）采购未充分与集采协同

集采以打通渠道、扩大销量、利于回款等优势减轻药企运营负担，“以价换量”惠及民众。基本药物进入集采，将对深化医药卫生体制改革发挥重要作用，提高基本药物可负担性。目前[②]，一致性评价过评/视同过评的126种基本药物[③]中，53个[④]进入了三批国家集采名单，占基本药物过评/视同过评药品数的42.06%（图1-24）。

① 过评和视同过评产品通用名可能重复，品种数统计已剔除重复药品。
② 截至2020年10月21日。
③ 按通用名计。
④ 阿莫西林、莫西沙星两个药品第二批、第三批集采均有。

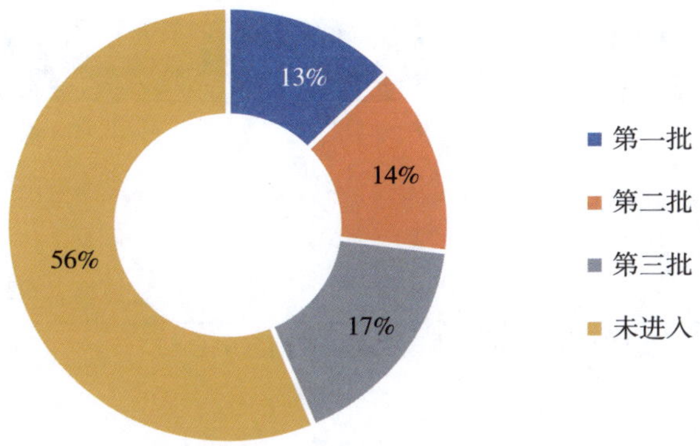

图1-24　一致性评价过评/视同过评基本药物进入集采情况
（数据来源：CPM，中国医药工业信息中心。）

二、国家基本药物配备使用情况

（一）各省市配备使用指标不一

《国务院办公厅关于进一步做好短缺药品保供稳价工作的意见》（国办发〔2019〕47号）要求“政府办基层医疗卫生机构、二级公立医院、三级公立医院基本药物配备品种数量占比原则上分别不低于90%、80%、60%”。文件中对“基本药品配备品种数量”的指定模糊，给各省市制定具体执行政策留下了自我发挥空间（表1-14），同时也埋下了监管隐患，不利于全国“一盘棋”。

表1-14　全国各省市基本药物配备使用要求[①]

配备使用指标	省市数量	省市名称
采购金额占比	1	安徽
配备品种数占比	5	贵州、河北、陕西等

① 查询截至2022年3月1日。

续 表

配备使用指标	省市数量	省市名称
使用金额占比	8	北京、福建、河南等
使用金额及配备品种数占比	8	广东、山东、上海等
采购金额及配备品种数占比	1	宁夏
无定量要求	8	湖南、湖北等

（数据来源：全国各省市卫健系统官网，中国医药工业信息中心。）

（二）各级医疗机构配备率[①]远低于“986”要求

各地区、各级医疗机构基本药物配备率还未达到“986”要求（图1-25、图1-26、图1-27）。一方面原因可能是“986”指标过高，超出医疗机构能力所及，另一方面原因可能是基本药物目录中药品数偏少，故在医疗机构实际用药中占比偏低。

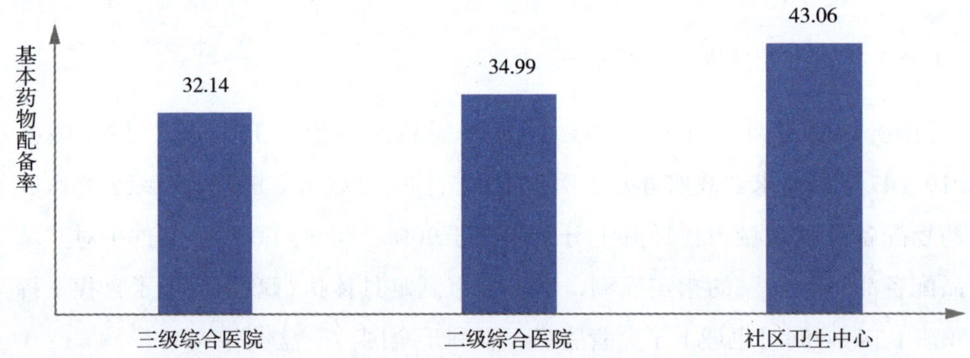

图1-25 上海各级综合医疗机构2019年基本药物配备率（%）
（数据来源：RAS，中国医药工业信息中心。）

① 配备率：国家基本药物在医疗机构采购药品中的品种数占比。

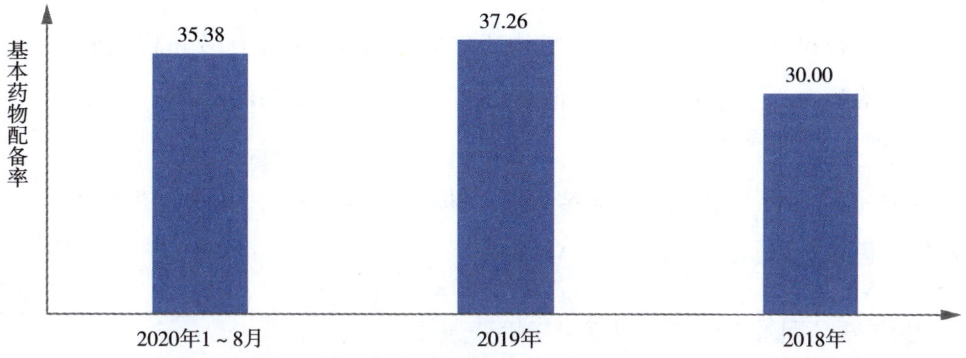

图1-26　西部地区受访三级医院基本药物配备率（%）
（数据来源：调研资料，中国医药工业信息中心。）

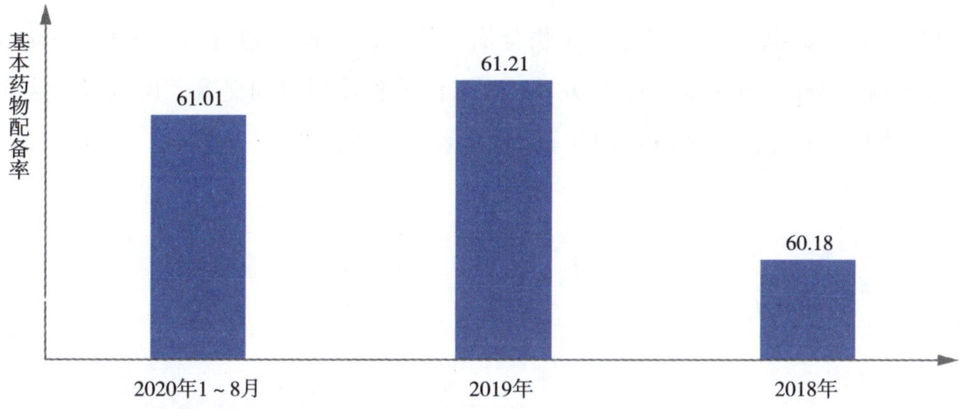

图1-27　西部地区受访一级医院基本药物配备率（%）
（数据来源：调研资料，中国医药工业信息中心。）

（三）不同医疗机构用药存在差异

1. 地区不同

东西部地区由于疾病谱不同、优势诊疗学科不同等原因，医疗机构用药结构存在一定差异，基本药物使用也存在一定差异。

2. 级别不同

一级医疗机构与二、三级医疗机构治疗各有侧重，一级医疗机构偏向慢性病、常见病的治疗，二、三级医院机构偏向慢性病、重特大疾病的治疗。

3. 类型不同

医院主治疾病不同，用药差异巨大。基本药物配备使用指标应根据各类医疗机构的特色进行调整。

（四）部分目录药品未跟进临床指南变更

以布地奈德为例：布地奈德、布地奈德福莫特罗是2018版《国家基本药物目录》新增品种，虽同时纳入基本药物目录且适应证相似，但临床用量变化却相反（表1-15）。该现象与临床指南变化相关。日本顺天堂大学呼吸系统疾病中心的一项临床研究数据表明，布地奈德联合福莫特罗治疗慢性阻塞性肺疾病（chronic obstructive pulmonary disease，COPD）效果较单独使用更加显著。访谈专家表示，布地奈德联合福莫特罗是COPD临床指南推荐用药方式。

三、政策建议

（一）全力推进基本药物制度

1. 继续发挥基本药物政策作为医药政策排头兵的作用，提升药品保障水平，满足人民群众日益增长的健康卫生需求，切实提高人民群众获得感。

2. 对基本药物进行药物经济学和医保测算，以部分疾病负担重、受众广的药品为试点，在国家医保局的协同下，逐步提高基本药物报销水平。

3. 对于建档立卡贫困户，提高基本药物报销比例。对重病患者，实行倾斜性精准支付。

（二）提升基本药物目录遴选科学性

1．从医保目录中遴选出疾病负担重、受众广、发病率持续提升的药品初步构成基本药物目录，提升遴选效率，减少资源浪费。

2．发挥大数据和流行病学的作用，摸清各类医院、各治疗领域临床用药情况，结合疾病谱与临床实际，提高目录的精准性。

3．从审评审批端介入，对临床亟需的创新药给予倾斜。配套专利库政策，颁发自愿专利许可证，提高贫困偏远地区对创新药物的可负担性。

4．跟进临床指南变更，及时进行基本药物目录的动态调整。

（三）稳固基本药物生产供应体系

1．通过信息平台，跟踪监测基本药物原料药货源、制剂产量、企业库存和招标采购等情况，并结合各级医疗机构短缺药品网络直报，以大数据分析为基础，综合研判潜在短缺品种、影响因素和发展趋势，针对性制订解决方案。

2．对于易短缺的基本药物，搭建政府平台，在保障企业合理利润的前提下，通过市场撮合确定合理采购价格、定点生产、统一配送、纳入储备等措施保证供应。

3．以互联网B to B平台的形式，实现供求精准对接，解决因供需信息不对称造成的医疗机构基本药物采购困难的问题。

4．塑造“基本药物”品牌，配套企业/药品认证、财政奖励等政策，激励企业研发生产基本药物，同时提高社会对“基本药物”的认可度。

5．持续鼓励基本药物参加一致性评价，探索国家集采对基本药物的政策倾斜，如提高基本药物的中选优先级等。

6．建立突发公共卫生事件相关药品全链条快速响应机制，加速其从实验室到临床的转化。

（四）完善基本药物政策实施保障

1．分地区分级分类设定基本药物配备使用指标，并将基本药物政策与医联体、分级诊疗政策相衔接，深化医疗卫生体制改革。

2．强化基本药物政策社会宣教，提高群众的认同感，营造基本药物制度实施的良好社会氛围。

3．进一步推进社会信用体系建设。持续推进社会信用体系建设，制约企业不规范不合法的市场行为。

（收稿于2021年2月）

药品集中带量采购协议期满后的接续实践及思考

龚波、孙惠姣，上海市医疗保障局医药价格和招标采购处

药品集中带量采购是协同推进医药服务供给侧结构性改革、引导药品价格回归合理水平、有力减轻群众用药负担的重要举措。截至2021年7月，国家组织药品集中采购和使用（以下简称“国家集采”）已开展五批，品种不断丰富，规则逐步完善，总体进展平稳，降价效应显著。随着国家集采进入常态化制度化开展新阶段，协议期满后接续工作的有序组织成为当前巩固改革成效的“关键一招”。现介绍上海在地方带量采购到期品种续约的实践基础上，率先研究提出国家集采协议期满后接续方案的思路、成效，以及对未来接续方向的思考，以期为推动药品集中带量采购工作常态化制度化开展、进一步完善以市场为主导的药价形成机制提供参考。

一、上海带量采购到期品种的重新集采

（一）背景

作为国内最早探索药品带量采购的城市之一，上海在2015—2018年，对部分临床常用的医保药品开展了3批带量采购，采购周期均为1年。至2020年，除去已纳入国家集采的品规，有11个品规仍属于上海带量采购范畴，其中部分品种已续约多次，陆续将再次协议到期。对此，上海医保部门分两种情况处理：①对采购周期未超过3年，且企业愿以原中标价供应的8个品种，予以直接续签。②对采购周期已超过3年，或企业不愿以原中标价继续供应的3个品种，予以重新集采。

（二）主要做法

对3个协议期满品种的重新集采，保持带量采购总体原则和主要做法不变，做到确保质量、确保供应、确保使用、确保货款。在设置质量、价格入围条件和“熔断”机制的前提下，优化调整单一竞价为综合竞价，探索建立了客观的药品综合竞价指标体系，鼓励综合评价较好的优质企业中选。

（三）结果分析

2020年12月30日，上海阳光医药采购网发布《上海药品集中采购文件》（SHDL2020-1），启动阿魏酸哌嗪片等3个品种的重新集采。从结果上看，与首轮带量采购中标价格比，中选产品价格有升有降，但相比带量采购前的挂网价，3个中选产品平均降幅达69%；与15省市均价相比，平均降幅达到54%，团购效应明显；且通过综合竞价遴选出的中选企业综合实力较强，符合政策预期。

二、国家集采协议期满后的“上海办法”

（一）背景

上海在2020年3月对首轮协议到期的“4＋7”试点品种进行了续签，续签周期分为2年和1年。2021年4月，四个直辖市均面临部分国家集采药品协议到期的处理问题。《国务院办公厅关于推动药品集中带量采购工作常态化制度化开展的意见》（国办发〔2021〕2号）要求:（集中带量采购药品）采购协议期满后，应着眼于稳定市场预期、稳定价格水平、稳定临床用药，综合考虑质量可靠、供应稳定、信用优良、临床需求等因素，坚持招采合一、量价挂钩。为做好协议期满后的接续工作，上海医保部门根据首轮竞争情况等，对25个“4＋7”试点品种进行分类处理。

（二）主要做法

1. 重新集采

奥氮平等9个品种在“4＋7”试点或扩围时申报企业≥3家，竞争较充分，参照上海3个带量采购到期品种重新集采的做法，优化综合竞价指标体系，通过综合竞价产生中选产品。在采购规则上，作出如下调整：①采购周期延长。采购周期一般为2年，慢性病药、抗癌药等需要长期服用、更换厂牌患者顺应性较差的7个品种延长为3年。②“熔断”机制优化。为减少恶意极低报价对中选结果的影响，“单位可比价”低于同品种国家集采中选平均价的，可不受“≤同品种入围药品次低单位可比价的1.8倍”限制。

中选结果显示：此次集采竞争充分，每个品种均有5家及以上企业前来申报；与原中选价格相比，恩替卡韦等两个品种价格略有上浮，9个品种平均降价14.5%；5个品种仍由原中选企业中选，包括原研厂家阿斯利康中选的抗肿瘤药吉非替尼，有利于稳定患者用药和临床需求；新中选企业亦为规模较大、综合实力较强的优质企业，供应和质量更有保障。

2. 直接续签

①厄贝沙坦等8个品种在2020年续签时已降至“4＋7”扩围最低价，一年来质量稳定、供应充足，且协议周期尚余1年，直接续签。②福辛普利等8个品种在“4＋7”试点及扩围中竞争不充分，各方反映药价仍有虚高空间，如右美托咪定注射液（2ml：0.2mg/支）“4＋7”试点时中选价为133元/支，后期因过评企业增加，竞争激烈，同产品在河南省的集采中选价仅不到10元/支。因此暂与原中选企业续签，待其他省市“4＋7”扩围协议均到期后（2021年底）再视情况开展新一轮集采。

三、对竞争充分的协议期满品种重新集采并引入综合竞价的原因

（一）长期续签存在弊端

在上海带量采购试点中，考虑到中选产品在首轮采购周期内质量稳定且价格已处于较低水平，合同到期后一般可再续签2年。国家集采中，竞争充分的品种如实际中选企业数为4 家及以上的，最长采购周期为3年。但随着技术发展和药品市场竞争格局的变化，协议期满后如长期续签一方面不利于获得更优质的中选产品，另一方面也面临限制市场竞争和保护垄断的法律风险等。

（二）维护药品正常生命周期

在政府团购优势下，带量采购药品的价格通过首轮竞价机制普遍已经大幅下降，回归相对合理水平。据统计，上海3批次带量采购试点以及4批国家集采中选品种平均降幅都超过50%。对于已经竞争充分的品种，协议期满后如继续重复单一竞价的做法，一方面带量采购的价格发现机制已充分显现，剩余降价空间有限，参保人员获得感不强；另一方面容易降低药品生产供应积极性，缩短药品正常的生命周期。

（三）防范供应和质量风险

根据工信部2018年《中国医药统计年报》所统计的企业主营业务收入排名，历次国家集采的中选企业中，排名前100 和排名400以后的企业占据主要地位且报价更低；而以低于0.1元价格中选的，更多为排名400以后的小企业。这些排名400以后的小企业的中选产品往往没有历史销售记录或销售量很低，低价中选后企业面临的产能和成本压力更大，这给中选结果执行带来了一定的供应和质量风险。协议期满后的接续工作，应该对此风险加以重视和规避。

四、综合竞价指标体系的构建

世界卫生组织发布的《良好药品采购操作原则》提出，要遴选高质量药品的可靠供应商，这也是综合竞价指标体系的构建理念。综合竞价指标体系包括药品、企业两个维度，脱胎于上海医保部门与中国医药工业信息中心共同研发的药品采购第三方评价系统。该系统依托中国医药工业信息中心、上海市医药采购两大信息平台，将药品价格水平以及药品质量相关指标转换为直观量化的评分，自2018年提供服务以来，运行平稳，各方反响较好。

现以国家集采协议期满接续时使用的综合竞价指标体系为例做简要分析（表1-16）。

表1-16　综合竞价指标体系

维度	指标	项目（分值）	评分规则	分值
药品维度	价格水平	20分或40分	价格水平得分＝20或40×（最高单位可比价－单位可比价）/（最高单位可比价－最低单位可比价）＋最低单位可比价/（单位可比价－最低单位可比价） “单位可比价”≤0.1元的或“最低单位可比价”的，价格水平得满分	按照实际计算得分（最高得20分或40分）
	技术含量	基础分（25分）	原研药及国家药监局发布的仿制药质量和疗效一致性评价的参比制剂 通过国家药监局仿制药质量和疗效一致性评价的仿制药品 根据《国家药监局关于发布化学药品注册分类及申报资料要求的通告》（2020年第44号），按化学药品注册分类批准的仿制药 纳入《中国上市药品目录集》的药品	25分
		附加分（5分）	2018—2020年获国家级科学技术奖	5分

续 表

维度	指标	项目（分值）	评分规则	分值
	临床适用性	安全性（10分）	国家集采中选产品批批检合格（依采购文件要求）	6分
			产品有效期明显优于同品种药品6个月及以上（依药品说明书）	4分
	产品市场占有情况	15省市价格信息（分4档计分）（6分）	在超过10个省市有价格信息，或国家集采中选产品	6分
			在6～10个省市有价格信息	4分
			在1～5个省市有价格信息	2分
			无价格信息	0分
		产品产量（分3档计分）（6分）	产品产量列入工信部《中国医药统计年报》（最新版）前3名	6分
			产品产量列入工信部《中国医药统计年报》（最新版）	3分
			未列入工信部《中国医药统计年报》（最新版）	0分
		2020年本市医疗机构交易覆盖率（分4档计分）[覆盖率=（采购申报药品的医疗机构数/采购同品种的医疗机构总数）×100%]（8分）	覆盖率超过50%	8分
			30%＜覆盖率≤50%	6分
			10%＜覆盖率≤30%	4分
			覆盖率≤10%	0分
企业维度	企业质量管理水平	35分（分3档计分）	获得欧、美、日质量体系认证，或纳入美国《制药经理人》（Pharm Exec）（最新版）全球制药企业50强	35分
			有非欧、美、日国家进口药	25分
			通过省级药监部门GMP合规性审查（有效期内）	15分

续 表

维度	指标	项目（分值）	评分规则	分值
	企业药品保障供应能力	行业排名（15分）	纳入美国《制药经理人》（Pharm Exec）（最新版）全球制药企业50强的企业得满分。未纳入的企业按工信部《中国医药统计年报》（最新版）中医药工业企业法人单位主营业务排名分4档（15分、12分、9分、6分）计分	15分
		4星及以上药品相对数量（10分）	拥有最多4星及以上产品数企业得满分，其他企业以各自4星及以上的产品数量与前者的比值计算得分	10分
		加分项（5分）	企业申报品种或企业有同治疗领域药品上市（以生产批文为准）且连续销售超过5年以上，分别加5分和3分，均无得0分	5分
	企业创新能力	技术奖获奖情况（5分）	2018—2020年获Prix Galien奖（限英、法、德、美4国）	每项1分，可累计
			2018—2020年获国家级科学技术奖（二等及以上）（可多项）	每项1分，可累计
		省级以上企业技术中心（创新平台）认定情况（分2档计分）（5分）	国家技术创新示范企业认定	5分
			无认定	0分
		2020年新药注册申请量（化学药物）（分4档计分）（5分）	注册类型为1、5.1	5分
			注册类型为2.1、2.2、2.3、2.4	3分
			注册类型为3、4、5.2	2分
			无以上注册类型	0分
		2018—2020年承担国家重大新药创制科技重大专项课题（5分）	按现行“第三方评价规则”执行	每项2分，累计≤5分
	企业社会责任承担	列入国家抗疫表彰名单（5分）	企业负责人或企业列入“全国抗击新冠肺炎疫情先进个人和先进集体名单”（党中央、国务院、中央军委授予）	5分

续 表

维度	指标	项目（分值）	评分规则	分值
		承担国家级、省级医药物资应急生产储备任务情况（5分）		每项3分，累计≤5分
		通过ISO14000环境管理体系认证（5分）		5分
	企业信誉度	药品质量抽检通报	2018—2020年省级及以上质量抽检不合格或召回	每次扣5分，累计≤40分
		其他不良记录		每次扣10分，累计≤40分

（一）药品维度

评分规则均针对具体的申报品种，总分为80/100分。其中：价格水平20/40分、技术含量30分、临床适用性10分、产品市场占有情况20分。价格水平评分规则以不唯低价、合理拉开分差为原则，参考国家集采规则，“单位可比价”≤0.1元的得满分；基于稳定临床用药，慢性病药、抗癌药、精神类药、抗病毒药等需要长期服用、更换厂牌患者顺应性较差的品种价格水平分值相比于一般品种下调为20分。国家集采上海中选产品，因批批检等质量检测措施安全性相对更有保证，在产品市场占有方面也更具优势。

（二）企业维度

评分规则均针对申报企业，总分为100分。其中：企业质量管理水平和药品保障供应能力是基础，分别为35分、30分，企业创新能力20分，企业社会责任承担15分。另设扣分项——企业信誉度，最多扣减40分。美国《制药经理人》（Pharm

Exec）中的全球制药企业50强榜单基于对药企销售额、研发支出等综合评价产生，2020年有4家国内药企入选，入榜企业的质量管理水平和药品保障供应能力中的“行业排名”得满分。考虑到生产线成熟度，企业申报品种或企业有同治疗领域药品上市（以生产批文为准）且连续销售超过5年以上的，可得3～5分加分。

五、集采协议期满后接续方向的思考和展望

（一）改进品种分类

在首批国家集采协议期满后上海的接续工作中，上轮集采申报企业是否达到3家成为竞争是否充分的分水岭。随着市场竞争格局的变化和国家集采入围企业确定准则的完善，考虑到自第二批国家集采起，最多入围企业数为4时对应申报企业最多为6家，在后续批次国家集采协议到期的接续中，或将上轮集采时申报企业是否达到6家作为衡量竞争是否充分或划分接续办法的标准。

（二）优化中选规则

合理设定最高有效报价。对于上轮集采时中选价格偏低，如触发过“熔断”机制，或成本确实上涨明显的品种，在协议期满后的接续中应允许中选价适当上浮。

继续完善综合竞价指标：①考虑到原料药供应稳定性，可对投标品种有多家原料药供应商的产品予以一定额外加分。②为进一步保障中选产品的可及性、安全性，可增加原中选产品“供应配送指数”、不良反应报送情况等指标，“供应配送指数”根据企业中选产品配送率、无响应情况计算获得。③为鼓励药品技术含量提升，对于通过欧美日等国家批准的仿制药，可给予一定加分。④进一步优化药品上市许可持有人产品的综合得分计算标准，在现有“产品产量”得分以持有人所有受托生产企业的得分累加计算总分等细则的基础上，在质量管理水平、行

业排名等指标上补充完善配套细则。

（三）配套医保支付标准

支付是医保最重要的经济杠杆，从长远来看，统一同通用名药品的医保支付标准是扩大集采降价效应、做实市场发现价格机制的必然要求。国家集采通过采购承诺和竞价机制挤压虚高药价“水分”，产生新的中选品种医药支付标准，并影响同通用名、同适应证其他药品降价。协议期满后，引入综合竞价进行重新集采，可以引导充分竞争的带量采购品种价格维持在合理区间，这为构建医保支付标准体系奠定了基础。下一步，应当在合理的中选价格基础上，综合未中选产品的市场份额等因素，合理确定和动态调整同通用名药品医保支付标准，充分发挥医保基金战略性购买作用，持续深化以市场主导的价格形成机制，重塑企业、医生、患者等医疗领域内各方参与者的行为。

（收稿于2021年6月）

集采对生物医药产业的影响

上海市医药集中招标采购事务管理所委托课题内容精选，
中国医药工业信息中心

为深化医药卫生体制改革，完善药品价格形成机制，降低群众用药负担，规范药品流通秩序，中国快速推进药品集采。自2018年启动试点以来，集采有力地推动了药品价格回归合理水平。目前，常态化、制度化的集采机制已经形成。四批五轮集采药品价格平均降幅均超过了50%（表1-17、图1-28）。按约定采购量测算，前三批四轮集采药品每年费用从659亿元下降到120亿元，节约539亿元，其中因降价节约274亿元，因优先使用中选药品产生的替代效应265亿元[①]。

表1-17　第一批到第四批集采相关信息

	第一批：第一轮“4＋7”试点	第一批：第二轮集采扩围	第二批	第三批	第四批
开标时间	2018年12月7日	2019年9月24日	2020年1月21日	2020年8月20日	2021年2月8日
中选品种	25	25	32	55	45
品种类型	化学药固体制剂、化学药注射剂	化学药固体制剂、化学药注射剂	化学药固体制剂、化学药注射剂（含清蛋白紫杉醇）	化学药固体制剂、化学药注射剂、化学药滴眼剂	化学药固体制剂、化学药注射剂、化学药滴眼剂、化学药吸入剂
中选企业	16	45	77	125	119

① 国家医疗保障局.国家医疗保障局对十三届全国人大第三次会议第5468号建议的答复.2020。

续 表

	第一批：第一轮“4＋7”试点	第一批：第二轮集采扩围	第二批	第三批	第四批
采购量	年度用药总量的60%～70%	1家中标：50% 2家中标：60% 3家中标：70%	1家中标：50% 2家中标：60% 3家中标：70% 4家及以上中标：80%	1家中标：50% 2家中标：60% 3家中标：70% 4家及以上中标：80% （抗生素类等药品另计）	1家中标：50% 2家中标：60% 3家中标：70% 4家及以上中标：80% （抗生素类等药品另计）

（数据来源：国家医保局，中国医药工业信息中心。）

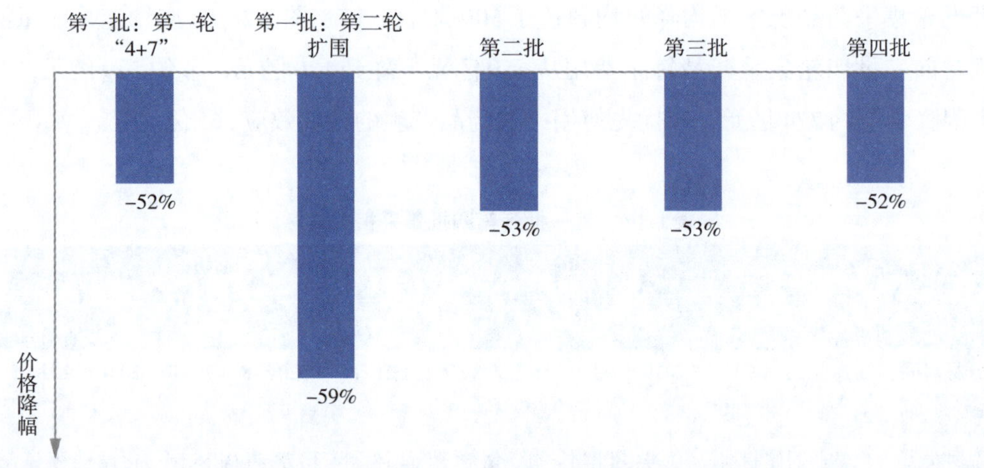

图1-28 历次集采药品平均降幅
（数据来源：中国医药工业信息中心。）

与此同时，中国生物医药市场快速扩容，已成为全球第二大市场。在一系列政策措施的支持下，中国生物医药产业研发、生产、制造实力均大大提升，创新成果不断涌现，产业正处于创新加速、跨越发展的关键阶段。集采的大力推行将对变革中的生物医药产业产生深远影响。

一、集采对医院市场的影响

（一）多数品种实现“以价换量”

集采中选企业通过“以价换量”实现市场占有率的提升。“4＋7”试点集采品规[①]中，与集采执行前（2018年第二季度至第四季度）相比，集采执行后（2019年第二季度至第四季度）呈现“量价齐升”[②]的占20%，包含左乙拉西坦片、厄贝沙坦片、注射用培美曲塞二钠等；呈现“量增价减”的占56%，包含奥氮平片、马来酸依那普利片等；呈现“量价双跌”的占24%，包含氟比洛芬酯注射液、氯沙坦钾片、头孢呋辛酯片、孟鲁司特钠片等（图1-29）。第二批中选品规[③]中，与集采执行前（2019年第二季度至第四季度）相比，集采执行后（2020年第二季度至第四季度）呈现“量价齐升”的占60%，包含紫杉醇注射液、他达拉非片等；呈现“量增价减”的占33%，包含阿卡波糖片、奥美沙坦酯片/胶囊等；呈现“量价双跌”的占7%，包含福多司坦片/颗粒/胶囊、美洛昔康片/颗粒/胶囊/注射液等（图1-30）。

（二）中选品规联动非中选品规销售规模下降，药品控费效果显著

集采通过“以价换量”的形式，挤掉药品流通过程中虚高的价格水分。“4＋7”试点实施后（2019第二季度至第四季度），中选品规市场规模较实施前（2018第二季度至第四季度）同比下降近18%，第二批集采实施后（2020第二季度至第四季度），中选品规市场规模同比下降24.18%。联动影响下，非中选品规[④]市场规模也大幅缩减，“4＋7”试点实施后（2019第二季度至第四季度），非中选品规市场

---

① 药品名称、规格与集采办公布集采中选名单相一致的品种数据，下同。

② “量”指医院采购量，“价”指医院采购金额。

③ 药品名称、规格、企业与集采办公布集采中选名单相一致的品种数据，下同。

④ 药品名称与集采办公布集采中选名单相一致但规格、企业不同的品种数据，下同。

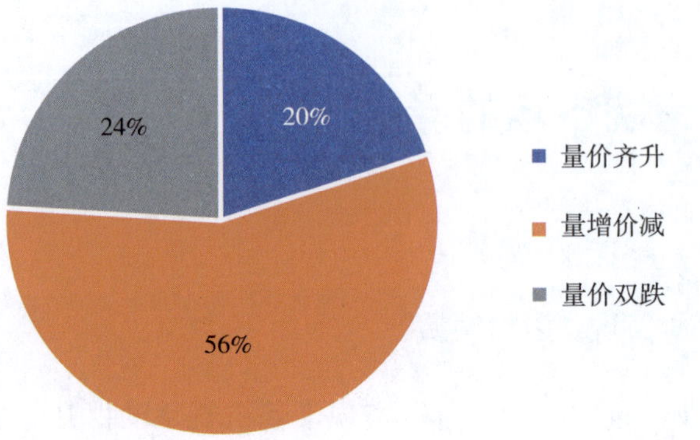

图1-29 “4＋7”集采品规量价变化类型分布
［数据来源：药物综合数据库（pharmaceutical data base，PDB），中国医药工业信息中心。］

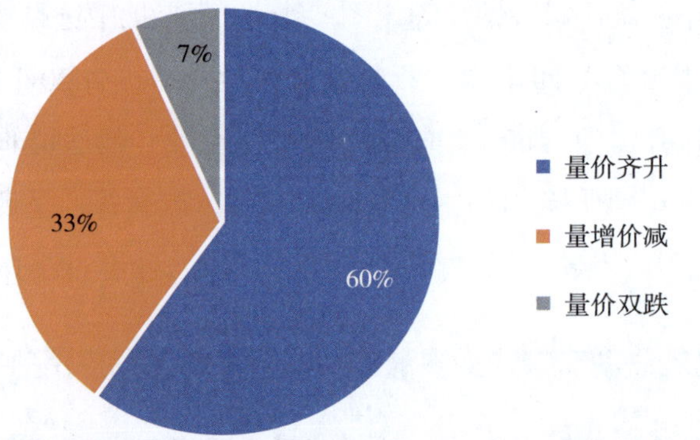

图1-30 第二批中选品规量价变化类型分布
（数据来源：PDB，中国医药工业信息中心。）

规模较实施前（2018第二季度至第四季度）同比下降46.91%，第二批集采实施后（2020第二季度至第四季度），非中选品规市场规模同比下降52.25%（图1-31、图1-32）。

整体看来，无论是“4＋7”品种（于2019年3月实施）还是第二批品种（于2020年4月实施），集采实施后市场规模均出现了大幅下滑（图1-33、图1-34）。

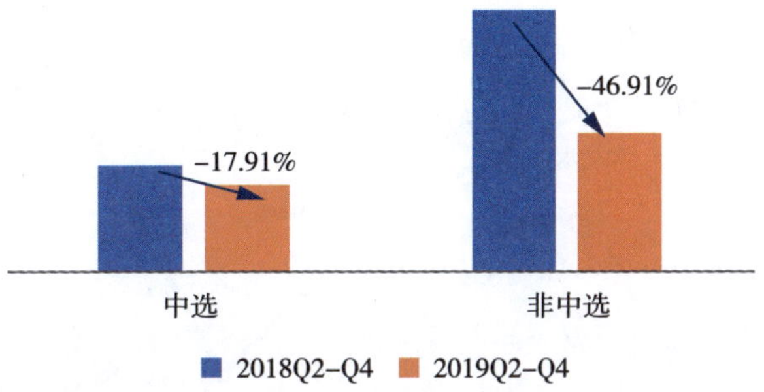

图 1-31 “4＋7”试点中选品规与非中选品规市场规模同比变化

（数据来源：RAS，中国医药工业信息中心。）

注：Q2：第二季度；Q4：第四季度（下同）。

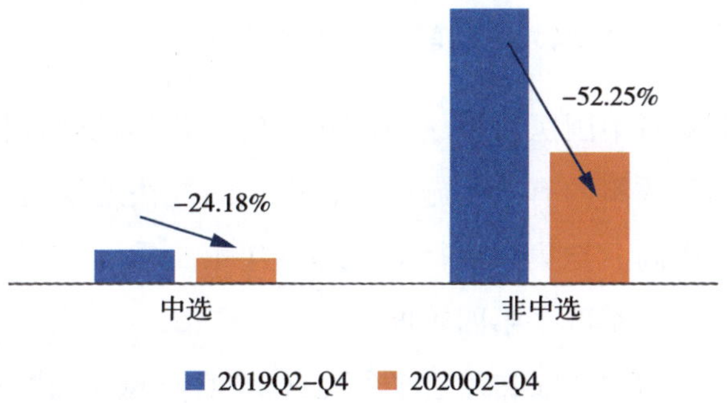

图 1-32 第二批中选品规与非中选品规市场规模同比变化

（数据来源：PDB，中国医药工业信息中心。）

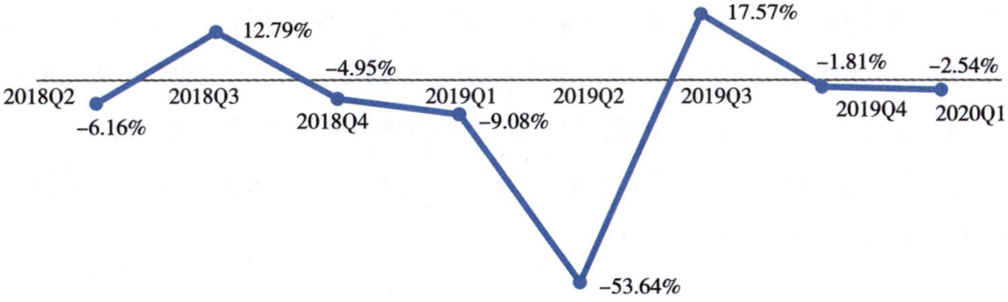

图 1-33 “4＋7”集采品规整体市场规模环比变化

（数据来源：RAS，中国医药工业信息中心。）

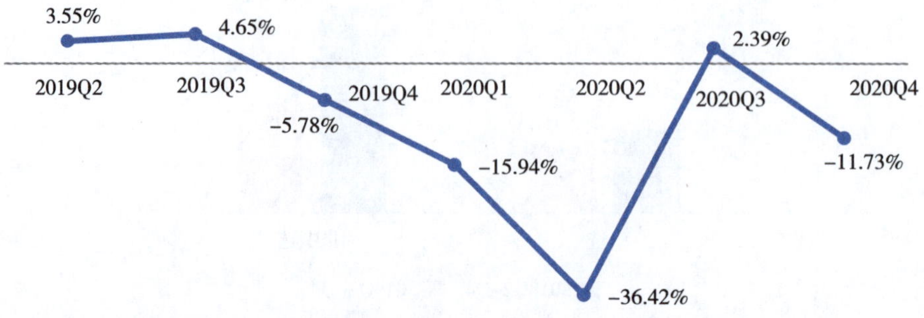

图 1-34　第二批集采品规整体市场规模环比变化
（数据来源：PDB，中国医药工业信息中心。）

（三）厂牌替代卓有成效，进口替代进一步加速

除控费外，集采对中国医药市场的厂牌替代，尤其是进口替代起到了重要的推动作用。借助集采政策的有效实施落地，中选品规快速渗透医院市场，中选企业市场占有率显著提高。与集采执行前（2018年第二季度至第四季度）相比，集采执行后（2019年第二季度至第四季度），“4＋7”试点中选品规在同品种药品中市场份额由28.93%提高至38.62%，上升了近10个百分点（图1-35），赖诺普利片、马来酸依那普利片、盐酸右美托咪定注射液等20个品种中选企业处方份额提升，且部分品种进口替代明显，如四川科伦的草酸艾司西酞普兰片、江苏豪森的甲磺酸伊马替尼片、上海安必生的孟鲁司特钠片、浙江京新的左乙拉西坦片等品种市场份额远超进口原研企业。第二批集采自2020年4月落地后，中选品规在同品种药品中市场份额快速提高，2020年第四季度达18.62%，同比增加近7%（图1-36），其中阿比特龙、安立生坦、比索洛尔等15个品种非中选外企市场份额减小，中选企业市场份额提高，实现进口替代。2020年第四季度集采品规外企市场份额为20.94%，同比减小近5%（图1-37）。

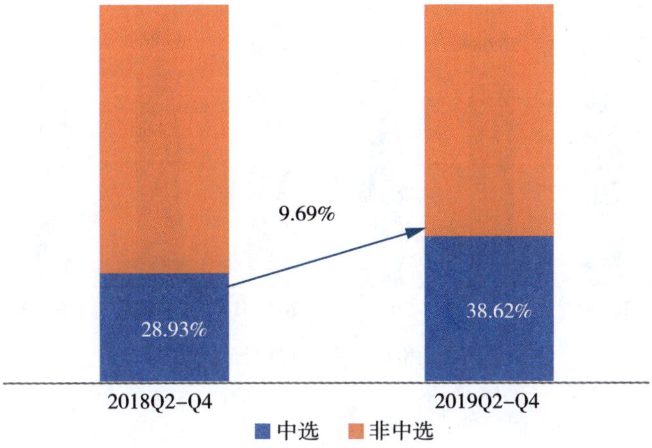

图 1-35 “4＋7”试点中选品规在同品种中市场份额变化

（数据来源：RAS，中国医药工业信息中心。）

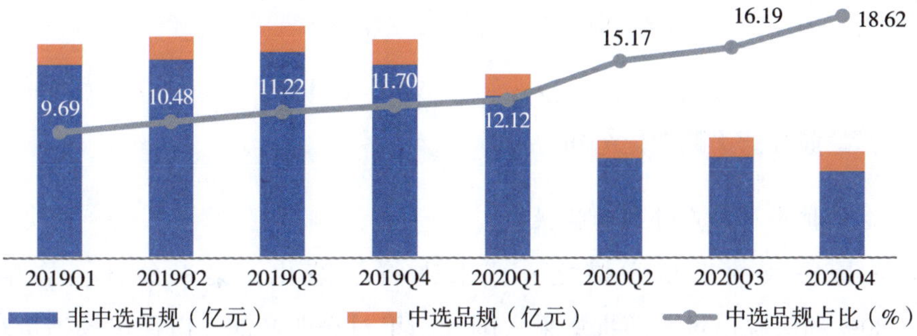

图 1-36 第二批中选品规市场规模变化

（数据来源：PDB，中国医药工业信息中心。）

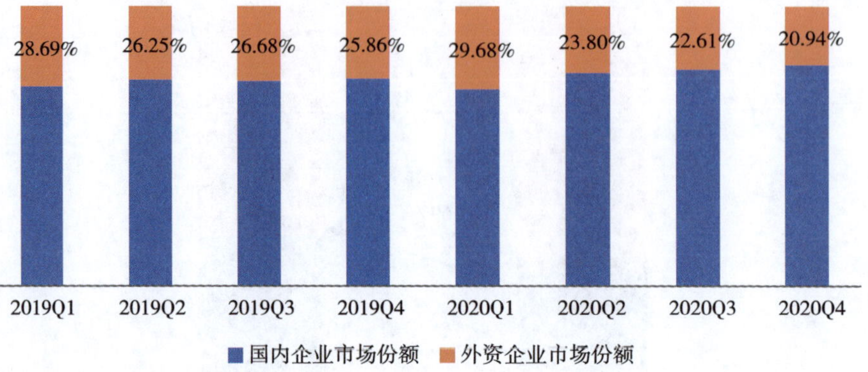

图 1-37 第二批集采品规国内外企业市场结构
（数据来源：PDB，中国医药工业信息中心。）

二、对医药企业发展战略的影响

（一）企业经营策略变化分析

1. 企业扩产与排产计划面临挑战

集采是医改的重要举措之一，未来将常态化。集采预计会影响全国50%～80%的医院市场，两批集采入围规则里对企业产能、以往市场销量均有强调，且未过评产品在地方层面的集采也有产销要求。企业为满足中选产品供应，或提高现有产能利用率，或增设生产线以提高产能，但产品续标的不确定性使得企业在扩产问题上进退维谷。同时，有受访企业表示，国家及各地采购量与采购时间波动较大，企业难以做出精确预判以有序排产，且从中选到进院时间间隔过短，对企业扩产备货造成挑战。目前，上海市已有文件要求对于产能尚需恢复的品种，医疗机构不可搞“突击”购药[①]。

[①] 上海阳光医药采购网.关于执行第二批国家组织药品集中采购中选结果的工作提示（2）.2020。

2. 成本控制成为企业经营关键要素

成本是企业参与集采最重要的竞争砝码。未自主掌握原辅料成本优势的企业受到被动冲击，处于劣势竞争地位，即使成功进入招采名单，微薄利润可能导致企业正常运营难以为继。带量采购模式打通了以往仿制药在定价、市场准入等方面的壁垒，普通仿制药将逐渐回归较低利润水平，盈利空间将向具备成本规模优势的企业集中。有受访企业反映，产品中选后将严重减弱企业对原辅料涨价的抗风险能力。此种情形下，成本控制成为中选企业破解经营难题的关键。

3. 企业销售收入受到制约

中选企业通过集采实现产品的“以价换量”，以提高市场占有率、保持/提高产品收入，如华海的厄贝沙坦片，2019年样本医院销售量同比上升1496.34%，销售额同比上升564.24%。但部分企业中选产品“增不抵减”现象同样存在，造成企业销售收入不增反降，如信立泰的核心产品氯吡格雷顺利进入第一批集采名单，解决了该产品过去长期存在的销售瓶颈问题。但年报显示，2019年信立泰营业收入在“十三五”期间首次出现负增长，为44.70亿元，同比下降3.90%。此外，正大天晴首批中选的“润众”分散片（恩替卡韦）由于单价降幅过大，产品整体销售收入降幅显著。中国医药工业信息中心数据显示，2019年第四季度“润众”销售量同比增长117.6%，销售收入同比减少56.6%。

4. 外企加快创新药引入

近年来，集采、仿制药一致性评价、医保目录准入谈判等医药和医改政策密集出台、执行迅速，中小企业短期内难以有效应对，容易引发企业生存危机。但大型药企特别是外企基于资源优势，前瞻性预估行业走势，依托全球资源优势进行供需互补。他们在中国市场一方面减少对原研药的依赖，剥离非核心业务，如阿斯利康授予三生制药4款原研药的独家商业化权利，礼来将希刻劳（头孢克洛缓释片）和稳可信（注射用盐酸万古霉素）在中国大陆市场的分销及推广权出售给亿腾；另一方面，加强创新药引入中国，强化市场黏性，如2019年以来，罗氏制药、葛兰素史克、诺华等跨国药企将十数款进口新药和疫苗引入中国市场，涉及肿瘤、免疫等多个领域。

（二）企业研发策略变化分析[①]

1. 企业研发方向趋于差异化

集采药品主要为高血压、糖尿病、恶性肿瘤等重大慢性病领域，这些领域的药物研发、生产同质化严重。国家对集采入围企业数量做了限定，如第二批单个品种入围企业不超过6家，引导药企对市场格局进行充分认知与预判，开展差异化竞争（表1-18）。

表1-18　部分受访药企研发策略调整概览

企业名称	研发策略调整
正大天晴	继续推进重点品种的仿制药的一致性评价工作，同时也会战略性放弃一些市场容量小、成本优势低、竞争激烈的品种
齐鲁制药	从首仿到首创，从“中国新”到“全球新”，将是齐鲁制药今后的发展方向
华东医药	结合市场竞争格局和项目研发进度全面调整现有产品结构，清理和淘汰了部分低壁垒、低商业价值的仿制药开发
恒瑞医药	只做创新药和有核心价值的高端仿制药

（数据来源：中国医药工业信息中心整理。）

2. 产品创新程度提升

在集采的推动下，质优价廉的药品能够快速放量，抢占市场。仿制药除面临同层次产品的激烈竞争外，还面临着原研产品的降维打击，企业生存环境趋于恶化。药企要长期具备竞争力，必须筑高产品壁垒，提高创新程度。国内仿制药企业基于对市场价格持续降低的预测，可能战略性放弃尚未进入Ⅰ期临床或刚处于Ⅰ期的普通产品，研发产品将转向剂型、规格创新，甚至靶点、分子等实质创新，以减小竞争和降价压力，如恒瑞医药全线叫停部分已经进入一致性评价后期的仿制药项目，集中力量于创新药和有核心价值的高端仿制药，且成立恒瑞源正，专注免疫细胞治疗产品的开发。大型仿制药企业正大天晴开始探索往生物药领域转型，于2019年6月与康方生物成立合营公司，共同开发重组人源性抗PD-1单克隆抗体AK105项目。

---

① 此部分数据信息主要通过与医药企业的座谈以及问卷调研获得。

3. 产品研发管线多元化

在集采和医保谈判共同推动下，创新药品生命周期缩短，超额利润将逐步被挤压。涉及带量采购且市场竞争激烈的品种最终销售收入或多或少都有降幅，中选企业及原研药企降幅相对小，失标药企降幅相对较大。原研、首仿药政策红利难续历史辉煌，甚至将被优质的仿制药代替，大单品高盈利时代渐远。药企要持续获得高利润，必须推陈出新，多元化产品管线重要性突显。

4. 大型企业研发投入增加，并以外包形式优化效率

集采在加剧医药市场洗牌的同时，引导企业不断创新，但其低价趋势挤压了企业利润空间。对于大型企业而言，集采施压下，企业基于体量优势、融资优势与过往盈余，尚有余力加大产品开发升级投入，开拓企业生存空间。2019年，中国医药制造业上市公司研发投入同比增加25.49%，研发费用率由2018年的3.73%增加至2019年的4.08%[①]。但同时，2019年中国医药上市企业研发人员同比下降20.64%，表明多数上市企业通过外包形式优化研发效率。而对于营收利润微薄的中小型企业而言，生存空间变小，正常经营可能尚不能维持，对于研发创新更显有心无力。

（三）企业营销策略变化分析

1. 销售渠道纵横双向拓展

纵向上，集采落地后，中选企业与产品在一、二线城市市场份额不断扩大，主要市场为公立医院、定点民营医院、部分军队及社会办医药机构，企业可以充分享受集采带来的营销渠道优势，减少营销推广费用。对于非中选企业与产品而言，大中型城市和高等级医疗机构市场萎缩严重，渠道下沉成为主要营销策略。企业加大对民营医院、社区医院以及乡镇卫生机构等剩余市场的关注力度。

横向上，院外市场迎来开发热潮，包括零售药店以及医药电商。例如，受访企业鲁南药业表示将对连锁药店、单体药店或者诊所进行开发，并开拓线上销售平台。德展健康2019年年报显示，子公司北京嘉林已将营销重心转向零售端。

---

① 数据来源：中国医药工业信息中心，统计范围为已公布2018/2019年研发费用的医药制造业上市企业，共139家，查询日期为2020年4月26日。

2. 销售队伍密集调整

集采一定程度上给中选企业保证了渠道与市场，减小了营销成本，降低了对销售人员的依赖度。近3成的受访中选企业表示，集采对企业的市场销售推广人数产生影响。2018年底，信立泰在硫酸氢氯吡格雷片（泰嘉）首批集采中选后，对公司销售队伍做了大幅调整，公司年报显示，2018年销售队伍为2108人，2019年减少至1666人，降幅达20.97%。北京嘉林在阿托伐他汀钙片（阿乐）集采扩围掉标后就宣布解散该产品的销售团队。赛诺菲的硫酸氢氯吡格雷片（波立维）在入围之后，也被曝出解散医学团队以及销售团队。同时，企业销售队伍与推广方式面临转型需求，如从人情销售推广向学术推广转型，从临床代表向DTP（direct to patient）、OTC、第三终端、电商代表转型。

3. 外资药企新特药向基层市场发力

外资药企开始缩减县级普药团队，同时加大肿瘤药等新特药在基层市场的布局。2020年4月，阿斯利康宣布成立县级肿瘤团队，团队覆盖阿斯利康所有的肿瘤产品，包括泰瑞沙（甲磺酸奥希替厄片）、易瑞沙（吉非替厄片）、利普卓（奥拉帕利）等一系列新型抗肿瘤药物以及创新治疗方法，也包括刚刚上市的PD-L1英飞凡。赛诺菲也缩减了县级普药团队，2019年中国的赫赛汀（曲妥珠单抗）市场增长，一半是来自三线以下城市。

互联网医疗＋医药的形式，使得一线城市医生能指导基层患者用药，既解决了基层患者用药规范性问题，又解决了地域空间的限制，将患者留在县级市场。因此，基层市场已经成为诸多新上市创新药的新选择。

三、集采对生物医药产业的影响

（一）对高质量发展的影响

中国医药工业利润率稳步提升，集采进一步促进产业创新投入，2019年中国医药制造业上市公司研发投入同比增加25.49%，研发强度由2018年的3.73%增加至2019年的4.08%，2019年工信部中国医药工业百强企业平均研发强度达5.9%，同时企业对高质量、差异化创新的关注日益加深，一致性评价深入推行也促使药品质量得到进一步保证，但集采引发的药品低价趋势在一定程度上挤压了企业利润空间，影响企业研发资金储备，中小企业转型困难。

（二）对集约化经营的影响

集采催化产业集中度提升，2019年中国医药工业百强企业主营业务收入占全行业的35.6%，主营业务收入破百亿企业数量持续增加至27家，成本控制成为企业经营关键要素，第一批25个药品中，约7成原料药为自产，预示着原料制剂一体化成为发展趋势，为满足中选产品供应，企业或提高现有产能利用率，或增设生产线以提高产能，但产品续标的不确定性使得企业在扩产问题上进退维谷。

（三）对产业生态优化的影响

集采强化医药创新的重要性，随着药品审评审批制度改革、知识产权保护制度、医保目录准入谈判等政策的推进，创新企业融资渠道拓宽，高层次人才陆续投入创新创业，医药企业成为科创板上市企业主力军，产业创新势头呈现良好态势，同时医药企业营销方式和医药流通生态也发生变革。

药品注册法规改革下境外企业的机遇与挑战

赵忠斌、李光慧，安进生物技术咨询（上海）有限公司

一、新《药品管理法》《药品注册管理办法》的影响

新《药品管理法》于2019年8月26日正式颁布，并于2019年12月1日实施。药监领域近年来的改革成果和举措正式开始全面上线实施。2020年3月30日，新《药品注册管理办法》和《药品生产监督管理办法》出台，2020年7月1日开始正式实施。后续支持注册管理办法和生产监督管理办法的文件陆续出台。这些法规和指南，围绕药品全生命周期的管理，对药品的研发、注册、生产、流通等各个环节，都做了相应的规范管理规定。本文仅从药品注册的角度阐述我们的观点。

新《药品注册管理办法》更加遵从药物研发和注册管理的科学规律，力求与国际先进的注册管理制度接轨。后续一系列的法规和支持文件支撑了新《药品注册管理办法》的落地实施。新《药品注册管理办法》固化了近些年药品审评审批制度改革的新举措并确保新《药品管理法》中有关药品注册章节的可执行性，如药品上市许可持有人、药物临床试验默示许可、原辅包和制剂关联审评审批、药品注册中的沟通交流以及药品全生命周期管理等新制度。新《药品注册管理办法》优化了审评审批程序，如固化了加快上市许可审评审批制度、通过允许前置药品注册检验优化了药品注册检验制度、通过将药品技术审评与注册检验和注册现场核查由串联改为并联，缩短了整个审评审批时限。新《药品注册管理办法》鼓励以临床需求为核心的药物创新，加快具有临床价值的急需药品上市，将临床急需的短缺药、儿童用药、罕见病用药、重大传染病用药、疾病防控急需疫苗和创新疫苗等明确纳入加快上市注册范围，并设立了四个加快通道。这些政策的实施目

前已初见成效。同时新的药品政策法规凸显以科学审评为引擎，以检验核查为助力的科学审评特点。对于国内外同步研发的路径予以科学管理，对中国参与全球研究的审评不再以中国患者病例数为绝对条件，而是基于发病机制的异同、发病率的高低，以及临床实践的异同进行综合考量和评价，大大加快了研发进程，满足了患者对药物的可及性。

二、新药品监管注册体系下境外企业国内发展的机遇和挑战

一系列注册监管法规变革下，境外生产的药品在国内注册和监管面临着各个方面的机遇和新的挑战。

上市许可持有人制度是一种国际上普遍采用的药品管理制度，其要求药品上市许可持有人全面履行药品质量责任，并持续关注和强化药品生产经营管理，不断提升药品质量。根据新《药品管理法》要求，对于境外企业在国内实施上市许可持有人制度，应该指定境内代理人，境内代理人需与境外上市许可持有人共同履行上市许可持有人义务及承担连带责任。《境外药品上市许可持有人境内代理人管理暂行规定》是境外企业执行上市许可持有人制度至关重要的法规，其明确了境外持有人依法履行药品上市后质量管理主体责任，规范境外持有人境内代理人行为的重要法规。目前该法规尚未正式出台。

《药品上市后变更管理办法（试行）》的颁布体现了药品全生命周期的闭环管理，覆盖了药品注册管理事项和生产监管事项，并将变更按照审批类变更、备案类变更和报告类变更进行管理。但是对于境外企业在执行变更中尚有一些需要清晰的地方，如跨境转让和跨境持有等问题尚不能依据该法规得到解决。

ICH指导原则基本宗旨是在药品注册技术领域协调和建立关于药品安全、有效和质量的国际技术标准和规范，作为监管机构批准药品上市的基础，从而减少药品研发和上市成本。自我国加入ICH并成为ICH管委会成员以来，积极致力于ICH

指导原则的逐步转化实施，截至2021年5月已全面实施包括“3＋3＋40”跨一、二、三级的ICH指导原则。ICH指导原则的实施，标志着我国正逐渐接轨国际最高标准，新药申报技术要求趋向合理化、国际化，同时也加快了创新药进入中国的步伐。

2020年10月17日，全国人民代表大会常务委员会通过了关于修改《中华人民共和国专利法》的决定，并于2021年6月1日正式实施。根据该修订案第四十二条“为补偿新药上市审评审批占用的时间，对在中国获得上市许可的新药相关发明专利，国务院专利行政部门应专利权人的请求给予专利权期限补偿。补偿期限不超过五年，新药批准上市后总有效专利权期限不超过十四年。”该条款与美国FDA专利补偿基本一致。该法案的出台是我国在立法层面首次提出新药专利权期限补偿制度，是对新药研发的鼓励和制度保障，在立法上提供了制度保障，不仅能够促进境内创新药的研发，同时也鼓励了境外药品进入我国市场。2021年7月4日，国家药监局、国家知识产权局发布了《药品专利纠纷早期解决机制实施办法（试行）》，这一实施办法旨在明确药品专利链接制度和药品专利纠纷早期解决机制的相关规则，以保护专利权人合法权益，降低仿制药的专利侵权风险，鼓励药物研发创新，推动仿制药高质量发展。在药品知识产权保护的进程中，又迈出了坚实的一步。

2020年10月17日，《生物安全法》正式出台，并于2021年4月15日起施行，生物安全被置于前所未有的关注高度，生物医药企业相关的各个环节都须遵守生物安全法的相关规定，必将促进整个生物医药产业的规范化发展。对于境外企业在中国开展的临床研究等活动，也需符合《生物安全法》的相关要求。

三、未来法规变更的发展方向和期待

我们相信药品法规的变革，必将使药品注册监管越来越遵从药物研制和注册的科学规律，并逐渐实现药品全生命周期的管理。为了境外药品的监管顺利开展，我们对于未来药品法规的发展趋势尚有如下期待。

随着相继出台的相关配套文件以支持《药品管理法》和《药品注册管理办法》的实施，目前的药品注册法规环境越来越透明清晰，期待在具体实施过程中，针对出现的问题不断改进。

新法规的起草和出台应尽量综合考虑境内企业和境外企业在实际操作中的多样性，以及兼顾行业尚未解决但迫切需要解决的一些问题，如跨境持有和转让的问题。

各相关行政部门出台配套法规能够具有可兼容性和协调性，便于企业实施。

最后，我们欣喜地看到自新《药品管理法》出台以来，中国药品注册监管中的变化以及取得令人满意的成果，对于一家致力于生物制品创新药研发的公司，我们在中国的业务得到了前所未有的发展。我们相信未来中国的药品监管环境会越来越好，我们的患者也会有更多的获益。

（收稿于2021年8月）

第二部分

重构：产业格局

我国医药产业步入平稳增长期，疫情冲击下仍表现出较强经济韧性。在创新引领、技术赋能背景下，产业发展格局重构。创新加速、强者恒强的发展局面逐步清晰。同时，原料制剂一体化、规模化、国际化成为我国医药产业高质量发展的重要趋势。

中国医药产业经济运行平稳，疫情影响下仍表现出较强的经济韧性。医药工业增加值增速始终高于GDP增速和工业增加值增速；医药工业主营业务收入增速始终在8%以上，利润总额增速基本保持在10%以上。然而，整体平稳的发展态势下暗流涌动，中国医药产业内部正在发生巨大重构。

在重大新药专项引领下，创新药成为中国医药产业重构布局重点，医药产业研发投入持续加大，2020年中国沪深上市医药企业研发投入为449.61亿元，研发强度为5.25%，较2018年提高1.5个百分点。随之而来的，创新产出逐年攀升，2020年创新药临床试验申请数量共涉及520个品种，较2019年增长74.50%。医药创新政策红利释放背景下，中国医药产业获得越来越多的资本关注，资本成为加速中国医药产业重构的重要催化剂。2016—2020年，生物医药行业的投资笔数年均复合增长率达29.31%、投资金额年均复合增长率达到58.28%。医药主题基金在2020年迎来爆发之年，2020全年成立上市医药主题基金39支，是2019年的3.25倍。同时，医药企业上市浪潮兴起。涌入的资金为药品企业提供了转型支持。

新产品的涌入影响医药产业品种结构。基本药物目录、医保目录的动态调整与扩容加速新产品的市场准入与销售额增长。在新产品加入与集采的影响下，中国药品销售额前20品种清单中多个产品或排位更替，或出入排名，重磅品种加速更迭，化学药席位减少，生物药席位增多。放大到整个行业中，不同类别药品呈现截然不同的发展态势：生物药增速最快，在行业规模中的占比明显提高，中药规模占比较为稳定，增速居中，化学药增速下滑，规模占比减小。与此同时，医药产业企业集中度不断提升，龙头效应显著，呈现“强者恒强”的发展局面。

同时，外企也加速创新药进入中国，市场席位增加。药品销售额前20的企业中，外资企业席位从2016年的9家增长到2020年的11家。国内企业还处于转型加速阶段，等待大规模成果输出。

国际化成为中国医药产业重构的一大主题。随着中国对外开放不断扩大，“引进来”与“走出去”成为了新药研发链中的重要环节。中国医药企业通过产品授权与转让、与境外医药企业设立合资公司、在境外设立研发中心等方式开放合作，融入全球创新药发展浪潮中，合作方式以项目许可引进（License in）居多。同时，越来越多的国产品种在海外注册上市。

中国药品市场终端也呈现重构态势。虽然公立医疗机构仍是药品消费主市场，但基层和药店在处方外流、集采和分级诊疗推动下占比有所上升；“十三五”期间，网上药品零售业务销售额以超40%的增速快速增长，在疫情催化下，线上经济活力进一步激活，2020年销售额达243亿元，增速达75.60%。

未来，医药产业需朝着“提质保量”的方向加速前进，促成结构不断优化，助推“健康中国”的实现。

一、产业整体发展基本现状

（一）医药工业增加值增速保持高位

产业规模直接影响行业供给。2016—2020年，中国医药工业增加值增速高于GDP增速0.5～5.5个百分点，高于工业增加值增速0.9～6个百分点（图2-1）。疫情影响下，中国医药产业展现了较强的经济韧性，2020年，医药工业增加值增速高于工业整体增速3.5个百分点。

（二）医药工业主营业务收入和利润总额保持稳定增长

2016—2020年，中国医药工业主营业务收入和利润总额保持稳定增长。除2020年受新冠肺炎疫情影响外，中国医药工业主营业务收入增速始终在8%以上（图2-2），同时，医药工业利润总额亦增势显著，增速基本保持在10%以上（图2-3）。

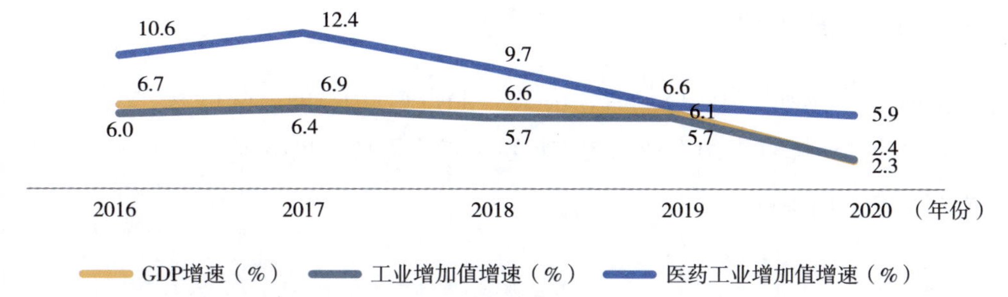

图2-1　2016—2020年中国医药工业增加值与GDP、工业增加值增速对比
（数据来源：国家统计局，中国医药工业信息中心。）

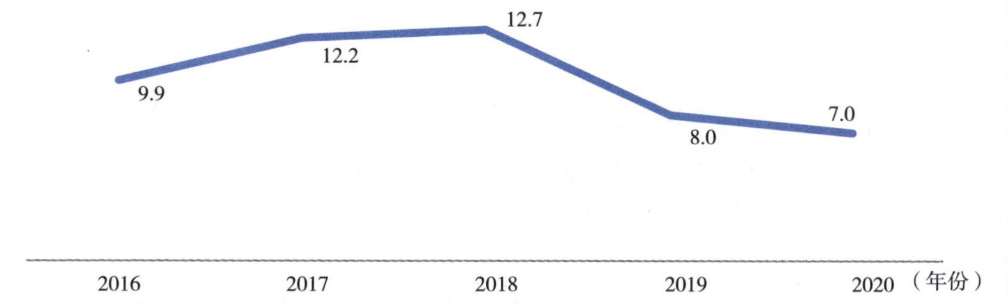

图2-2　2016—2020年中国医药工业主营业务收入增速（%）
（数据来源：中国医药工业信息中心。）

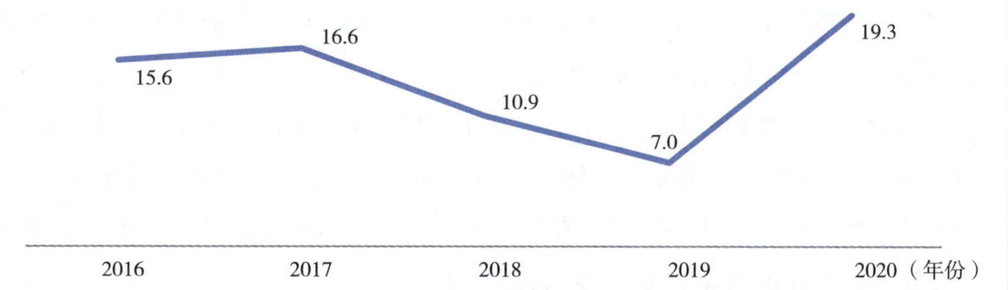

图2-3　2016—2020年中国医药工业利润总额增速（%）
（数据来源：中国医药工业信息中心。）

（三）药品产业集中度提高

中国药品市场龙头效应显著，前20企业占据近1/3的医院市场。2016—2020年，中国药品销售额前20企业医院市场份额稳步提高，2016年为26.26%，到2020年达32.82%（图2-4）。

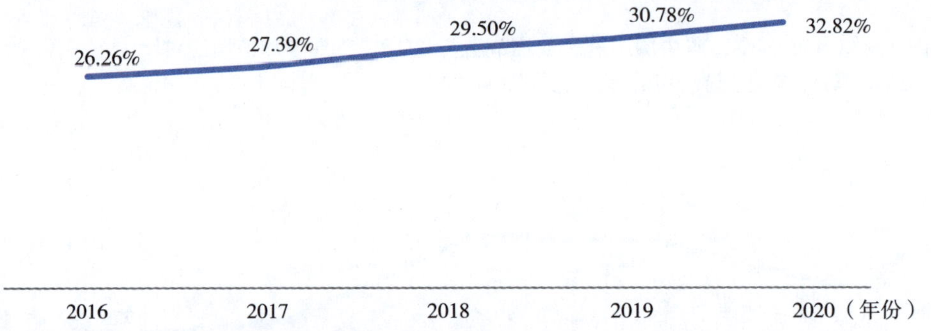

图2-4　2016—2020年中国样本医院市场药品销售额前20企业市场份额变化
［数据来源：药物综合数据库（PDB），中国医药工业信息中心。］

（四）药品类别分化发展

在多年的市场扩容后，2020年中国医药产业市场规模达17 268亿元。细分领域中，生物药发展迅猛，规模占比逐年提升，2020年达20.84%；中药规模占比稳定，保持在25%左右；化学药占比有所回落（图2-5）。医药产业类别的分化发展与各领域政策实施、创新品种入场不无关系。

分化也体现在重磅品种的更迭上。2016—2020年，中国医院市场药品销售额前20品种中，多个产品或排位更替，或出入排名（表2-1）。例如，阿托伐他汀、氯吡格雷、恩替卡韦等化学药品种在经历集采后，逐渐在前20清单中消失，而贝伐珠单抗、曲妥珠单抗等生物药市场表现抢眼。

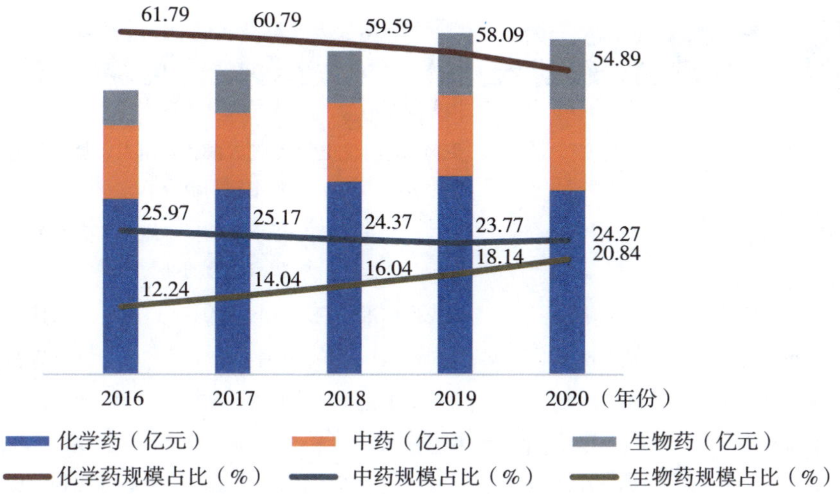

图2-5 2016—2020年中国医药产业市场规模及细分领域占比

（数据来源：中国医药工业信息中心。）

表2-1 2016—2020年中国样本医院市场药品销售额前20品种清单变化

序号	2016年	2017年	2018年	2019年	2020年
1	氯化钠	氯化钠	氯化钠	人血清蛋白	人血清蛋白
2	人血清蛋白	人血清蛋白	人血清蛋白	氯化钠	氯化钠
3	单唾液酸四己糖神经节苷脂	氯吡格雷	阿托伐他汀	紫杉醇	紫杉醇
4	氯吡格雷	阿托伐他汀	氯吡格雷	地佐辛	地佐辛
5	前列地尔	紫杉醇	紫杉醇	美罗培南	聚乙二醇化重组人粒细胞刺激因子
6	奥拉西坦	恩替卡韦	美罗培南	阿托伐他汀	美罗培南
7	阿托伐他汀	单唾液酸四己糖神经节苷脂	地佐辛	曲妥珠单抗	贝伐珠单抗
8	恩替卡韦	美罗培南	恩替卡韦	氯吡格雷	人免疫球蛋白
9	泮托拉唑	前列地尔	伏立康唑	伏立康唑	丁苯酞
10	磷酸肌酸	泮托拉唑	泮托拉唑	莫西沙星	他克莫司
11	兰索拉唑	奥拉西坦	莫西沙星	头孢哌酮＋舒巴坦，复方	头孢哌酮＋舒巴坦，复方

续　表

序号	2016年	2017年	2018年	2019年	2020年
12	紫杉醇	磷酸肌酸	培美曲塞	人免疫球蛋白	艾司奥美拉唑
13	美罗培南	地佐辛	头孢哌酮＋舒巴坦，复方	聚乙二醇化重组人粒细胞刺激因子	奥希替尼
14	胸腺五肽	兰索拉唑	哌拉西林＋他唑巴坦，复方	哌拉西林＋他唑巴坦，复方	氨基酸，复方
15	鼠神经生长因子	伏立康唑	人免疫球蛋白	艾司奥美拉唑	曲妥珠单抗
16	氨基酸，复方	莫西沙星	奥拉西坦	泮托拉唑	伏立康唑
17	奥美拉唑	培美曲塞	艾司奥美拉唑	培美曲塞	碘克沙醇
18	培美曲塞	人免疫球蛋白	多西他赛	丁苯酞	哌拉西林＋他唑巴坦，复方
19	地佐辛	哌拉西林＋他唑巴坦，复方	丙泊酚	贝伐珠单抗	雷贝拉唑
20	伏立康唑	氨基酸，复方	氨基酸，复方	布地奈德	丙泊酚

（数据来源：PDB，中国医药工业信息中心。）

重磅品种频繁更迭，市场明星产品难以恒亮。2016年，中国药品销售额前20品种医院市场份额达17.50%，随后逐年降低，到2019年为15.98%。2020年，该数值为16.64%。

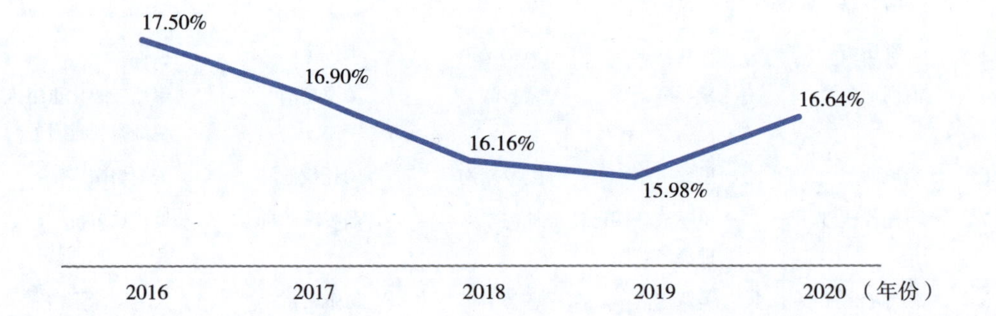

图2-6　2016—2020年中国样本医院市场药品销售额前20品种市场份额变化
（数据来源：PDB，中国医药工业信息中心。）

二、重大专项引领产业创新

（一）医药企业研发投入加大

在“重大新药创制”科技重大专项引领下，创新成为中国药品产业发展主旋律，中国医药企业研发投入和研发强度不断加大。2020年中国沪深上市医药企业研发投入为449.61亿元，研发强度为5.25%，较2018年提高1.5个百分点（图2-7）。

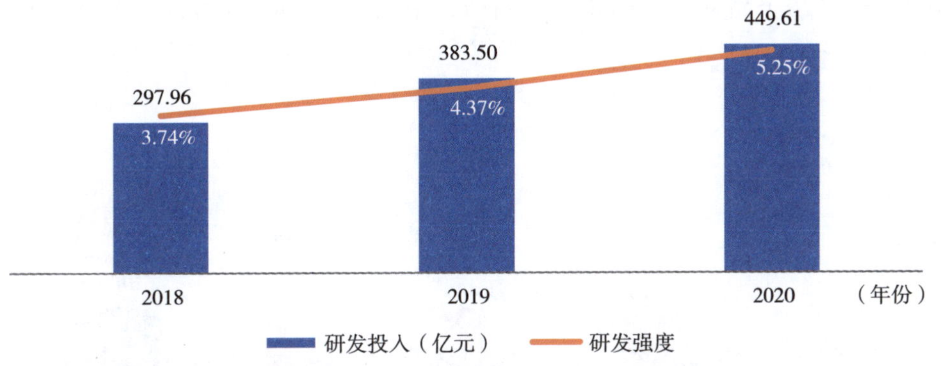

图2-7　2018—2020年中国沪深上市医药企业研发投入与研发强度[①]
（数据来源：中国医药工业信息中心。）

（二）新药临床试验和上市申请数量逐年攀升

2020年，CDE共受理新药临床试验申请1623件（涉及787个品种），是2019年的1.42倍（图2-8）。

① 查询截至2021年5月10日。剔除未公布研发投入的企业。

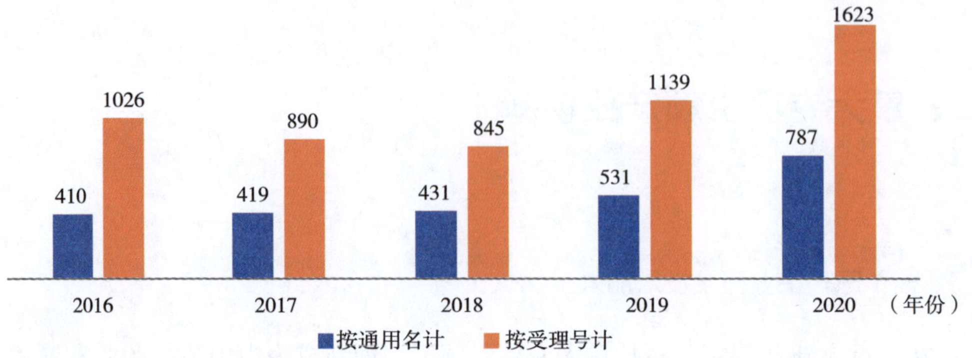

图2-8　2016—2020年CDE受理新药临床试验申请情况（件）
（数据来源：CDE，中国医药工业信息中心。）

创新药临床试验数量也逐年增加。2020年创新药临床试验申请数量为近5年之最，共涉及520个品种，占CDE受理新药临床试验申请的66.07%，较2019年增长74.50%（图2-9）。

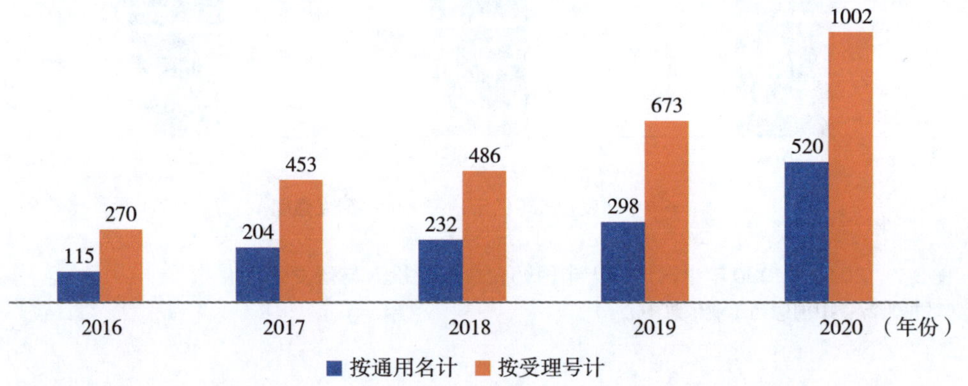

图2-9　2016—2020年CDE受理创新药临床试验申请情况（件）
（数据来源：CDE，中国医药工业信息中心。）

与临床试验申请情况相对应，中国新药上市数量也逐年上升。2020年，CDE受理新药上市申请386件，共涉及194个品种，受理品种数较2019年增长16.86%（图2-10）。同理，CDE受理的创新药上市申请数量也基本持逐年上升趋势（图2-11）。

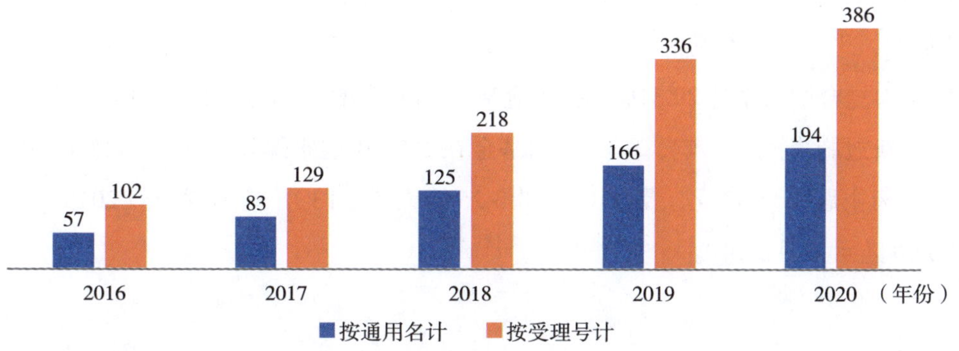

图2-10 2016—2020年CDE受理新药上市申请情况（件）
（数据来源：CDE，中国医药工业信息中心。）

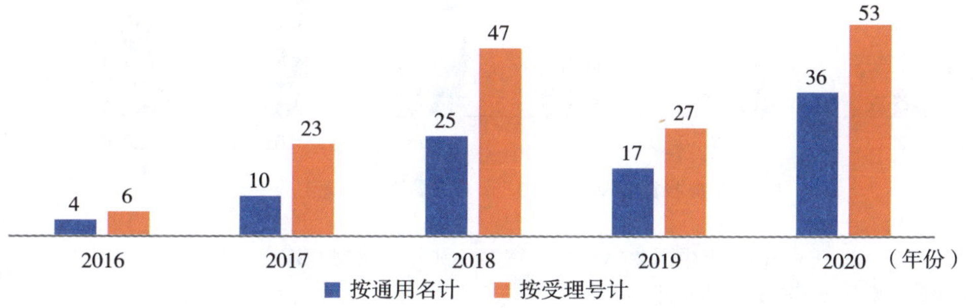

图2-11 2016—2020年CDE受理创新药上市申请情况（件）
（数据来源：CDE，中国医药工业信息中心。）

三、资本助力产业创新转型

医药创新政策红利背景下，中国医药产业获得越来越多的资本关注，产业重构进程加速。

（一）行业投融资火热

中国医药产业获得越来越多的资本关注。自2016年以来，中国生物医药投资事件和投资金额持续增长。2020年，中国生物医药投资事件274笔，涉及投资金额797亿元，平均单笔交易规模约为2.91亿元。2016—2020年，生物医药行业的投资笔数年均复合增长率达29.31%、投资金额年均复合增长率达到58.28%（图2-12）。

受新冠肺炎疫情影响，医药主题基金在2020年迎来爆发之年，2020全年成立上市医药主题基金39支，是2019年的3.25倍（图2-13），基金规模较2019年增加1176.36亿元（图2-14）。

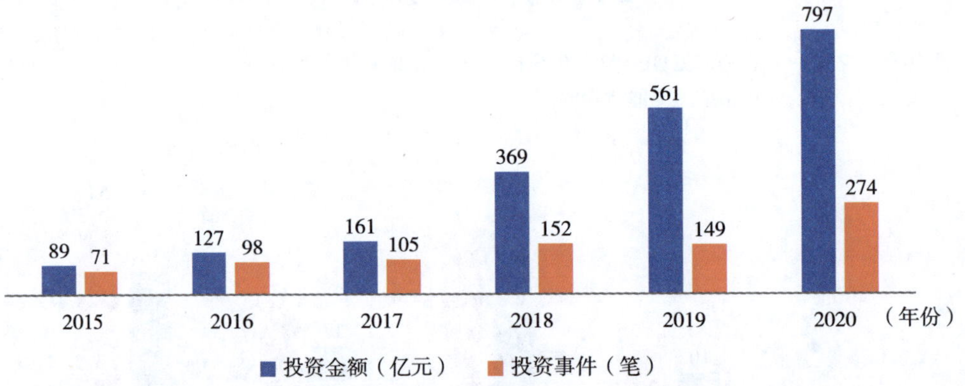

图2-12　2016—2020年中国生物医药投资事件和投资金额情况
（数据来源：中国医药工业信息中心。）

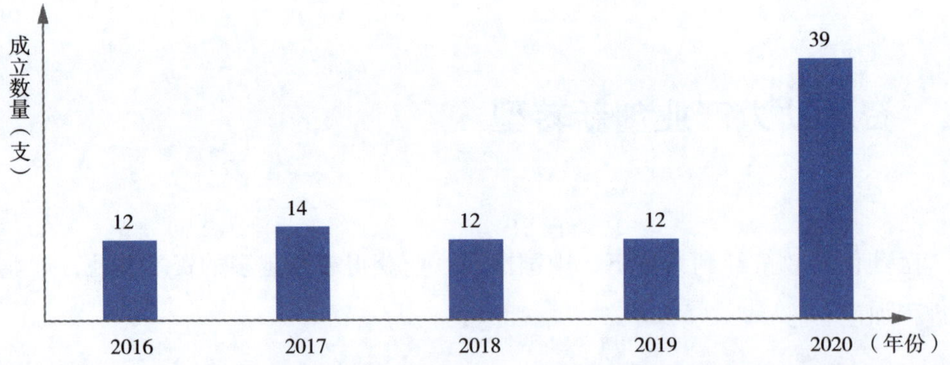

图2-13　中国上市医药主题基金成立情况
（数据来源：中国医药工业信息中心。）

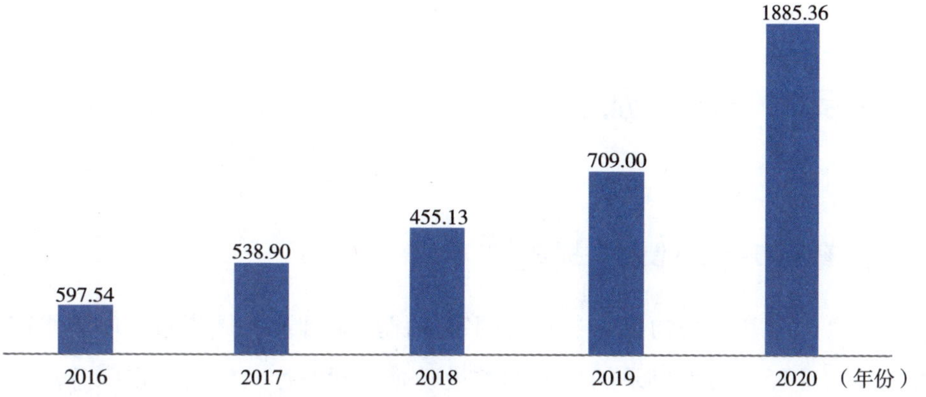

图2-14 中国上市医药主题基金规模情况
（数据来源：中国医药工业信息中心。）

（二）医药企业上市浪潮兴起

“十三五”期间，沪深股市和港股每年新增上市医药企业数波动变化。

2020年受疫情推动，沪深上市医药企业数量达到历史新高，港股新增上市国内医药企业数量稳中有升，2020年达22家（图2-15）。

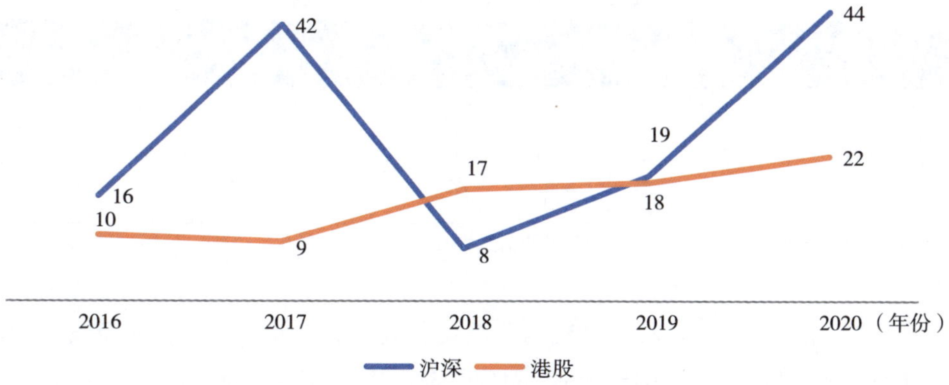

图2-15 2016—2020年中国医药上市企业新增数量（家）
（数据来源：中国医药工业信息中心。）

四、药品市场准入加速

（一）药品市场准入便捷性提高

进入《国家基本药物目录》和《国家医保药品目录》是药品上市后快速渗透市场的重要途径。两大目录的扩容调整激励企业开发疗效优良、临床急需以及创新度高的药品。

自2009年中国基本药物制度正式实施以来，共计有三版国家基本药物目录发布（表2-2）。2009版目录共纳入了307种药品（按通用名计），其中化学药品和生物制品205种，中成药102种。2012版目录纳入520个品种，较2009版增加了69.38%，其中化学药品和生物制品317种，较2009版增加了54.63%，中成药203种，较2009版增加了99.02%。2018版目录在2012版的基础上新增165个品种，总计达685种，较2012版增加了31.73%，其中化学药品和生物制品417种，中成药268种。

表2-2　历版国家基本药物目录情况

制定年份	总品种数	化学药品和生物制品品种数	中成药品种数
2009年	307	205	102
2012年	520	317	203
2018年	685	417	268

（数据来源：国家卫生健康委，中国医药工业信息中心整理。）

国家医保药品目录准入调出机制不断优化完善，给更多高值药品带来市场机会。从2016年谈判至今，国家医保药品目录纳入5批谈判成功的高值药品，一定程度上优化了医疗机构用药结构（表2-3）。

表2-3　历版国家医保药品目录覆盖药品数量情况

	2000年版	2004年版	2009年版	2017年版	2019年版	2020年版
西药和中成药品种总计（个）	1535	1897	2172	2535	2709	2800
西药品种（个）	913	1027	1140	1297	1370	1264＋162（协议期内谈判药品）
中成药品种（个）（民族药品种）	622（47）	870(47)	1032（45）	1238（88）	1339（93）	1315＋59（协议期内谈判药品）

（数据来源：国家医保局，中国医药工业信息中心整理。）

（二）多个创新药进入医院市场

中国创新药价值受到市场的高度认可。专项支持的47个创新药中，有18个陆续被纳入国家医保乙类目录（表2-4），安罗替尼、康柏西普、埃克替尼、阿帕替尼、信迪利单抗等创新药已实现市场销售额破10亿（表2-5）。

表2-4　纳入国家医保乙类目录的18个创新药[①]

序号	药品名称	序号	药品名称	序号	药品名称
1	尼妥珠单抗注射液	7	聚乙二醇化重组人粒细胞刺激因子注射液	13	乙胺吡嗪利福异烟片
2	利福平异烟肼片	8	帕拉米韦氯化钠注射液	14	甲磺酸阿帕替尼片
3	注射用重组人尿激酶原	9	阿利沙坦酯片	15	西达本胺片
4	艾瑞昔布片	10	康柏西普眼用注射液	16	他扎罗汀倍他米松乳膏
5	盐酸埃克替尼片	11	吡非尼酮胶囊	17	聚乙二醇干扰素α-2b注射液
6	艾拉莫德片	12	吗啉硝唑氯化钠注射液	18	盐酸安罗替尼胶囊

（数据来源：国家卫生健康委、国家医保局，中国医药工业信息中心整理。）

① 查询截至2020年9月23日。

表2-5 2020年市场销售额突破10亿元的创新药

药品名称	商品名称	企业名称
盐酸安罗替尼胶囊	福可维	正大天晴药业集团股份有限公司
注射用卡瑞利珠单抗	艾瑞卡	苏州盛迪亚生物医药有限公司
肠道病毒71型灭活疫苗	—	武汉生物制品研究所有限责任公司
艾拉莫德片	艾得辛	海南先声药业有限公司
康柏西普眼用注射液	朗沐	成都康弘生物科技有限公司
呋喹替尼胶囊	爱优特	和记黄埔医药（苏州）有限公司
特瑞普利单抗注射液	拓益	上海君实生物医药科技股份有限公司
甲磺酸阿帕替尼片	艾坦	江苏恒瑞医药股份有限公司
信迪利单抗注射液	达伯舒	信达生物制药（苏州）有限公司
聚乙二醇化重组人粒细胞刺激因子注射液	津优力	石药集团百克（山东）生物制药有限公司
盐酸埃克替尼片	凯美纳	贝达药业股份有限公司
马来酸吡咯替尼片	艾瑞妮	江苏恒瑞医药股份有限公司

（数据来源：中国医药工业信息中心。）

五、外企市场席位增加

中国药品医院市场销售额前20企业中，外资企业席位从2016年的9家增长到2020年的11家，外资企业合计市场份额从2016年的51.26%升至2020年61.82%（图2-16），此中原因除企业数量增多外，不免有国外重磅品种加速进入国内市场、国内企业仿制药业务还在转型等待成果输出的阶段等。

在国家药监局加速新药审评审批、接受境外临床试验数据以及集采推动专利悬崖等因素的影响下，外企加速创新药进入中国。2016—2020年，CDE总计受理了1204件进口化学药临床试验申请（图2-17），总计受理了523件进口化学药上市申请（图2-18）。2018年底，珐博进的罗沙司他在中国全球首发上市[①]。2020年，共

[①] 珐博进注册国内公司，以国产新药申报途径上市，故未纳入进口创新药上市。

计有3个进口创新药在国内申请上市，与2018年、2019年的1个相比，有了明显突破（表2-6）。

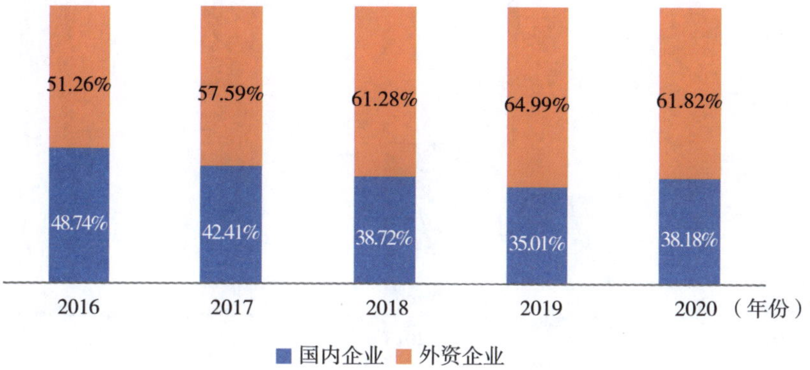

图2-16 2016—2020年中国样本医院市场药品销售额前20企业国内和外资企业份额变化
（数据来源：PDB，中国医药工业信息中心。）

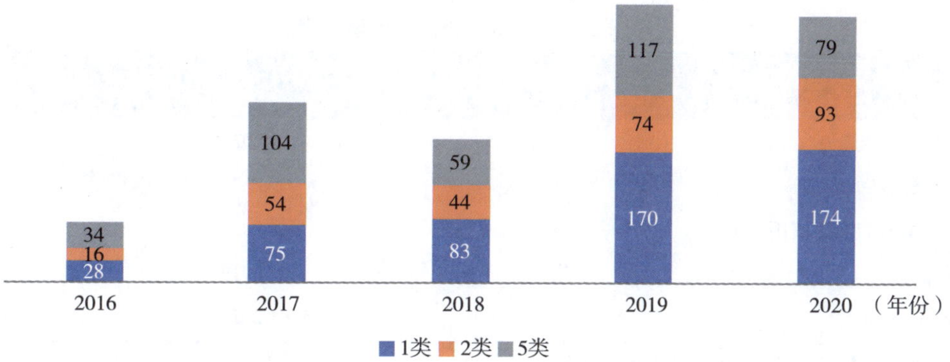

图2-17 2016—2020年中国进口化学药临床试验申请情况（按受理号计）
（数据来源：CPM，中国医药工业信息中心。）

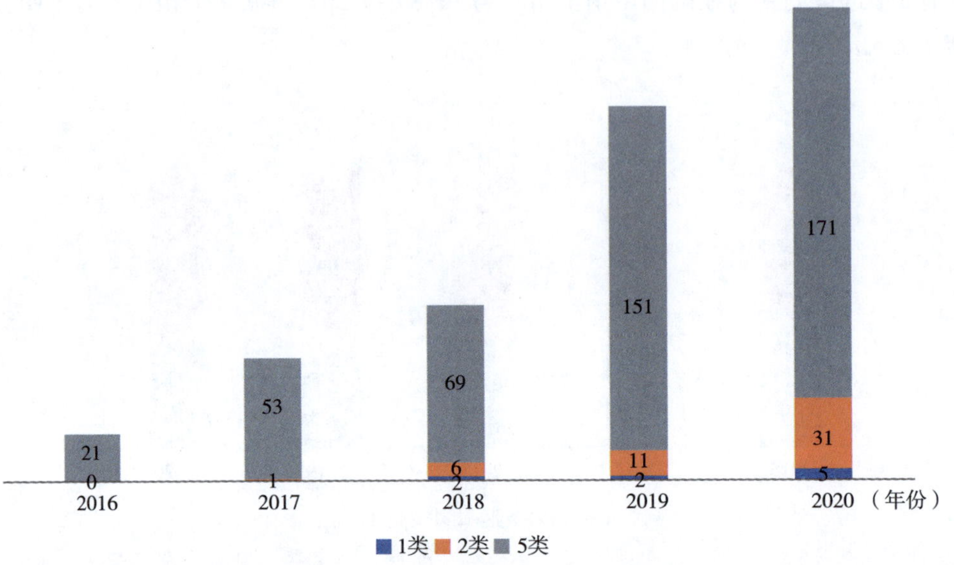

图2-18　2016—2020年中国进口化学药上市申请情况（按受理号计）

（数据来源：CPM，中国医药工业信息中心。）

表2-6　进口创新药上市申请信息

产品名称	企业名称	承办年份
普拉替尼胶囊	基石	2020
Vericiguat片	拜耳	2020
Risdiplam口服溶液用粉末	罗氏	2020
西尼莫德片	诺华	2019
Dacomitinib片	辉瑞	2018

（数据来源：CPM，中国医药工业信息中心。）

与2016年相比，2020年前20清单企业新增6家（国内外企业各3家），出局6家（1家外企，5家国内企业）（表2-7）。

表2-7　2016—2020年中国药品样本医院市场销售额前20企业清单变化

序号	2016年	2017年	2018年	2019年	2020年
1	Pfizer（辉瑞）	Pfizer（辉瑞）	Pfizer（辉瑞）	Pfizer（辉瑞）	AstraZeneca（阿斯利康）
2	AstraZeneca（阿斯利康）	AstraZeneca（阿斯利康）	AstraZeneca（阿斯利康）	AstraZeneca（阿斯利康）	Pfizer（辉瑞）
3	齐鲁制药有限公司	江苏恒瑞医药股份有限公司	江苏恒瑞医药股份有限公司	江苏恒瑞医药股份有限公司	江苏恒瑞医药股份有限公司
4	江苏恒瑞医药股份有限公司	齐鲁制药有限公司	Bayer（拜耳）	Bayer（拜耳）	Roche（罗氏）
5	Bayer（拜耳）	Bayer（拜耳）	Roche（罗氏）	Roche（罗氏）	Bayer（拜耳）
6	Novartis（诺华）	Novartis（诺华）	Novartis（诺华）	Novartis（诺华）	Novartis（诺华）
7	扬子江药业集团有限公司	扬子江药业集团有限公司	齐鲁制药有限公司	扬子江药业集团有限公司	扬子江药业集团有限公司
8	正大天晴药业集团股份有限公司	Roche（罗氏）	扬子江药业集团有限公司	MSD（默沙东）	齐鲁制药有限公司
9	Roche（罗氏）	MSD（默沙东）	MSD（默沙东）	正大天晴药业集团股份有限公司	MSD（默沙东）
10	MSD（默沙东）	正大天晴药业集团股份有限公司	Sanofi（赛诺菲）	齐鲁制药有限公司	正大天晴药业集团股份有限公司
11	Sanofi（赛诺菲）	Sanofi（赛诺菲）	正大天晴药业集团股份有限公司	Sanofi（赛诺菲）	Sanofi（赛诺菲）
12	北京泰德制药股份有限公司	江苏豪森药业集团有限公司	江苏豪森药业集团有限公司	江苏豪森药业集团有限公司	江苏豪森药业集团有限公司
13	江苏豪森药业集团有限公司	北京泰德制药股份有限公司	北京泰德制药股份有限公司	杭州中美华东制药有限公司	Boehringer Ingelheim（勃林格殷格翰）
14	北京双鹭药业股份有限公司	上海罗氏制药有限公司	上海罗氏制药有限公司	Boehringer Ingelheim（勃林格殷格翰）	杭州中美华东制药有限公司
15	江苏奥赛康药业股份有限公司	赛诺菲（杭州）制药有限公司	杭州中美华东制药有限公司	上海罗氏制药有限公司	Novo Nordisk（诺和诺德）
16	赛诺菲（杭州）制药有限公司	Lilly（礼来）	Fresenius Kabi（费森尤斯卡比）	Fresenius Kabi（费森尤斯卡比）	上海罗氏制药有限公司

续 表

序号	2016年	2017年	2018年	2019年	2020年
17	四川科伦药业股份有限公司	江苏奥赛康药业股份有限公司	Boehringer Ingelheim（勃林格殷格翰）	北京泰德制药股份有限公司	Fresenius Kabi（费森尤斯卡比）
18	Lilly（礼来）	Boehringer Ingelheim（勃林格殷格翰）	赛诺菲（杭州）制药有限公司	Novo Nordisk（诺和诺德）	石药集团恩必普药业有限公司
19	吉林四环制药有限公司	Novo Nordisk（诺和诺德）	Novo Nordisk（诺和诺德）	Lilly（礼来）	沈阳三生制药有限责任公司
20	上海罗氏制药有限公司	杭州中美华东制药有限公司	Lilly（礼来）	Merck（默克）	Lilly（礼来）

［数据来源：药物综合数据库（PDB），中国医药工业信息中心。］

六、产业加快国际接轨

随着中国对外开放不断扩大，“引进来”（license in）与“走出去”（license out）成为了新药研发链中的重要环节。近年来，中国医药企业通过产品授权与转让、与境外医药企业设立合资公司、在境外设立研发中心等方式开放合作，融入全球创新药发展浪潮中，合作方式以项目许可引进（license in）居多。同时，越来越多的国产品种在海外注册上市。

（一）项目许可引进更精准

越来越多的本土制药企业采用项目许可引进，以更加灵活、更具针对性的方式精准引进潜力目标产品，拓展产品线，强化自身技术实力，同时与全球领先产品保持同步（表2-8）。

表2-8　2020年国内药企许可引进项目列举

引进方	授权方	药物	交易额
信达生物	罗氏	开发通用CAR-T疗法和TCB双抗，其中包括gofitamab	20亿美元
上海君实	Reviope Oncology	以双抗原为靶点的“全球新”T细胞嵌合活化癌症疗法	8.1亿美元
百济神州	Assembly Biosciences	Vebicorvir（核衣壳抑制剂）、ABI-H2158及ABI-H3733	5.4亿美元
联拓生物	BridgeBio Pharma	infigatimib和BBP-398	5.32亿美元
中美华东	ImmumoGen Inc	Mirvetuxdmab Soravtansine	3.05亿美元
中国远大医药	Telikx Pharmaceuticals	TLX591、TLX250等用于肿瘤治疗和诊断的放射性核素偶联药物	2.75亿美元
再鼎医药	llinan Oncology	CLN-081（EGFR抑制剂）	23亿美元
创响生物	Afibody	ABY-035（L17抗体）	2.25亿美元
思路迪	Aravive	AVB 500（GAS6的高亲和力Fc融合蛋白）	2.19亿美元
思路迪	SELLAS	Galnpepimut-s（GPS）和GPS＋	21亿美元

（数据来源：根据公开资料整理，中国医药工业信息中心。）

（二）项目许可授权更活跃

随着研发水平的提升和研发投入的加大，国内药企跟进布局医药创新前沿的能力也日益增强，在个别研发领域已赶超世界先进水平。随之而来，国内药企通过项目许可授权进入全球新药研发市场。2007年，微芯生物将其在研产品西达本胺以2800万美元的价格授权给美国HUYA公司，开创了中国创新药对外授权先河，此后中国药企对外授权项目日渐增多（表2-9）。

表2-9　2020年国内药企许可授权项目列举

授权方	引进方	药物	交易额
君实生物	Coherus	PD-1抗体特瑞普利单抗	11.1亿美元
百济神州	诺华	PD-1抗体百泽安	22亿美元

续 表

授权方	引进方	药物	交易额
复宏汉霖	Binacea	EGFR和41BB双靶点双特异性抗体	7.68亿美元
恒瑞医药	韩国DONG-A ST	PD-L1/TGFβ双抗肿瘤免疫药SHR-1701	1.39亿美元
万春医药子公司Seed Therapeutics	礼来	通过靶向蛋白降解而发挥治疗作用的新化学实体（NCE）	7.9亿美元
复星医药子公司复创医药	礼来	BCL-2抑制剂FCN-338	4.4亿美元
基石药业	EQRx	PD-L1单抗CS1001和PD-1单抗CS1003	13亿美元
基石药业	辉瑞	PD-L1单抗CS1001	4.8亿美元
恒瑞医药	HLB-LS	马来酸吡咯替尼	1.057亿美元
天境生物	艾伯维	lemzoparlimab（TJC4）	19.4亿美元
勤浩医药	沪亚生物国际	SHP2抑制剂GH21	2.82亿美元
信达生物	礼来	抗PD-1单克隆抗体达伯舒	10.25亿美元

（数据来源：根据公开资料整理，中国医药工业信息中心。）

（三）简略新药申请（ANDA）更频繁

自1979年华海药业的美索巴莫首次获批美国简略新药申请（abbreviated new drug application，ANDA）以来，中国药企共获得美国FDA的ANDA数达844项。其中，2016—2020年合计549项，华海药业、人福医药、南通联亚、齐鲁制药、石药集团等企业ANDA获批数量位列前茅（图2-19）。

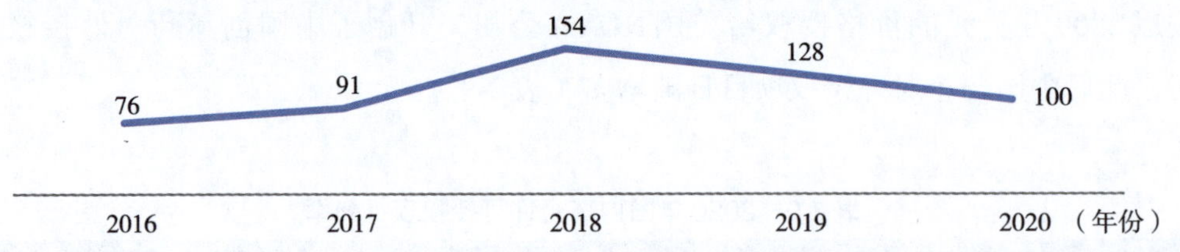

图2-19 2016—2020年中国药企获美国FDA批准的ANDA数量[①]
（数据来源：中国医药工业信息中心。）

① 按药品通用名、剂型、规格计。不含国内企业国外分布、港澳台企业。

七、药品市场终端调整

中国药品市场终端中公立医疗机构仍是主要市场。基层和药店在处方外流、集采和分级诊疗推动下占比有所上升；网上药品零售业务在疫情催化下销售额迅猛增长。

（一）药品市场终端格局不断优化

中国药品市场终端结构不断优化。公立医疗机构历经多年的药品控费、处方考核，市场占比平缓走低，但仍是中国药品主要销售市场，2020年公立医疗机构药品销售额占整体市场的58.18%。随着处方外流、集采加速药企院外市场布局的不断演进，零售药店在医药市场中的重要性渐增，2020年中国零售药店药品销售额占比为26.02%，较2019年提高1.8个百分点（图2-20）。分级诊疗推动下，基层医疗机构的药品销售额占比总体呈微弱上升态势。

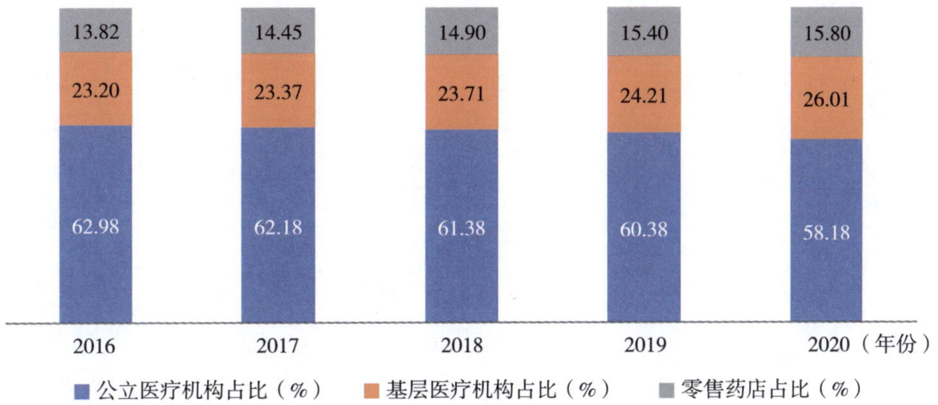

图2-20　2016—2020年中国药品市场格局
（数据来源：中国医药工业信息中心。）

（二）网上药品零售业务激增

互联网的快速发展，拓展了药品处方外流的空间与时间范围。近年来，网上药品零售业务开展得如火如荼，销售额以超40%的增速快速增长。2020年，在疫情催化下，线上经济活力进一步激活，销售额达243亿元，增速达75.60%（图2-21）。

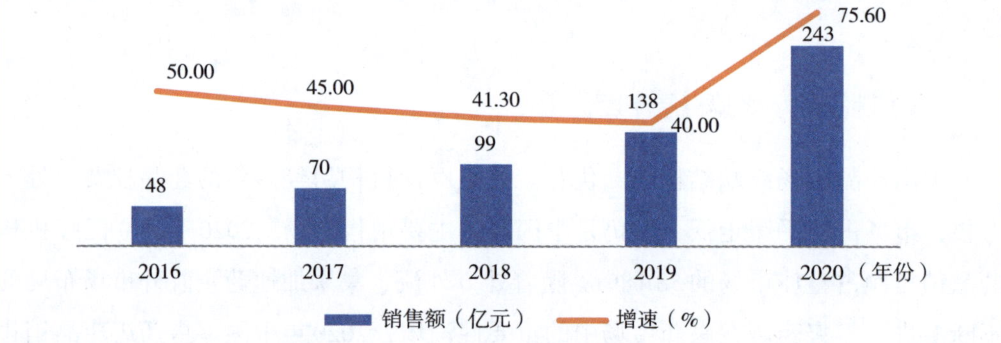

图2-21　2016—2020年中国网上药店药品销售额及增速
（数据来源：中国医药工业信息中心。）

视　点

《第一批鼓励仿制药品目录》实施情况

国家卫生健康委药具管理中心委托课题内容精选，中国医药工业信息中心

为进一步提高中国仿制药供应保障能力，更好地满足人民群众对高质量仿制药的需求，2018年国务院发布《关于改革完善仿制药供应保障及使用政策的意见》（国办发〔2018〕20号）（简称《意见》），并提出“及时发布鼓励仿制的药品目录。根据临床用药需求，2019年6月底前，发布第一批鼓励仿制的药品目录，引导企业研发、注册和生产。2020年起，每年年底前发布鼓励仿制的药品目录”。

为推进《意见》落地见效，国家卫生健康委联合科技部、国家药监局等部门组织专家对国内专利到期和专利即将到期尚没有提出注册申请、临床供应短缺（竞争不充分）以及企业主动申报的药品进行遴选，制定《第一批鼓励仿制药品目录》（简称《目录》）。2019年9月17日，国家卫生健康委印发《目录》，要求各相关部门按照有关规定，在临床试验、关键性技术研究、优先审评审批等方面予以支持。

一、《目录》药品分析

《目录》于2019年9月17日发布，共有33个药品（按通用名计），涉及14个治疗领域，其中抗感染药和抗肿瘤药数量居多，占比分别为19%和15%[①]（图2-22）。

[①] 查询截至2020年12月10日。

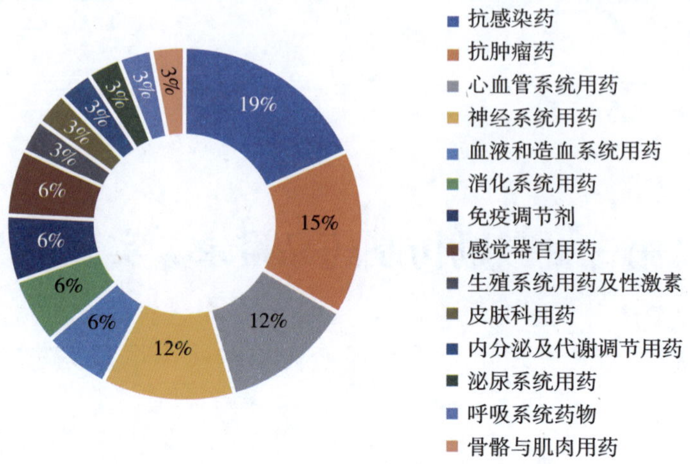

图2-22 《目录》药品治疗领域分布
（数据来源：CPM，中国医药工业信息中心。）

二、研发情况分析

（一）《目录》发布前，7个药品未注册申报

《目录》发布前（2019年9月17日），7个药品（按通用名+剂型计）未注册申报，占《目录》药品总数（按通用名+剂型计共有37个药品）的18.92%（表2-10）。其中，阿托伐醌、格拉替雷两个药品同通用名下无一制剂注册申报[①]。

表2-10 《目录》发布前未注册申报的7种仿制药

药品通用名	剂型	规格
缬更昔洛韦	口服溶液剂	50mg/ml
缬更昔洛韦	片剂	450mg

① 查询截至2020年12月10日。

续 表

药品通用名	剂型	规格
阿托伐醌	混悬液	750mg/5ml
格拉替雷	注射液	20mg/ml、40mg/ml
多巴丝肼	片剂	0.25g（0.2g：0.05g）（左旋多巴：苄丝肼）
多非利特	胶囊	0.125mg、0.25mg、0.5mg
他氟前列素	滴眼剂	0.0015%（2.5ml：37.5μg）

（数据来源：CPM，中国医药工业信息中心。）

（二）4个《目录》药品未注册申报

37个《目录》药品（按通用名+剂型计）中有21个已获生产批文/注册证号。尚有4个药品（按通用名+剂型计）未注册申报（图2-23、表2-11），阿托伐醌、格拉替雷两个药品同通用名下依然无一制剂注册申报[①]。

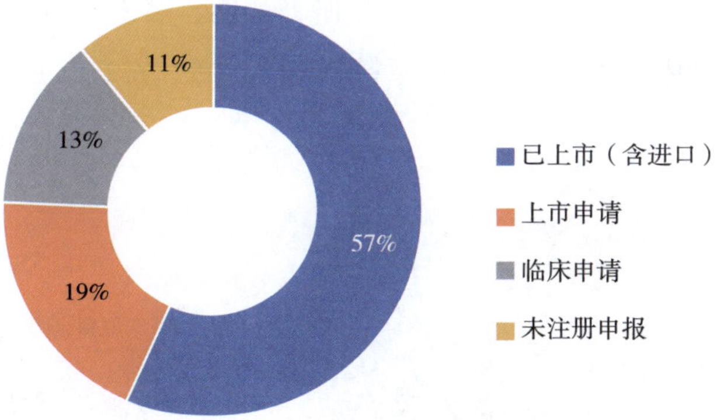

图2-23 《目录》药品注册申报情况
（数据来源：CPM，中国医药工业信息中心。）

① 查询截至2020年12月10日。

表2-11 未注册申报的4种《目录》药品

药品通用名	剂型	规格
缬更昔洛韦	口服溶液剂	50mg/ml
阿托伐醌	混悬液	750mg/5ml
格拉替雷	注射液	20mg/ml、40mg/ml
多非利特	胶囊	0.125mg、0.25mg、0.5mg

（数据来源：CPM，中国医药工业信息中心。）

三、生产情况分析

（一）目前近6成《目录》药品无原料药批文

《目录》中有19个药品无原料药批文，占《目录》总数的58%（图2-24）。氨苯砜、阿巴卡韦、厄他培南、氟维司群、巯嘌呤、氨甲蝶呤、环磷酰胺、维A酸、硫唑嘌呤、雷洛昔芬、左甲状腺素钠、溴吡斯的明、多巴丝肼、波生坦14个药品有原料药批文，其中波生坦只有进口原料药（图2-25、表2-12）[①]。

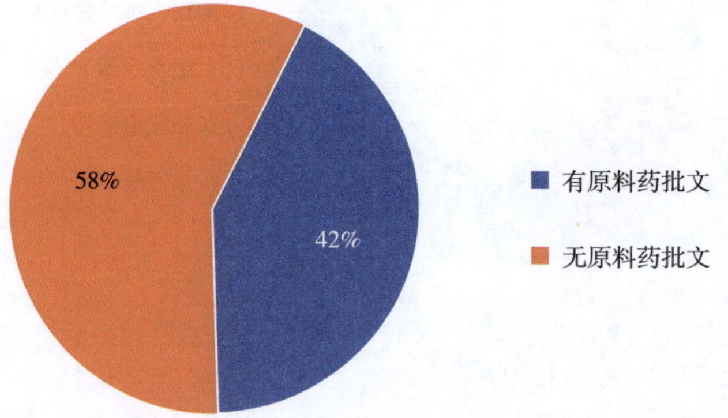

图2-24 《目录》药品原料药供应情况
（数据来源：PDB，中国医药工业信息中心。）

① 查询截至2020年12月10日。

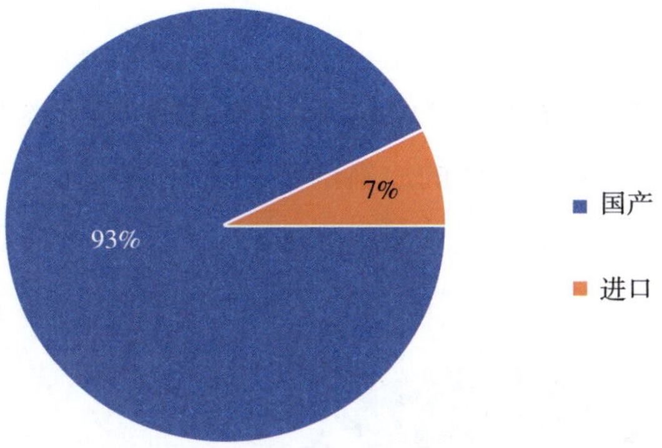

图2-25 《目录》药品原料药进出口供应情况
（数据来源：PDB，中国医药工业信息中心。）

表2-12 《目录》中有原料药供应的14种仿制药

药品通用名	剂型	规格
氨苯砜	片剂	50mg、100mg
阿巴卡韦	口服溶液剂	20mg/ml
	片剂	300mg
厄他培南	注射用无菌粉末	1.0g
氟维司群	注射液	5ml：0.25g
巯嘌呤	片剂	25mg、50mg
氨甲蝶呤	片剂	2.5mg
环磷酰胺	片剂	50mg
维A酸	片剂	10mg
硫唑嘌呤	片剂	50mg、100mg
雷洛昔芬	片剂	60mg
左甲状腺素钠	片剂	50μg
溴吡斯的明	片剂	60mg
	缓释片	180mg
多巴丝肼	片剂	0.25g（0.2g：0.05g）（左旋多巴：苄丝肼）
波生坦	片剂	62.5mg、125mg

（数据来源：PDB，中国医药工业信息中心。）

（二）5种原料药独家供应

《目录》药品原料药存在一定的供应短缺/垄断风险。《目录》药品中有5种原料药仅有一家企业生产，65%的原料药产量企业集中度高于90%（图2-26、表2-13）[①②]。

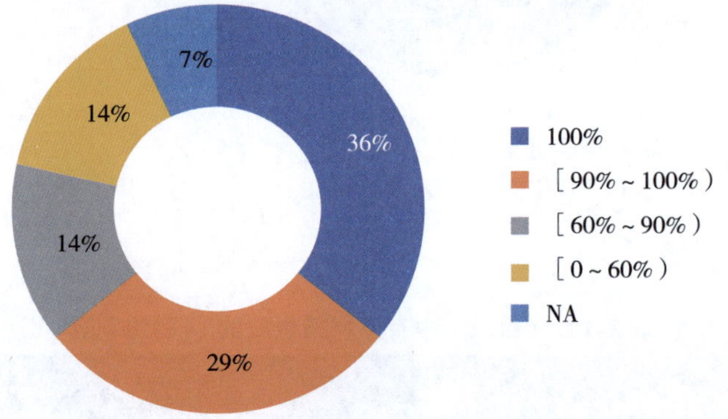

图2-26 《目录》药品原料药产量企业集中度分布[②]
（数据来源：PDB，中国医药工业信息中心。）

表2-13 《目录》药品原料药生产企业列表

通用名	企业	通用名	企业
阿巴卡韦	上海现代制药股份有限公司	雷洛昔芬	江苏恒瑞医药股份有限公司
	上海现代制药海门有限公司		江苏盛迪医药有限公司
氨苯砜	广州白云山侨光制药有限公司	硫唑嘌呤	浙江诚意药业股份有限公司
	重庆华邦胜凯制药有限公司	巯嘌呤	常州四药制药有限公司
苄丝肼	金华立信医药化工有限公司		上海新华联制药有限公司
	浙江耐司康药业有限公司		浙江诚意药业股份有限公司

① 查询截至2020年12月10日。
② 根据已上报的产量数据核算。

续 表

通用名	企业	通用名	企业
厄他培南	齐鲁安替（临邑）制药有限公司	维A酸	东北制药集团股份有限公司
氟维司群	西安力邦制药有限公司		重庆华邦胜凯制药有限公司
环磷酰胺	江苏恒瑞医药股份有限公司	溴吡斯的明	上海中西三维药业有限公司
	江苏盛迪医药有限公司	左甲状腺素	常州康普药业有限公司
	上海新华联制药有限公司	左旋多巴	广西邦尔药业有限公司
	浙江海正集团有限公司		广西邦尔植物制品有限责任公司
	浙江海正药业股份有限公司		广西河丰药业有限责任公司
甲氨蝶呤	湖州展望药业有限公司		广西凌云县制药有限责任公司
	江苏恒瑞医药股份有限公司		山东新华制药股份有限公司
	上海新华联制药有限公司		浙江华海药业股份有限公司
	浙江海正药业股份有限公司		

（数据来源：PDB，中国医药工业信息中心。）

（三）超4成《目录》药品未获批生产

37个《目录》药品（按通用名＋剂型计）中14个有生产批文，7个药品有进口注册证号，泊沙康唑肠溶片（100mg）、盐酸缬更昔洛韦片（0.45g）、硫酸阿巴卡韦口服溶液（240ml：4.8g）、硫酸阿巴卡韦片（300mg/片）、波生坦片（62.5mg、125mg）、地拉罗司分散片（0.125g、0.25g、0.5g）、他氟前列素滴眼液（2.5ml：37.5μg）7个药品只能进口获得（图2-27）。独家生产品种8个，非独家生产9个（图2-28、表2-14）。43%的药品无生产批文[①]。

① 查询截至2020年12月10日。

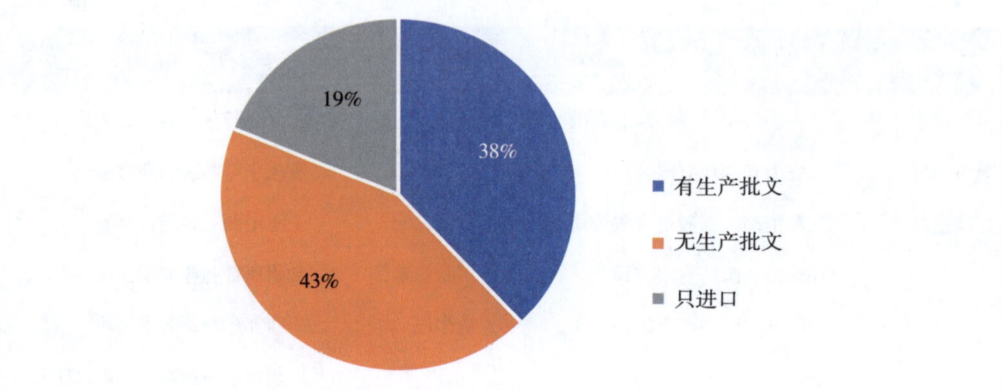

图2-27 《目录》药品生产情况

（数据来源：CPM，中国医药工业信息中心。）

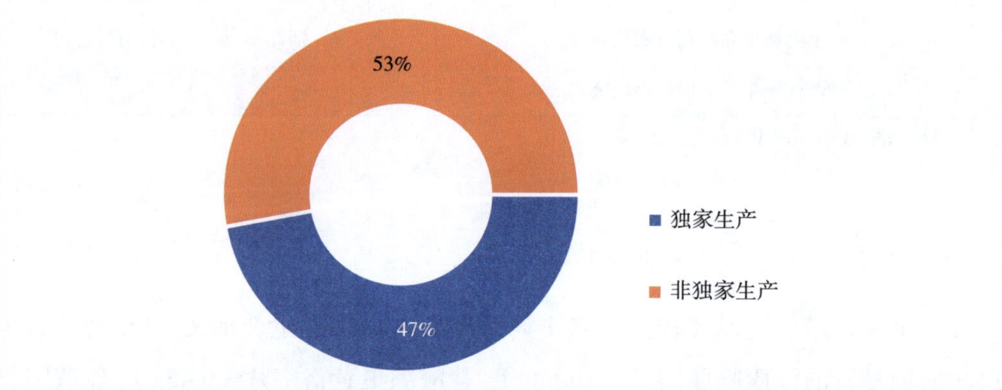

图2-28 上市《目录》药品生产情况

（数据来源：CPM，中国医药工业信息中心。）

表2-14 独家生产的《目录》药品

药品通用名	剂型	规格
泊沙康唑	肠溶片	100mg
缬更昔洛韦	片剂	450mg
曲前列尼尔	注射液	1mg/ml、2.5mg/ml、5mg/ml、10mg/ml
地拉罗司	分散片	0.125g、0.25g、0.5g
他氟前列素	滴眼剂	0.0015%（2.5ml：37.5μg）

续 表

药品通用名	剂型	规格
阿巴卡韦	口服溶液剂	20mg/ml
	片剂	300mg
波生坦	片剂	62.5mg、125mg

［数据来源：中国新药研发监测数据库（CPM），中国医药工业信息中心。］

（四）《目录》促进相关仿制药生产

《目录》药品共计有38个生产批文，其中11个生产批文（8个药品，按通用名＋剂型计）于《目录》发布之后获得批准（表2-15）[①]。

表2-15 《目录》发布之后批准生产的药品

批准文号	产品名称	规格	生产单位	批准日期
国药准字H20203412	氟维司群注射液	5ml：0.25g	正大天晴药业集团股份有限公司	2020年8月12日
国药准字H20010522	左甲状腺素钠片	50μg	深圳市中联制药有限公司	2020年6月10日
国药准字H22022674	甲氨蝶呤片	2.5mg	通化茂祥制药有限公司	2020年3月18日
国药准字H22022673	环磷酰胺片	50mg	通化茂祥制药有限公司	2020年3月18日
国药准字H20203101	曲前列尼尔注射液	20ml：20mg	兆科药业（合肥）有限公司	2020年3月17日
国药准字H20003841	硫唑嘌呤片	100mg	北京嘉林药业股份有限公司	2020年1月23日
国药准字H20083494	维A酸片	10mg	山东良福制药有限公司	2020年1月14日
国药准字H10970054	维A酸片	10mg	山东良福制药有限公司	2020年1月14日
国药准字H20010487	维A酸片	10mg	上海中华药业有限公司	2019年12月13日
国药准字H20190030	注射用福沙匹坦双葡甲胺	150mg	正大天晴药业集团股份有限公司	2019年10月23日
国药准字H20193289	注射用福沙匹坦双葡甲胺	150mg	江苏豪森药业集团有限公司	2019年9月29日

（数据来源：CPM，中国医药工业信息中心。）

① 查询截至2020年12月10日。

（五）获批药品多为抗肿瘤药、皮肤科用药

获生产批文的《目录》药品中，37%为抗肿瘤药，30%为皮肤科用药（图2-29）[①]。

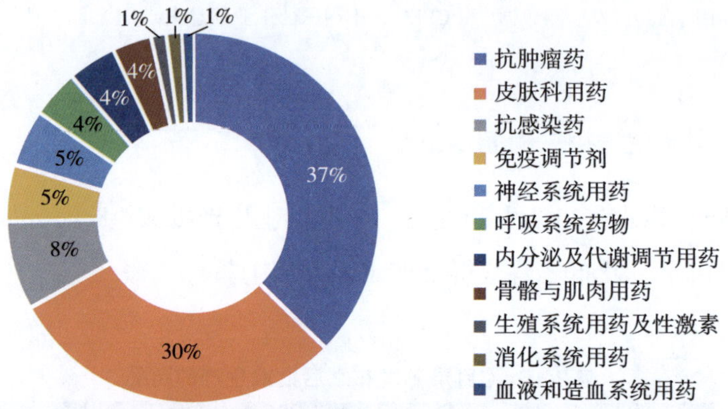

图2-29 《目录》发布之后批准生产的药品类别占比

（数据来源：CPM，中国医药工业信息中心。）

（收稿于2021年2月）

① 查询截至2020年12月10日。

鼓励研发申报儿童药品清单实施情况

国家卫生健康委药具管理中心委托课题内容精选，中国医药工业信息中心

保障儿童基本用药需求，对于防治儿童疾病、提升儿童健康水平具有重要意义。虽然中国儿童健康和用药水平不断提高，基本用药状况逐渐改善，但儿童药品适宜剂型规格缺少、企业研发和生产动力不足等问题依然存在。

2014年，原国家卫生计生委等6部门印发《关于保障儿童用药的若干意见》（以下简称《意见》），从鼓励研发创制、加快申报审评、确保生产供应等多个环节对保障儿童用药提出了具体要求，推动做好保障儿童用药工作。为进一步落实《意见》要求，国家卫生健康委、工信部、药监局等部门组织专家，根据临床需求，对国外已上市但国内尚没有注册上市的儿童适宜药品剂型规格进行梳理，分别于2016年、2017年、2019年制定发布了三批鼓励研发申报儿童药品清单（以下简称“清单”）（表2-16）。

清单发布对儿童药研发生产起到了一定的推动作用。目前，共有8个药品已上市（按剂型＋通用名计，含进口），多个品种已进入注册申报阶段。但原料药供应短缺问题略显严峻，影响清单药品生产[①]。

表2-16 三批清单药品情况汇总[②]

批次	治疗领域	上市品种数	清单发布后已注册申报但未上市品种数	原料药供应比例
首批	10个	5个	5个	71%
第二批	15个	2个	11个	44%
第三批	14个	1个	6个	47%

（数据来源：CPM，PDB，中国医药工业信息中心。）

① 查询截至2020年12月10日。

② 查询截至2020年12月10日。

一、首批清单药品情况分析

（一）首批清单药品涉及10个治疗领域

首批清单中共有31个药品（按通用名计），涉及10个治疗领域（图2-30）。

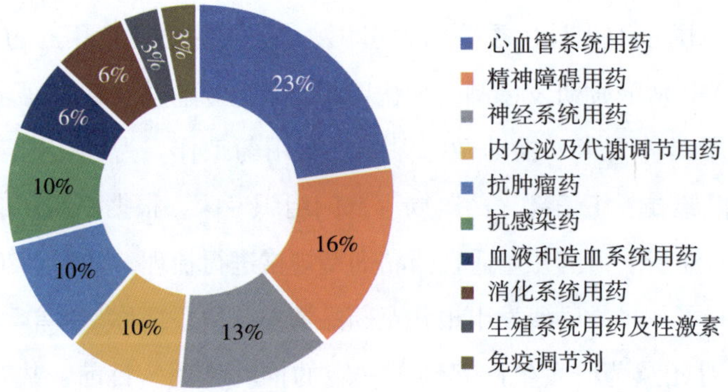

图2-30 首批清单药品治疗领域分布
（数据来源：PDB，中国医药工业信息中心。）

（二）首批清单药品7成有原料药批文

首批清单的31个药品（按通用名计）中，22个药品有原料药批文，占清单药品数的71%（图2-31）[①]。

（三）首批清单较发布前新增4种制剂进行注册申报

首批清单发布以前（2016年6月1日），除苯海索、水合氯醛、胰岛素样生长因子-1外其余28个药品（按通用名计）有相关制剂注册申报。目前共有19个药品

① 查询截至2020年12月10日。

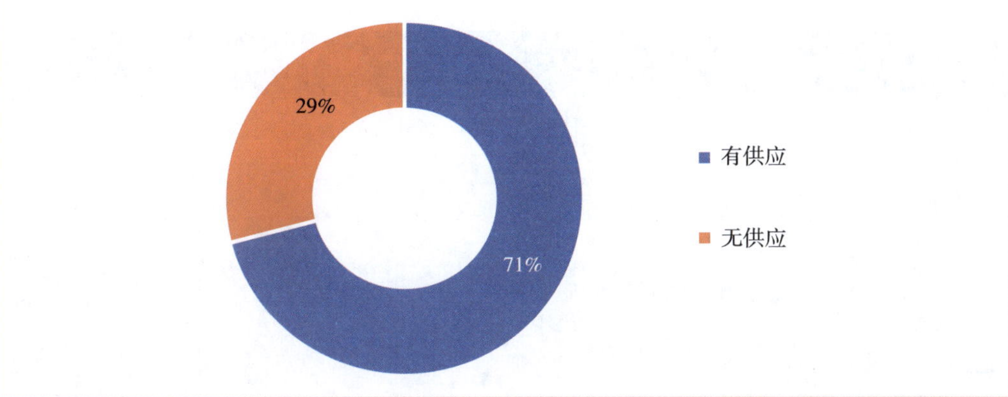

图2-31　首批清单药品原料药供应情况
（数据来源：CPM，中国医药工业信息中心。）

（按通用名＋剂型计）有注册申报信息（表2-17），较目录发布前新增了水合氯醛灌肠剂、水合氯醛溶液剂、高血糖素注射剂、咪达唑仑溶液剂4种制剂，苯海索、胰岛素样生长因子-1依然无制剂注册申报。[①]

表2-17　目前有注册申报信息的首批儿童药

药品通用名	剂型	备注
肾上腺素	注射剂	
左乙拉西坦	注射剂	
碳酸氢钠	注射剂	
水合氯醛	灌肠剂	清单发布后首次注册申报
呋塞米	溶液剂	
普萘洛尔	溶液剂	
高血糖素	注射剂	清单发布后首次注册申报
碳酸氢钠	注射剂	
咪达唑仑	溶液剂	清单发布后首次注册申报
水合氯醛	溶液剂	清单发布后首次注册申报
尼莫地平	溶液剂	

① 查询截至2020年12月10日。

续 表

药品通用名	剂型	备注
美法仑	注射剂	
长春碱	注射剂	
双氢睾酮	凝胶剂	
甲状旁腺激素	注射剂	
劳拉西泮	注射剂	
促皮质素	注射剂	
地西泮	灌肠剂	
生物合成胰高血糖素	注射剂	

（数据来源：CPM，中国医药工业信息中心。）

（四）首批清单药品已有5个药品获批上市

首批清单发布以前（2016年6月1日）尚无相关儿童药上市。目前，首批清单已发布4年有余，共有5个药品获批上市，包括左乙拉西坦、咪达唑仑、水合氯醛、高血糖素、美法仑（表2-18）。其中，左乙拉西坦、高血糖素国产、进口双通道获批，美法仑依赖进口[①]。

表2-18 首批清单中有生产批文/注册证号的儿童药

批准文号/注册证号	产品名称	药品通用名	剂型	规格	企业名称
国药准字H20180011	左乙拉西坦注射用浓溶液	左乙拉西坦	注射剂	5ml：0.5g	成都天台山制药有限公司
国药准字H20193236	左乙拉西坦注射用浓溶液	左乙拉西坦	注射剂	5ml：0.5g	河北仁合益康药业有限公司
H20170341	左乙拉西坦注射用浓溶液	左乙拉西坦	注射剂	5ml：0.5g	UCB Pharma SA
国药准字H20193430	左乙拉西坦注射用浓溶液	左乙拉西坦	注射剂	5ml：0.5g	济川药业集团有限公司
国药准字H20203162	左乙拉西坦注射用浓溶液	左乙拉西坦	注射剂	5ml：0.5g	重庆圣华曦药业股份有限公司

① 查询截至2020年12月10日。

续 表

批准文号/注册证号	产品名称	药品通用名	剂型	规格	企业名称
国药准字H20203415	左乙拉西坦注射用浓溶液	左乙拉西坦	注射剂	5ml：0.5g	海南普利制药股份有限公司
国药准字H20193337	咪达唑仑口颊黏膜溶液	咪达唑仑	溶液剂	2ml：10mg	吉林津升制药有限公司
国药准字H20193340	咪达唑仑口颊黏膜溶液	咪达唑仑	溶液剂	0.5ml：2.5mg	吉林津升制药有限公司
国药准字H20193339	咪达唑仑口颊黏膜溶液	咪达唑仑	溶液剂	1ml：5mg	吉林津升制药有限公司
国药准字H20193338	咪达唑仑口颊黏膜溶液	咪达唑仑	溶液剂	1.5ml：7.5mg	吉林津升制药有限公司
国药准字H20193425	水合氯醛灌肠剂	水合氯醛	灌肠剂	1.34g：0.5g	特丰制药有限公司
国药准字H20046036	注射用盐酸高血糖素	高血糖素	注射剂	1mg	深圳翰宇药业股份有限公司
H20170020	注射用人高血糖素	高血糖素	注射剂	1mg	Novo Nordisk A/S
H20180073	注射用盐酸美法仑	美法仑	注射剂	50mg	Acrotech Biopharma LLC

（数据来源：CPM，中国医药工业信息中心。）

清单发布后，呋塞米、尼莫地平等5个药品（按剂型＋通用名计）有上市申请，但至今未获批上市（表2-19）[①]。

表2-19 清单发布后有上市申请但至今未获批上市的首批清单药品

药品通用名标准	剂型	注册申报产品数量
呋塞米	口服溶液	1（国产）
尼莫地平	口服溶液	1（国产）
普萘洛尔	口服溶液	2（国产）
肾上腺素	注射剂	2（国产）
碳酸氢钠	注射剂	16（国产）

（数据来源：CPM，中国医药工业信息中心。）

① 查询截至2020年12月10日。

二、第二批清单药品情况分析

（一）第二批清单药品涉及15个治疗领域

第二批清单中共有39个药品（按通用名计），涉及15个治疗领域（图2-32）。

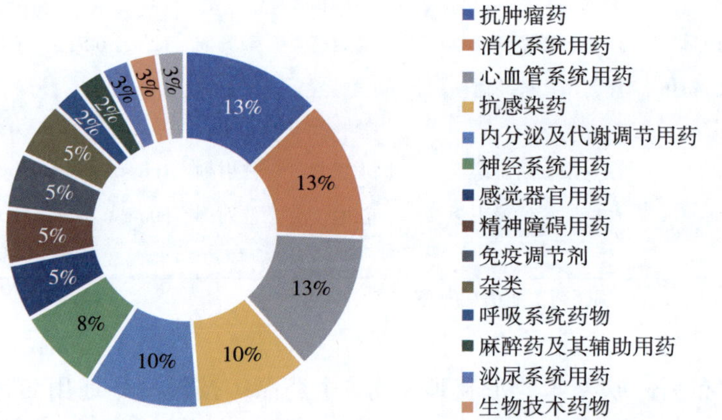

图2-32　第二批清单药品治疗领域分布
（数据来源：PDB，中国医药工业信息中心。）

（二）第二批清单药品44%有原料药批文

第二批清单的39个药品（按通用名计）中，17个药品有原料药批文，占清单药品数的44%（图2-33）[①]。

[①] 查询截至2020年12月10日。

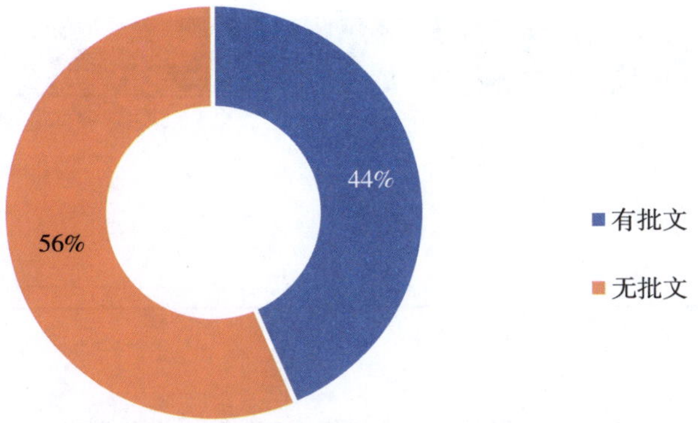

图2-33　第二批清单药品原料药供应情况
（数据来源：CPM，中国医药工业信息中心。）

（三）第二批清单有20个药品有注册申报信息，只有2个进口药品上市

第二批清单发布前（2017年5月26日），甲基苄肼、去氨加压素等9个药品（按通用名计）无相关制剂注册申报（表2-20）。

清单中共有20个药品（按通用名+剂型计）有注册申报信息（表2-21），较清单发布前新增了羟基脲片剂、氨己烯酸散剂、艾司奥美拉唑颗粒剂、一氧化氮气体、维拉苷酶α注射剂5个药品，甲基苄肼、氟氢可的松等6个药品（按通用名计）仍无制剂注册申报[①]。

表2-20　清单发布前无注册申报信息的第二批儿童药

药品通用名	备注
甲基苄肼	
去氨加压素	现有制剂注册申报
羟基脲	现有制剂注册申报
氟氢可的松	
一氧化氮	现有制剂注册申报

[①] 查询截至2020年12月10日。

续 表

药品通用名	备注
阿替卡因	
生物素	
维拉苷酶α	
睾内酯	

（数据来源：CPM，中国医药工业信息中心。）

表2-21 目前有注册申报信息的第二批儿童药

药品通用名	剂型	备注
阿托品	滴眼剂	
美沙拉秦	栓剂	
波生坦	片剂	
羟基脲	片剂	清单发布后首次注册申报
氨己烯酸	散剂	清单发布后首次注册申报
丙卡巴肼	胶囊剂	
艾司奥美拉唑	颗粒剂	清单发布后首次注册申报
一氧化氮	气体	清单发布后首次注册申报
依库珠单抗	注射剂	
维拉苷酶α	注射剂	清单发布后首次注册申报
美乐托宁	片剂	
胍法辛	片剂	
多佐胺＋噻吗洛尔，复方	滴眼剂	
布洛芬赖氨酸	注射剂	
氯巴占	片剂	
美司钠	片剂	
二甲双胍	溶液剂	
人免疫球蛋白	注射剂	
去氨加压素	喷雾剂	
磺胺甲噁唑＋甲氧苄啶，复方	注射剂	

（数据来源：CPM，中国医药工业信息中心。）

清单发布后，艾司奥美拉唑、二甲双胍等11个药品（按剂型+通用名计）有上市申请，但未上市（表2-22）[①]。

表2-22　清单发布后有上市申请但未上市的第二批清单药品

药品通用名标准	剂型	规格	注册申报产品数量
艾司奥美拉唑	颗粒剂	10mg	1（进口）
二甲双胍	口服溶液剂	100mg/ml	1（国产）
波生坦	片剂	20mg	1（进口）
氯巴占	片剂	10mg	1（国产）
丙卡巴肼	胶囊剂	50mg	1（进口）
氨己烯酸	散剂	500mg	3（国产，进口）
阿托品	滴眼剂	0.10%	3（国产，进口）
羟基脲	片剂	100 mg	1（国产）
一氧化氮	吸入气体	适宜规格	1（进口）
维拉苷酶α	注射用无菌粉末	400IU	1（进口）
美乐托宁	缓释片	2mg	1（进口）

（数据来源：CPM，中国医药工业信息中心。）

三、第三批清单药品情况分析

（一）第三批清单药品涉及14个治疗领域

第三批清单中共有34个药品（按通用名计），涉及14个治疗领域（图2-34）。

（二）第三批清单药品47%有原料药批文

第三批清单的34个药品（按通用名计）中，16个药品有原料药批文，占清单药品数的47%（图2-35）[②]。

① 查询截至2020年12月10日。
② 查询截至2020年12月10日。

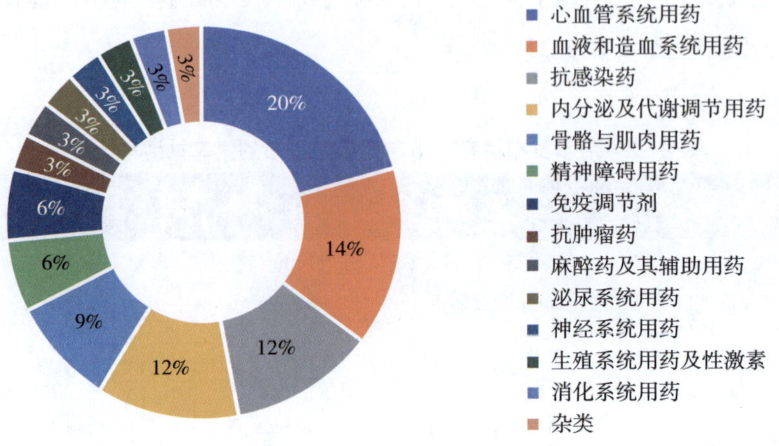

图2-34　第三批清单药品治疗领域分布
（数据来源：PDB，中国医药工业信息中心。）

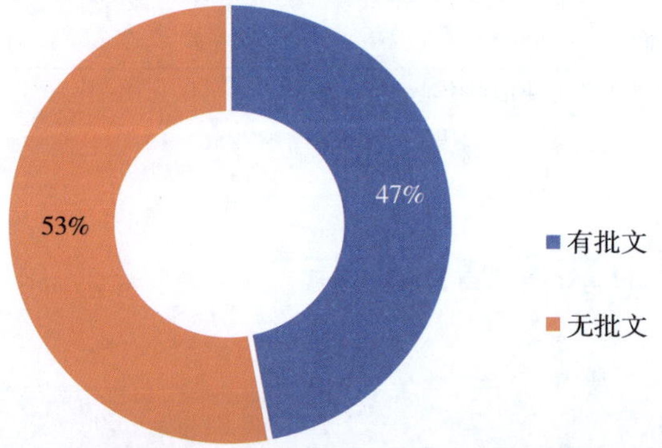

图2-35　第三批清单药品原料药供应情况
（数据来源：CPM，中国医药工业信息中心。）

（三）第三批清单有12个药品有注册申报信息，1个药品上市

第三批清单发布前（2019年8月27日），蛋白C、XIII因子、四氢生物蝶呤等11个药品（按通用名计）无一制剂注册申报（表2-23）。

目前共有12个药品（按通用名+剂型计）有注册申报信息，较目录发布前

（2019年7月22日）新增了缬沙坦溶液剂、曲恩汀胶囊剂、西地那非混悬剂3个药品，仍有10个药品（按通用名计）无一制剂注册申报（表2-24）[①]。

目前只有他克莫司（颗粒剂，0.2mg、1mg）获批上市，由Astellas Pharma（安斯泰来）/Toyama Chemical（富山化学工业株式会社）独家供货[②]。

表2-23　清单发布前无注册申报信息的第三批儿童药

药品通用名	备注
蛋白C	
XⅢ因子	
四氢生物蝶呤	
无水甜菜碱	
阿那白滞素	
乙琥胺	
舒噻嗪	
后叶加压素	
曲恩汀	现有制剂注册申报
奎尼丁	
苯乙酸钠+苯甲酸钠	

（数据来源：CPM，中国医药工业信息中心。）

表2-24　目前有注册申报信息的第三批儿童药

药品通用名	剂型	备注
他克莫司	颗粒剂	
曲普瑞林	注射剂	
右美托咪定	喷雾剂	
缬沙坦	溶液剂	清单发布后首次注册申报
曲恩汀	胶囊剂	清单发布后首次注册申报
Ataluren	干混悬剂	

① 查询截至2020年12月10日。

② 查询截至2020年12月10日。

续 表

药品通用名	剂型	备注
西地那非	混悬剂	清单发布后首次注册申报
依那普利	溶液剂	
苯丁酸钠	片剂	
奈拉滨	注射剂	
利多卡因	喷雾剂	
溴吡斯的明	注射剂	

（数据来源：CPM，中国医药工业信息中心。）

清单发布后，西地那非、依那普利等6个药品（按剂型＋通用名计）有上市申请，但未上市（表2-25）[①]。

表2-25　清单发布后有上市申请但未上市的第三批清单药品

药品通用名	剂型	规格	注册申报产品数量
西地那非	口服混悬剂	112ml：1.12g	1（进口）
依那普利	口服溶液剂	150ml：0.15g	1（国产）
曲恩汀	胶囊剂	0.25g	3（进口）
缬沙坦	口服溶液剂	160ml：0.48g	1（国产）
苯丁酸钠	片剂	0.5g	1（国产）
曲普瑞林	注射剂	11.25mg	2（进口）

（数据来源：CPM，中国医药工业信息中心。）

（收稿于2021年2月）

[①] 查询截至2020年12月10日。

生物医药2021：把握创新转型的大势

谢雨礼，微境生物医药科技（上海）有限公司和
苏州偶领生物医药有限公司创始人、总经理

2020年，人类遭遇了新冠肺炎疫情，全球动用了几乎所有的医疗和科技资源，与时间赛跑，抢救生命，研发抗病毒药物和疫苗。疫情让人们重新意识到生命的无价，或将带来生物医药的“索罗斯时刻”[①]。

生物医药的基本面主要由政策和技术双轮驱动。医药是一个受高度监管的行业，政策的影响最为直接，包括审评、监管和保险报销等。然而各个国家的医药政策都是适时调整的，中国处于改革期，表现尤为明显。另外，人体生物机制无比复杂，人类对生命科技的认知也总是片面的。从这个角度上看，生物医药虽然大势向好，但细分到具体子行业，某个公司或技术都有其自身的、或涨或跌的“索罗斯时刻”。下面主要从科技出发，盘点中国生物医药的一些“索罗斯时刻”。

一、小分子领域

小分子药物是主要的药物形式。2020年，美国FDA批准的53个新药中有38个小分子药，占比达72%。在新批准的药物中，EZH2抑制剂Tazemetostat是表观遗传领域继组蛋白脱乙酰酶抑制剂（histone deacetylase inhibitor，HDACi）

---

① “索罗斯时刻”概念来自投资，意思是一个大的趋势即将发生的关键点。投资大师索罗斯提出了投资的反身性原理，即事物的基本面影响人的认知，而人的认知又反过来可以影响事物的基本面。因此，趋势一旦建立起来，就会自我加强，基本面和认知互相叠加增强，使得行业的成长空间和长期价值完全被打开，出现重大投资机会，这就是索罗斯时刻。

后的重要进展。阿片受体偏向性激动剂Oliceridine获批也有象征意义。基于同一个靶点开发功能选择性药物是药物化学深度发展的方向之一。罗氏的脊髓性肌萎缩治疗药物Risdiplam是调节RNA剪切的小分子药物，也是当前的热门方向。

2020年，中国批准16个国产创新药上市。诺诚健华的BTK抑制剂以创纪录的开发速度成功获批，是继百济神州之后的第二个国产BTK抑制剂。其他还有恒瑞的多腺苷二磷酸核糖聚合酶［poly（ADP-ribose）poly merase，PARP］抑制剂、贝达的间变性淋巴瘤激酶（araplastic lymphoma kinase，ALK）抑制剂、和黄的血管内皮细胞生长因子受体（vascular endothelial growth factor receptor，VEGFR）抑制剂、歌礼和东阳光的抗丙肝NS5A抑制剂、海思科和人福的麻醉药物等。

变构抑制剂是解决耐药、调节不可成药靶点和蛋白相互作用的小分子新技术。2020年8月，诺华宣布ABL1变构抑制剂Asciminib（ABL001）治疗耐药的慢性髓细胞白血病（chronic myelogenous leukemia，CML）Ⅲ期临床试验成功，获得美国FDA授予的快速通道资格。国内加科思的SHP2变构抑制剂成功授权艾伯维，达成8.1亿美元的交易。

安进的不可逆KRAS G12C抑制剂AMG510治疗非小细胞肺癌临床试验成功，客观缓解率（objective response rate，ORR）达到33.2%，已向美国FDA提交NDA，即将成为突破不可成药靶点KRAS的第一个药物。KRAS的概念在国内被热炒，跟进的公司不下20家，重现“PD-1大战”的不理性。

阿尔茨海默病（Alzheimer disease，AD）领域一直是新药研发的坟墓，2020年延续了悲剧。Biogen宣布A-beta单抗AducanumabⅢ期临床试验成功，却随后被美国FDA专家组拒绝推荐。第一个Tau单抗Semorinemab也宣告Ⅱ期临床试验失败。让人意外的是，调节免疫的多靶点小分子激酶抑制剂Masatinib AD Ⅱ期临床试验达到终点。对于机制复杂的顽疾，多靶点小分子也许是正确的方向。另外，AD被认为是“3型糖尿病”，诺和诺德的神药GLP-1激动剂索马鲁肽挺进AD Ⅲ期临床试验，带来新的希望。

二、PROTAC[①]技术

PROTAC实际上是合理设计的、诱导蛋白降解的小分子。PROTAC一头靶向目标蛋白，另一头结合可以诱导蛋白降解的酶，如泛素连接酶E3，中间是长短合适的连接子（linker）。合理设计的PROTAC分子量较大，一般在800～1500Da范围内，带来成药性的挑战。传统小分子有时也能通过相同的机制降解蛋白，如治疗多发性骨髓瘤的来那度胺，这样的分子又叫分子胶。

PROTAC和分子胶直接降解靶点，在克服耐药和靶向不可成药靶点方面非常有潜力，这两年成为生物医药领域的热门赛道。2020年12月，Arvinas公布其靶向雌激素的PROTAC药物ARV-471的一项Ⅰ期临床试验数据：21个经过多轮治疗的患者中，观察到1个确认的部分缓解（partial response，PR），两个未确认PR，2例疾病稳定（stable disease，SD），没有三级及以上不良反应。这个数据达到预期，Arvinas股票应声大涨，也许会成为PROTAC技术的“索罗斯时刻”。

三、大分子领域

“PD-1大战”让中国在几年内迅速填补了单抗技术的空白。由于靶点稀缺，发现门槛低，单抗的竞争日趋激烈。在Claudin18.2、TIGIT和CD47等新热门靶点领域，中国生物科技公司开始展示原创和差异化的能力。例如，君实的first-in-class BTLA单抗在美国进入临床研究，其国内最早上市的PD-1单抗治疗鼻咽癌在美国获突破性疗法认定。荣昌生物原创的TACI-Fc融合蛋白泰它西普治疗红斑狼疮获美国FDA快速通道认定。康宁杰瑞的差异化PD-L1单抗有望带来皮下给药的便利性。天境生物的CD47单抗利用肿瘤细胞和红细胞CD47蛋白糖修饰的差异，巧妙

① PROTAC：proteolysis-targeting chimeras，即靶向蛋白水解嵌合体。

地解决了贫血的缺点，获得跨国公司认可，与艾伯维达成将近20亿美元的交易。

抗体偶联药物（antibody-drug conjugate，ADC）不算是新概念，2000年至今美国FDA已批准10个产品上市。今年ADC突然发力，成为跨国公司收购资产最为活跃的领域。ADC急剧回暖的最大催化剂是阿斯利康69亿美元收购的由第一三共开发的Her2 ADC药物DS-8201。该药在乳腺癌中显现革命性疗效：经历6轮治疗无药可治的Her2阳性乳腺癌患者中客观缓解率仍大于60%。DS-8201的成功显然是ADC技术的“索罗斯时刻”。DS-8201选用可切割的多肽连接Her2单抗赫赛汀（注射用曲妥珠单抗）与喜树碱类Ⅰ型拓扑异构酶抑制剂Deruxtecan（Dxd），药物-抗体比（drug-antibody rate，DAR）约为7.7。第一，DS-8201打破了ADC领域的一个思维定势：单抗分子进入肿瘤组织太少，需要极高活性的毒素（抑制活性在pM级别）。事实证明，中等活性的毒素如Dxd（nM级别），通过高DAR和旁观者效应，也能达到足够的疗效。第二，DS-8201颠覆了传统小分子药物的研发思路。小分子药物吸收后由血输送到肿瘤组织，一般需要良好的血浆稳定性。而ADC则相反，先通过抗体将小分子毒素带到肿瘤细胞，由里往外扩散，分子离开肿瘤细胞进入血液后迅速代谢以减少不良反应。Dxd在血浆中容易水解开环，因此单独不能成药，却刚好适合ADC。第三，DS-8201的linker中使用了最为简洁的自裂解结构，提高了毒素释放效率，并减少了毒素卡在内吞体里的可能性。最后，也是最重要的一点是，DS-8201创造了不同的生物学。

四、RNA技术

有人说2020年始于RNA病毒，终于mRNA疫苗。RNA药物经历几起几落，在GalNac等革命性递送技术推动下王者归来，有望成为继小分子、单抗之后的第三大药物形式。近年来，反义核酸和干扰小核酸等多款RNA药物获批上市，预计2025年市场会超过百亿美元。2020年，靶向PCSK9的干扰小核酸降脂药物inclisiran在欧洲获批上市（美国因生产问题被推迟）。inclisiran的成功是RNA药物发展史上的一个索罗斯时刻。先前获批的RNA药物都是孤儿药，安全性要求低，市场前景有限。GalNac偶联递送技术让inclisiran可以每半年一次皮下给药，安全性和有效性达到慢性病要求。目前，全球临床在研的RNA药物超过200个，跨国公司纷纷布局，俨然已成燎原之势。

五、其他

2020年，肠道菌、溶瘤病毒和治疗性疫苗等新技术也有令人振奋的进展。Rebiotix、Finch和Sere等公司治疗复发性艰难梭菌感染的肠道菌药物都取得了积极临床结果。基础研究方面，《科学》杂志报道肠道菌可以通过代谢产物肌苷将肿瘤免疫药物的疗效提升4倍。2020年8月，上海医药11.5亿人民币引进亦诺微开发的溶瘤病毒药物T3011。同年11月《美国科学家》报道，研究人员通过多重改造，成功地获得了能够躲避先天性免疫系统的人类腺病毒，从而使通过系统递送溶瘤病毒来治疗癌症成为可能。Greenwich生命科学最近公布了旗下GP2疫苗Ⅱ期临床试验结果，5年随访乳腺癌复发率为0，公司股价大幅飙升。

六、结语

中国生物医药行业处于创新转型的关键时期。传统药企必须提高药品质量、降低生产成本和加快跟随创新的速度才能打造具有竞争力的产品管线，在集采和医保谈判的大潮中留有一席之地。生物科技公司则需转向具有全球价值的原创发现和差异化。新形势下我们如何把握中国生物医药创新转型的大势，一位伟人早已为我们指明了方向，那就是“科学技术是第一生产力”。

（收稿于2021年2月）

第三部分

碰撞：化学药产业

化学药在我国药品市场规模占比过半，是我国医药产业的重要组成部分。自新中国成立以来，我国化学药行业历经高速发展，形成丰富多元的产品线格局，为人民健康提供充分保障。与此同时，化学药行业同质化竞争日益突出，结构性短缺屡有发生。近年来，化学药质量提升、供应保障稳步推进，行业将在碰撞中寻找新的平衡。

化学药作为医药产业细分领域中最重要的分支之一，规模占比过半，纵观中国医药产业发展历史，化学药占据了举足轻重的角色。自新中国成立以来，中国化学药行业快速发展的同时也伴随着同质化、低端化等问题的产生。近年来，国家医保、一致性评价、集采等政策的持续推进对化学药尤其是仿制药企业影响较大，行业格局面临重塑。如何在政策变化、创新驱动、原研竞争、提质降本等问题中破局，是化学药行业必须面对的课题，答案也将在矛盾碰撞中寻找。

整体来看，中国化学药市场规模逐年扩大，但市场规模增速逐年下降。其次，企业地域与生产批文集中化的同时，小微企业也在蓬勃发展，2020年小微企业数量占行业总数的99.39%，未来在MAH制度政策鼓励下将会有更多的小微企业拔地而起。同质化竞争与部分药品存在短缺风险成为不容忽视的行业发展问题点，部分易仿产品批文数以百计甚至千计，但以小微企业为生产单位的部分原料药存在缺货风险。创新升级加速与源头创新不足的碰撞引发各界的思考与忧虑。虽然中国化学药企业研发投入逐年加大，以沪深市场来看，2020年化学药企业研发投入总额达264.24亿元，创历史新高，同比增长13.76%，但是仍存在创新程度较低的问题，基础研究投入比例偏低、靶点研究种类少且以追随为主等问题都亟待解决。

仿制药与新药开发两重天，对比来看，在集采控费及参比制剂难寻等多种因素影响下，仿制药一致性评价参评热度有所下降，而新药临床和上市申请占比有所提高，创新药申请数量持续走高，在新药整体申请数中的占比不断扩大，一定程度上说明了中国企业对高质量创新的青睐。随着政策深化及产业完善，创新化学药将显著受益，未来发展前景可期。

而在进口替代与进口依赖上，集采通过“以价换量”的形式不但起到控费作用，也对厂牌替代甚至进口替代起到重要推动作用，而进口依赖对集采药品供应又形成潜在威胁。在前20分析中，企业市场份额和品种份额有增有减，同时外企在中国化学药市场渗透率有所扩大，进口产品市场份额有所上升。

未来，化学药行业将在量与质的不断碰撞中找到平衡，企业也将在行业洗牌中找到适合自己发展的生存之路。

一、化学药发展基本现状

近年来，叠加外贸形势、环保监测以及流通、采购和使用端一系列政策调控影响，中国化学药行业处于转型升级关键期。整体看来，化学药市场规模虽扩大但市场增速逐年下降，并始终低于医药产业整体规模增速，市场份额持续下滑。2016年，中国化学药市场规模破9千亿元，增速为6.72%，市场份额为61.79%，2020年市场规模近9500亿元，受疫情影响，增速为负，市场份额已降至54.89%，较5年前下滑近7个百分点（图3-1）。

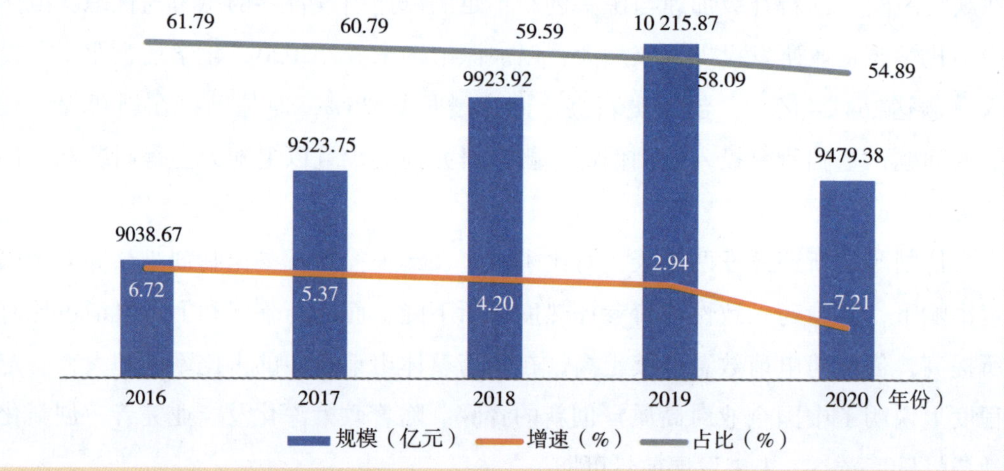

图3-1　2016—2020年中国化学药市场规模、增速及在医药产业中的占比
（数据来源：中国医药工业信息中心。）

2016—2020年，化学药医院市场规模最大的五个领域皆为抗肿瘤药及免疫调节剂、全身用抗感染药、消化道和新陈代谢用药、神经系统用药和心血管系统用药。但五大治疗领域排位发生变更，如2016年市场规模排名首位的是全身

用抗感染药，市场份额为17.56%，其次是抗肿瘤药及免疫调节剂，市场份额为15.21%，到2020年，抗肿瘤药及免疫调节剂已跃居首位，市场份额为19.25%，全身用抗感染药退居第二位，市场份额为15.01%（图3-2、图3-3）。治疗领域市场份额排位变化的主要原因是经过多年的发展，大众卫生健康水平的提升致使抗感染市场萎缩，我国医疗市场由低端治疗走向高端治疗，从治“易病”走到了治“难病”。

从前五大治疗领域可以一窥中国化学药医院市场规模增速的具体表现：抗肿瘤药及免疫调节剂、全身用抗感染药、消化道和新陈代谢用药、神经系统用药和心血管系统用药在5年间都有不同程度的增速下滑，2017年、2018年尤为明显，2019年由于有众多新产品上市且医保准入药品数量增多，相关治疗领域市场销售额有所提升，2020年因新冠肺炎疫情影响，各治疗领域销售额皆为负增长（图3-4）。

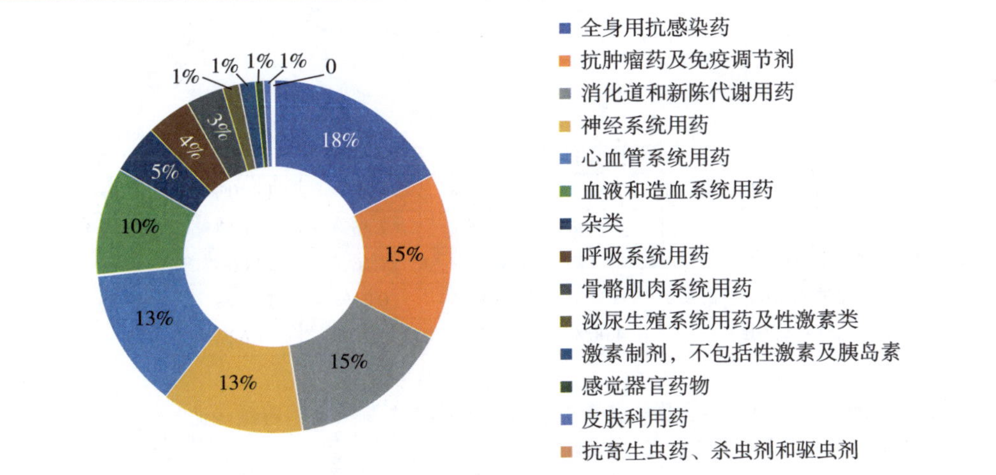

图3-2　2016年中国化学药各治疗领域样本医院市场份额
（数据来源：PDB，中国医药工业信息中心。）

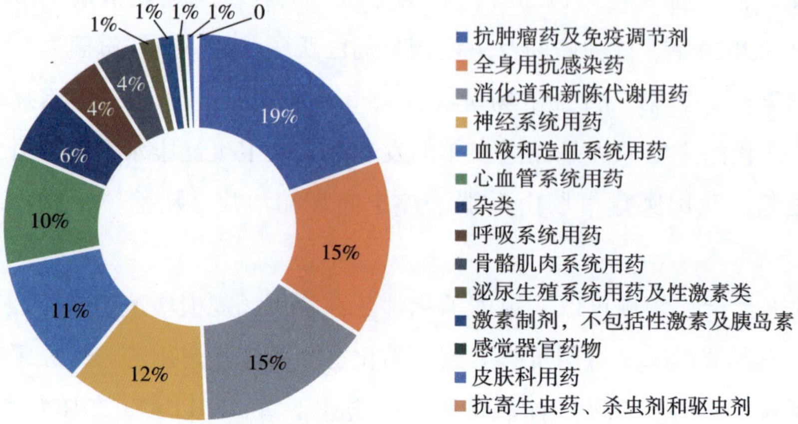

图3-3　2020年中国化学药各治疗领域样本医院市场份额
（数据来源：PDB，中国医药工业信息中心。）

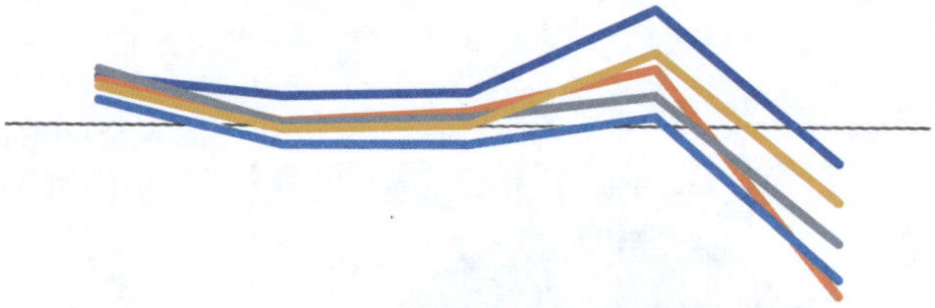

	2016年	2017年	2018年	2019年	2020年
抗肿瘤药及免疫调节剂	7.57%	4.66%	5.28%	18.20%	-5.48%
全身用抗感染药	6.99%	0.71%	2.33%	9.04%	-25.91%
神经系统用药	8.71%	0.44%	1.46%	4.86%	-17.80%
消化道和新陈代谢用药	6.02%	-0.45%	0.21%	11.51%	-11.53%
心血管系统用药	4.00%	-2.89%	-2.79%	1.62%	-23.39%

图3-4　2016—2020年中国化学药前五治疗领域样本医院市场销售额增速
（数据来源：PDB，中国医药工业信息中心。）

二、企业地域和头部属性明显，同时小微企业焕发生机

（一）企业地域与生产批文集中化

化学药是中国医药产业的重要组成部分。截至2020年12月31日，全国共有化学药生产企业3519家，占医药工业企业总数的45.76%，在所有药品类别中位居第二（次于中药）。江苏、广东、山东是化学药生产企业最密集的三个省份（表3-1）。

表3-1　中国化学药生产企业地域分布

地区及兵团	企业数
江苏	394
广东	257
山东	247
四川	197
吉林	196
湖北	191
河北	172
河南	153
辽宁	137
安徽	127
黑龙江	120
江西	116
北京	114
上海	114
浙江	113

续　表

地区及兵团	企业数
广西	102
山西	93
湖南	90
云南	84
海南	79
天津	65
重庆	63
福建	61
贵州	60
陕西	60
内蒙古	47
甘肃	29
新疆	15
青海	11
宁夏	11
西藏	1
新疆兵团	0
合计	3519

（数据来源:《2020年度药品监管统计年报》，中国医药工业信息中心。）

生产批文方面，截至2020年12月31日，中国共有化学药生产批文6万余件，其中广东为批文第一大省，批文数占全国的10.54%，其次为山东和江苏，两省批文数皆超5千件（表3-2）。

表3-2　中国化学药生产批文地域分布

地区及兵团	批文数
广东	6460
山东	5267

续 表

地区及兵团	批文数
江苏	5080
四川	4577
河北	4551
山西	3190
北京	3140
湖北	3031
浙江	2937
辽宁	2897
黑龙江	2487
海南	2476
重庆	2421
陕西	2160
云南	1831
江西	1604
湖南	1543
天津	1042
福建	1007
内蒙古	942
广西	751
贵州	562
吉林	448
甘肃	397
河南	182
宁夏	172
新疆	134
上海	10
青海	8
西藏	1
总计	61 308

（数据来源：CPM，中国医药工业信息中心。）

前20企业批文数总计6669件，占全国总数的10.88%。华润双鹤、石药欧意、西南药业位列前三名（表3-3）。

表3-3 中国化学药批文数前20企业

企业名称	有效批文数（件）
华润双鹤药业股份有限公司	692
石药集团欧意药业有限公司	524
西南药业股份有限公司	474
甘肃兰药药业有限公司	408
瑞阳制药股份有限公司	358
辰欣药业股份有限公司	337
四川科伦药业股份有限公司	321
东北制药集团沈阳第一制药有限公司	320
华北制药股份有限公司	318
成都第一制药有限公司	312
齐鲁制药有限公司	311
重庆科瑞制药（集团）有限公司	310
天方药业有限公司	290
广州白云山医药集团股份有限公司白云山制药总厂	289
成都倍特药业股份有限公司	286
上海上药信谊药厂有限公司	286
江苏吴中医药集团有限公司苏州制药厂	285
昆药集团股份有限公司	279
开封制药（集团）有限公司	273
山东罗欣药业集团股份有限公司	270

（数据来源：CPM，中国医药工业信息中心。）

集中化还体现在化学药MAH（Marketing Authorization Holder，上市许可持有人）情况上。持有MAH化学药批准文号数前10企业都为大型企业，其中河北企业占据4席（表3-4）。

表3-4　持有MAH化学药批准文号数前10企业信息

企业名称	持有批准文号数	企业所在省市
石药集团欧意药业有限公司	369	河北
华润双鹤药业股份有限公司	335	北京
西南药业股份有限公司	274	重庆
华北制药股份有限公司	241	河北
石家庄四药有限公司	190	河北
桂林南药股份有限公司	167	广西
广西南宁百会药业集团有限公司	154	广西
石药集团中诺药业（石家庄）有限公司	149	河北
国药集团武汉中联四药药业有限公司	142	湖北
成都第一制药有限公司	141	四川

（数据来源：CPM，中国医药工业信息中心。）

（二）小微企业增强市场活力

基于创新药企研发成果转化困难、动力不足、创新水平不高等问题，秉持鼓励创新、支持成果转化、质量源于设计（quality bydesigh，QbD）的理念，MAH制度应运而生。其重点是解决小微企业研发能力强但商业化和成果转化能力弱、基础生产设施不齐全等问题。

2016年5月，国务院办公厅印发《药品上市许可持有人制度试点方案》，在北京、上海、江苏等10个省（市）开展药品上市许可持有人制度试点。以上海为例，2016年7月上海市食品药品监督管理局（简称食药监局）开始全力推进MAH制度改革试点落地，制订《上海市开展药品上市许可持有人制度试点工作实施方案》，并发布了《药品上市许可持有人申请办事指南》。同年10月，上海公布首批试点品种名单。9家药物研发机构、11家药品生产企业递交了12个品种的申请资料参加药品上市许可持有人制度改革试点工作（表3-5）。

2018年9月4日，和黄医药研发的呋喹替尼正式获批上市，这是通过MAH试点在上海上市的第一个创新药，也是中国首款自主研发的抗结直肠癌新药。从2016年呋喹替尼进入上海市食药监局MAH制度首批试点名单，到2017年5月公司以MAH申请人身份递交新药上市申请，再到2018年9月呋喹替尼上市申请获批，总共用时不到3年时间，极大缩短了新药上市的时间。未来在MAH制度政策优势下，将会有更多的首创型药物研发企业拔地而起。

表3-5　上海药品上市许可持有人（MAH）制度改革试点品种

批次	试点品种	申请人
第一批	BGB-A317注射液	百济神州
	HMS5552及其片剂	华领医药
	丙氨酸布立尼布	再鼎医药
	ZL-2303盐酸盐	再鼎医药
	培美曲塞二钠及其注射剂	上海创诺制药
	呋喹替尼及其胶囊剂	和黄医药
	孟鲁司特钠咀嚼片	上海安必生制药
	孟鲁司特钠片	上海安必生制药
	莫米松福莫特罗吸入气雾剂	上海欧米尼医药
	沙美特罗氟替卡松吸入粉雾剂	上海欧米尼医药
	复方α-酮酸片	上海秀新臣邦
	谷美替尼及其片剂	上海海和
第二批	ZL-2306对甲苯磺酸盐一水合物	再鼎医药
	CMAB807注射液	上海迈泰亚博生物
	糠酸莫米松乳膏	拜耳
	ZL-2302片	再鼎医药
	HMPL004-6599	和黄医药
	CAN008注射液	北海康成
	氯雷他定片	拜耳
	盐酸左旋沙丁胺醇吸入溶液	上海方予健康医药
	利奈唑胺片	上海迪赛诺
	盐酸厄洛替尼	上海创诺制药
	吉非替尼	上海创诺制药
	丙酸氟替卡松鼻喷雾剂	上海百安制药
	骨化三醇软膏	上海通用药业

（数据来源：中国医药工业信息中心。）

将化学药企业按销售额规模均分为四个层级，2016年规模由高到低的企业数量占比分别为0.08%、0.19%、0.83%和98.90%，其中11.80%的企业占据80%的市场销售额；2020年相应为0.04%、0.20%、0.37%和99.39%，其中11.84%的企业占据80%的市场销售额（图3-5）。

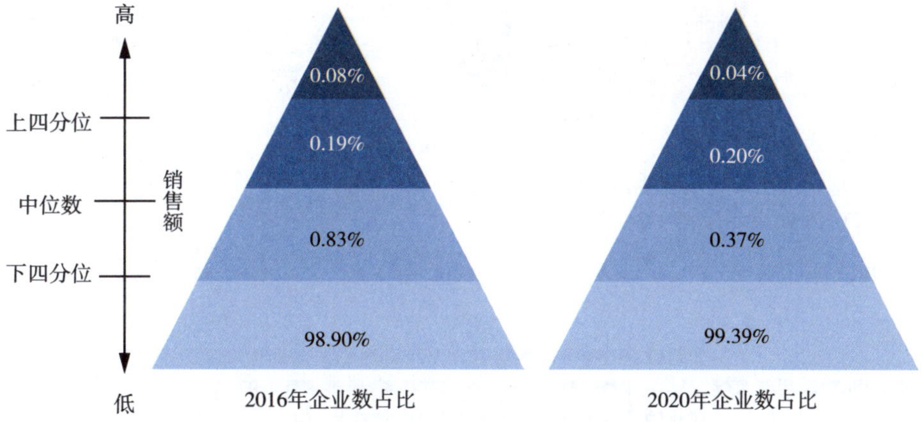

图3-5　2016年与2020年化学药按样本医院市场销售额规模划分的企业数比例比较
（数据来源：PDB，中国医药工业信息中心。）

三、高度同质化与短缺并存

中国化学药存在严重的同质竞争，葡萄糖、磺胺甲噁唑+甲氧苄啶等易仿产品批文数以百计。以基本药物为例，16.28%化学药品种生产批文数超50件；葡萄糖、磺胺甲噁唑+甲氧苄啶、氯化钠等生产同质化严重，批文数量达千件左右（图3-6、图3-7）。

小微企业为中国基药原料药供应主体，企业数量占国产基药原料药企的59%（图3-8）。氨磺必利、胺碘酮、苄丝肼、碘化油等19种国产原料药只有小微企业在生产，存在一定的缺货可能。

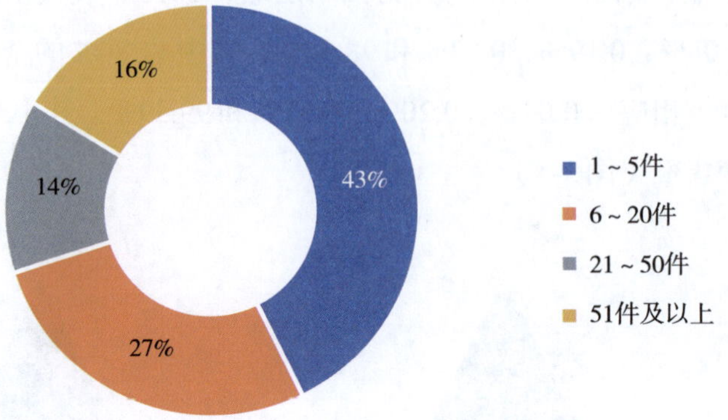

图3-6　基本药物中化学药生产批文数量分布
（数据来源：CPM，中国医药工业信息中心。）

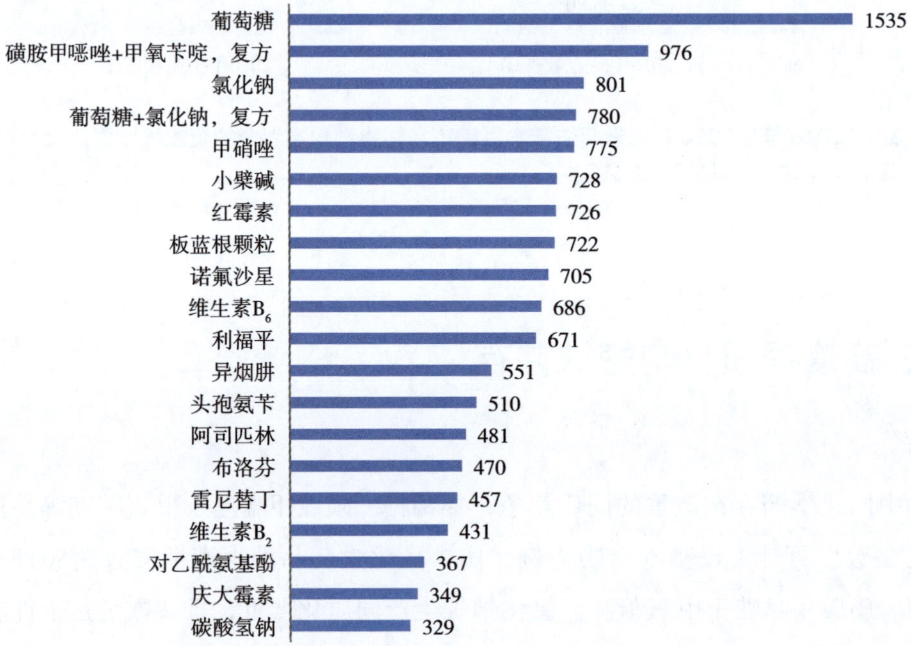

图3-7　基本药物生产批文数量前20的化学药
（数据来源：CPM，中国医药工业信息中心。）

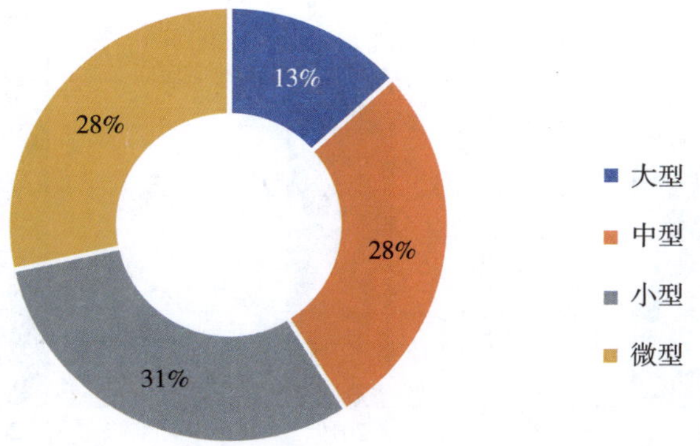

图3-8 857家国产原料药生产企业规模分布[①]
（数据来源：PDB，中国医药工业信息中心。）

四、创新升级加速，源头创新不足

（一）研发投入与研发强度逐年增大

世事变迁，中国制药企业已站在仿制到创新的转折点上。创新跑道的参与者越来越多，创新投入越来越大。2020年，中国沪深两市上市化学药企业研发投入总额达264.24亿元，为历史新高，较2019年增长13.76%。近三年企业研发强度稳步提高，2020年为6.26%，较2019年提高0.95个百分点，较2018年提高1.75个百分点（图3-9）。

（二）基础研究薄弱，部分研发赛道拥挤

尽管重大专项、新药快速审评、医保准入谈判等政策持续激励促进着中国药品创新，但中国药品创新程度较低，以me-too为主，究其原因是源头创新力量不足。基础研究阶段对原创类药物的成功研发具有重要的作用，“从无到有”发现、

① 截至2020年10月21日。

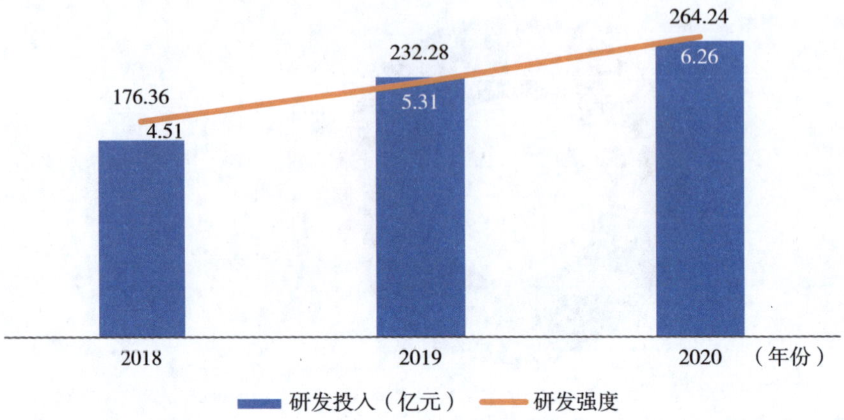

图3-9　2018—2020年中国沪深两市上市化学药企业研发投入与研发强度
（数据来源：中国医药工业信息中心。）

论证新靶标是创新药物研发的源头，是开发first-in-class药物的必备要素。first-in-class药物以先发优势开辟占有大量市场，后续跟随模仿类药物难以撼动。目前中国医药基础研究投入比例偏低，靶点研究种类少，在研靶点以追随为主，且不说追随研究的经济效益空间有限，部分靶点扎堆研发的现象将致使大量研发资源的浪费。

表3-6　中国开发药物数前5的化学抗肿瘤药靶点信息①

靶点简称②	中国上市和临床在研药品数量
EGFR	34
HER2	15
CDK	18
BTK	15
KRAS	14

（数据来源：CPM，中国医药工业信息中心。）

① 截至2020年10月21日。

② EGFR，表皮生长因子受体；CDK，周期蛋白依赖性激酶；BTK，布鲁顿酪氨酸激酶；KRAS，Kirsten大鼠肉瘤病毒癌基因同源物。

五、仿制药与新药开发两重天

（一）仿制药一致性评价参评热度下降

由于历史原因，中国部分仿制药质量和疗效不及原研药，不仅造成一定医疗费用浪费，而且在专利期过后仿制药仍难撼动其临床地位和价格高位。为此自2015年开始，中国拉开了仿制药一致性评价的大幕，仿制药的审评审批要求由“仿已有国家标准的药品”调整为以原研药作为参比制剂“仿与原研药质量和疗效一致的药品”。

自2017年正式实施以来，化学仿制药一致性评价参评企业与品种数量逐年提升，截至2020年12月31日，共有1705个（按批准文号/注册证号计）药品过评/视同过评。进口产品也加大参与度，2020年，共有35个进口品种（按注册证号计）过评，是2017—2019年总和的3.5倍（图3-10）。

截至2020年12月31日，中国共有325种药品（按通用名计）过评/视同过评，按剂型统计口服制剂250种，注射剂77种，其他剂型19种（图3-11、表3-7）。

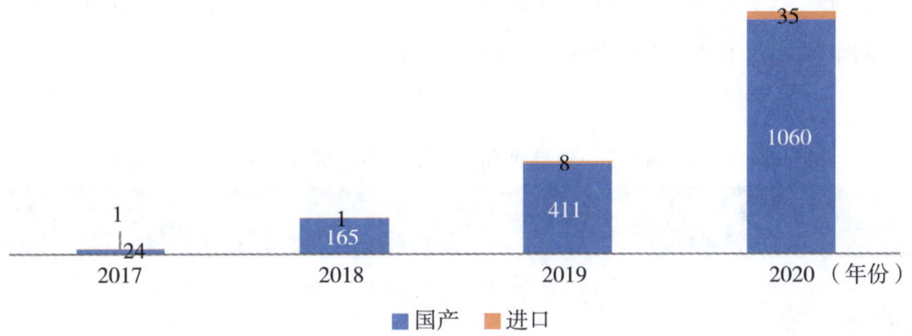

图3-10　2017—2020年化学仿制药一致性评价过评/视同过评产品数量（按批准文号/注册证号计）

（数据来源：CPM，中国医药工业信息中心。）

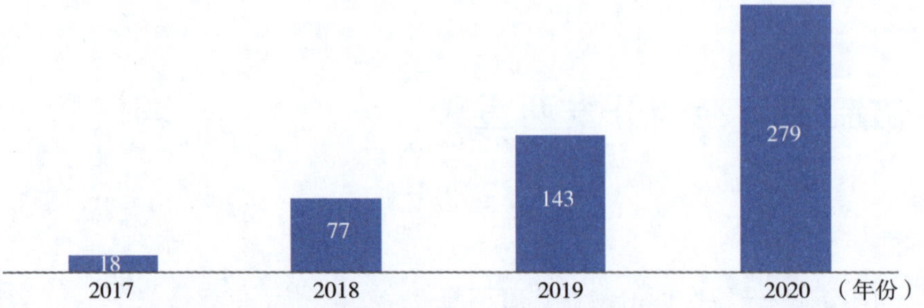

图 3-11　2017—2020 年化学仿制药一致性评价过评/视同过评情况（按通用名计）
（数据来源：CPM，中国医药工业信息中心。）

表 3-7　中国仿制药一致性评价过评/视同过评剂型分布情况[①]

给药途径	批准文号/注册证号计数	药品通用名计数
口服	1438	250
注射	230	77
其他	37	19

（数据来源：CPM，中国医药工业信息中心。）

神经系统用药、消化道和新陈代谢用药、全身用抗感染药是过评/视同过评品种的主要治疗领域，三个领域的过评/视同过评品种占总数的47.38%（表3-8）。临床需求同样较多的皮肤科用药、呼吸系统用药过评数量甚少。各企业仿制药一致性评价过评/视同过评情况如表3-9、表3-10所示。

表 3-8　中国仿制药一致性评价过评/视同过评治疗领域分布情况[②]

治疗领域	批准文号/注册证号	药品数量（通用名计）
神经系统用药	275	53
消化道和新陈代谢用药	277	51
全身用抗感染药	369	50

① 查询截至2020年12月31日。
② 查询截至2020年12月31日。

续 表

治疗领域	批准文号/注册证号	药品数量（通用名计）
心血管系统用药	274	44
抗肿瘤药及免疫调节剂	127	35
呼吸系统用药	104	25
骨骼肌肉系统用药	94	19
血液和造血系统用药	73	16
泌尿生殖系统用药及性激素类	70	14
激素制剂，不包括性激素及胰岛素	10	6
杂类	11	5
感觉器官药物	14	4
皮肤科用药	6	2
抗寄生虫药、杀虫剂和驱虫剂	1	1

（数据来源：CPM，中国医药工业信息中心。）

表3-9 各企业中国仿制药一致性评价过评/视同过评品种数量

企业名称	批准文号/注册证号	药品通用名
齐鲁制药有限公司	66	36
石药集团欧意药业有限公司	55	31
浙江华海药业股份有限公司	40	20
正大天晴药业集团股份有限公司	36	28
江苏豪森药业集团有限公司	34	20
四川科伦药业股份有限公司	34	20
扬子江药业集团有限公司	27	19
广东东阳光药业有限公司	24	10
成都倍特药业股份有限公司	23	17
齐鲁制药（海南）有限公司	23	11
江苏恒瑞医药股份有限公司	22	18
香港澳美制药厂有限公司	22	5
深圳信立泰药业股份有限公司	21	12
北京福元医药股份有限公司	19	14

续 表

企业名称	批准文号/注册证号	药品通用名
南京正大天晴制药有限公司	19	15
宜昌人福药业有限责任公司	19	14
东莞市阳之康医药有限责任公司	17	7
重庆药友制药有限责任公司	17	9
成都苑东生物制药股份有限公司	16	9
湖南科伦制药有限公司	15	9
山东罗欣药业集团股份有限公司	15	9
浙江京新药业股份有限公司	15	9
山东新华制药股份有限公司	14	8
江苏恩华药业股份有限公司	13	5
湖南千金湘江药业股份有限公司	12	9
杭州中美华东制药有限公司	11	8
江苏天士力帝益药业有限公司	11	8
浙江海正药业股份有限公司	11	9
北京四环制药有限公司	10	5
常州制药厂有限公司	10	5
海南先声药业有限公司	10	7
华中药业股份有限公司	10	10

（数据来源：CPM，中国医药工业信息中心。）

表3-10 中国仿制药一致性评价过评/视同过评企业数超10家的品种

药品通用名	过评企业数（去重）
二甲双胍	51
氨氯地平	39
蒙脱石	24
阿莫西林	21
恩替卡韦	21
氨溴索	20
替诺福韦	19

续 表

药品通用名	过评企业数（去重）
瑞舒伐他汀	18
布洛芬	18
对乙酰氨基酚	16
头孢氨苄	15
莫西沙星	15
头孢呋辛	14
左乙拉西坦	14
卡托普利	14
左氧氟沙星	13
阿托伐他汀	12
奥氮平	11
孟鲁司特	11
头孢拉定	11
氯吡格雷	11
异烟肼	11
他达拉非	10
格列美脲	10
替格瑞洛	10
阿奇霉素	10
曲美他嗪	10
左西替利嗪	10

（数据来源：CPM，中国医药工业信息中心。）

带量采购严格控制了同品规药品中标企业数量，一定程度上缓解了中国医药产业长期以来存在的同质化竞争问题，企业对一致性评价参评趋于理性。2018年，一致性评价单品种平均申报企业数（按药品通用名计）为2.4家，较2017年提高71.43%，而随着2018年底集采的初步推进，2019年参评热度增势不及当年，单品种平均申报企业数（按药品通用名计）与2018年持平，单品种平均申报企业数（按商品名计）略低于2018年。到2020年，同品种申报企业数已降至2家以内（表3-11）。

表3-11　一致性评价申报品种数及单品种申报企业情况

年份	按药品通用名计		按商品名计	
	药品数	单品种平均申报企业数	药品数	单品种平均申报企业数
2017	18	1.4	41	1.3
2018	77	2.4	214	2.2
2019	143	2.4	311	2.1
2020	279	1.4	363	1.0

（数据来源：中国医药工业信息中心。）

一致性评价参评热度下降，究其原因，一是随着2018年底集采的初步推进，药企出于一致性评价＋集采后产品结构性降价是否会影响企业经营现状、医生在临床上更愿意选择原研药这一情况在一致性评价开展进程中是否取得明显改观等顾虑，使得企业对参评持谨慎观望态度。二是部分药企寻找参比制剂难度高和高成本也是降低仿制药一致性评价参评热度维持的重要影响因素。

（二）新药临床试验和上市申请占比提高

临床试验申请方面，受政策影响，2016—2020年中国化学药新药临床试验申请数量波动起伏，近两年开始稳步提升（图3-12）。其中，创新药临床试验申请数

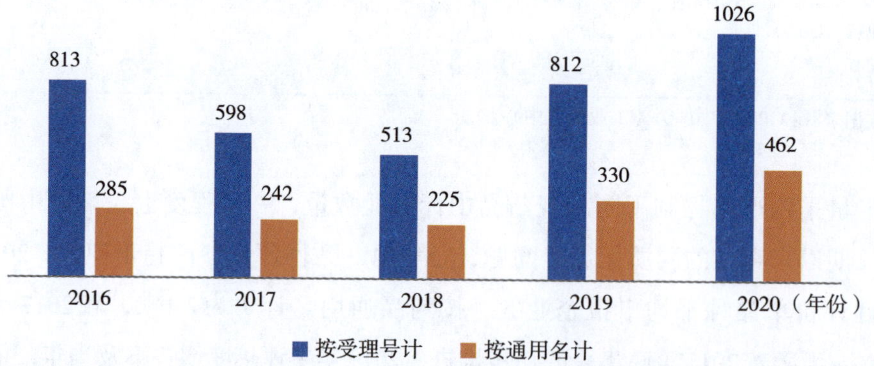

图3-12　2016—2020年中国CDE受理的化学药新药临床试验申请数量
（数据来源：CPM，中国医药工业信息中心。）

量持续走高，在新药整体申请数中的占比不断扩大，2020年达69.26%，一定程度上说明了中国企业对高质量创新的青睐（图3-13）。

新药上市方面，自2015年药审改革以来，中国新药上市在冷清一年后，开始恢复生机。2020年，化学药新药上市申请129个（按通用名计），近5年的年复合增长率达28.04%（图3-14）。申请上市的化学药新药中，创新药比重也逐年增加，2020年共有20个创新药（按通用名计）申请上市，占总数的15.50%（图3-15）。

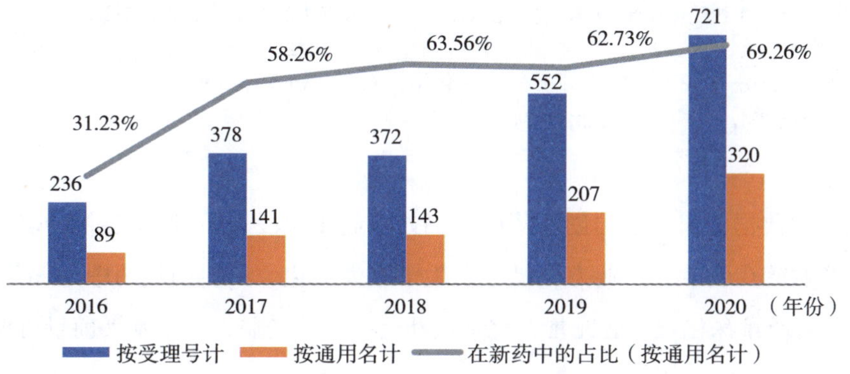

图3-13 2016—2020年中国CDE受理的化学药创新药临床试验申请数量
（数据来源：CPM，中国医药工业信息中心。）

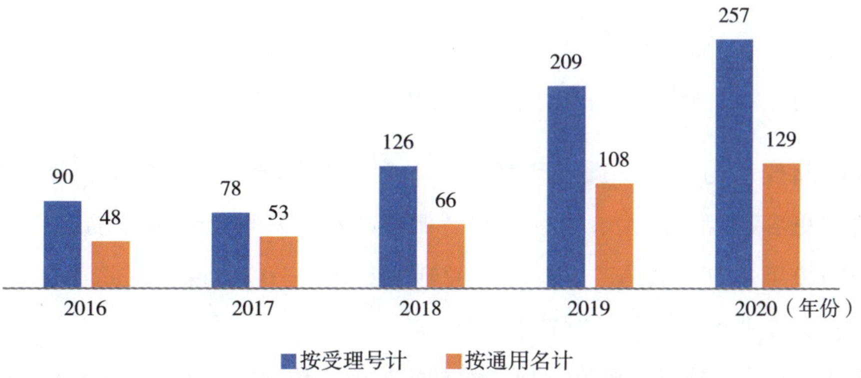

图3-14 2016—2020年中国CDE受理的化学药新药上市申请数量
（数据来源：CPM，中国医药工业信息中心。）

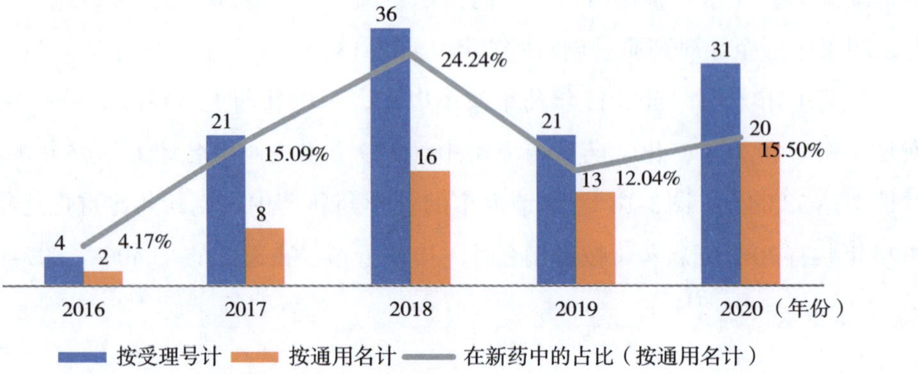

图3-15　2016—2020年中国CDE受理的化学创新药上市申请数量
（数据来源：CPM，中国医药工业信息中心。）

从上述数据可知，中国创新药研发仍处于起步阶段。不过，在过去几年，中国创新药产业链在政策和产业方面已经发生了重大变化。目前创新药中大部分还是化学药，随着政策深化及产业完善，化学创新药将显著受益，未来发展前景可期。

六、前20企业市场份额扩大，品种份额降低

（一）前20企业市场份额扩大，外企加大渗透

在不断变革的宏观、微观环境下，大型企业基于信息、技术、资本等各方面的优势更容易规避风险、抓住机遇、调整战略，实现企业体量的进一步扩大。2016—2020年是中国医药产业外部环境剧烈变化的一段时期，在此背景下，化学药领域前20企业市场份额持续扩大，2020年达34.62%（图3-16）。

前20企业中，辉瑞、阿斯利康、恒瑞牢据前三位。2016年，国内企业和外资企业在市场份额上平分秋色，且国内企业市场份额略高于外资企业，2017年后国内企业市场份额逐年缩减，2020年降为44.23%，外资企业占据过半市场（图3-17、表3-12）。

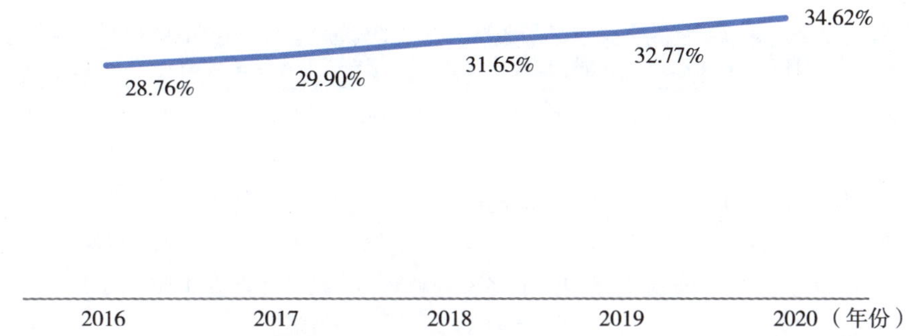

图3-16　2016—2020年中国化学药样本医院市场销售额前20企业市场份额变化
［数据来源：药物综合数据库（PDB），中国医药工业信息中心。］

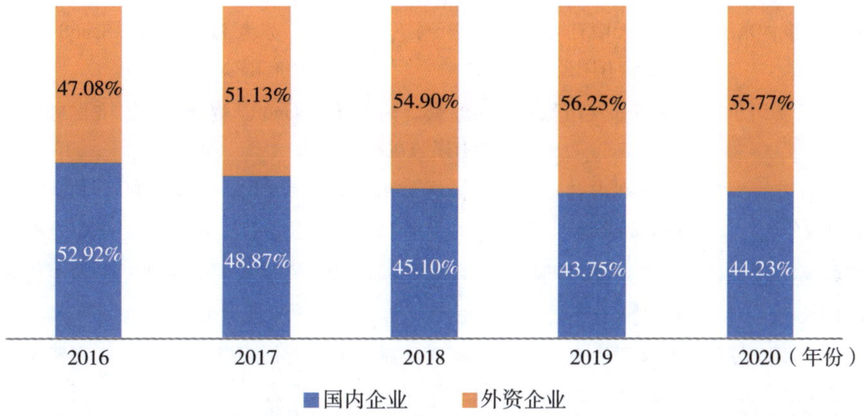

图3-17　2016—2020年中国化学药样本医院市场销售额前20企业国内和外资企业份额变化
（数据来源：PDB，中国医药工业信息中心。）

表3-12　2016—2020年中国化学药样本医院市场销售额前20企业变化

序号	2016年	2017年	2018年	2019年	2020年
1	Pfizer（辉瑞）	Pfizer（辉瑞）	Pfizer（辉瑞）	Pfizer（辉瑞）	AstraZeneca（阿斯利康）
2	AstraZeneca（阿斯利康）	AstraZeneca（阿斯利康）	AstraZeneca（阿斯利康）	AstraZeneca（阿斯利康）	Pfizer（辉瑞）

续 表

序号	2016年	2017年	2018年	2019年	2020年
3	江苏恒瑞医药股份有限公司	江苏恒瑞医药股份有限公司	江苏恒瑞医药股份有限公司	江苏恒瑞医药股份有限公司	江苏恒瑞医药股份有限公司
4	齐鲁制药有限公司	Bayer（拜耳）	Bayer（拜耳）	Bayer（拜耳）	扬子江药业集团有限公司
5	Bayer（拜耳）	齐鲁制药有限公司	扬子江药业集团有限公司	扬子江药业集团有限公司	Bayer（拜耳）
6	Novartis（诺华）	Novartis（诺华）	Novartis（诺华）	Novartis（诺华）	Novartis（诺华）
7	扬子江药业集团有限公司	扬子江药业集团有限公司	MSD（默沙东）	MSD（默沙东）	MSD（默沙东）
8	正大天晴药业集团股份有限公司	MSD（默沙东）	正大天晴药业集团股份有限公司	正大天晴药业集团股份有限公司	正大天晴药业集团股份有限公司
9	MSD（默沙东）	正大天晴药业集团股份有限公司	齐鲁制药有限公司	江苏豪森药业集团有限公司	Sanofi（赛诺菲）
10	Sanofi（赛诺菲）	Sanofi（赛诺菲）	江苏豪森药业集团有限公司	Sanofi（赛诺菲）	齐鲁制药有限公司
11	北京泰德制药股份有限公司	江苏豪森药业集团有限公司	Sanofi（赛诺菲）	齐鲁制药有限公司	江苏豪森药业集团有限公司
12	江苏豪森药业集团有限公司	北京泰德制药股份有限公司	北京泰德制药股份有限公司	杭州中美华东制药有限公司	杭州中美华东制药有限公司
13	江苏奥赛康药业股份有限公司	上海罗氏制药有限公司	上海罗氏制药有限公司	上海罗氏制药有限公司	上海罗氏制药有限公司
14	赛诺菲（杭州）制药有限公司	赛诺菲（杭州）制药有限公司	杭州中美华东制药有限公司	Fresenius Kabi（费森尤斯卡比）	Boehringer Ingelheim（勃林格殷格翰）
15	北京双鹭药业股份有限公司	江苏奥赛康药业股份有限公司	Fresenius Kabi（费森尤斯卡比）	北京泰德制药股份有限公司	Fresenius Kabi（费森尤斯卡比）
16	四川科伦药业股份有限公司	Lilly（礼来）	赛诺菲（杭州）制药有限公司	Boehringer Ingelheim（勃林格殷格翰）	石药集团恩必普药业有限公司
17	吉林四环制药有限公司	杭州中美华东制药有限公司	南京绿叶制药有限公司	石药集团欧意药业有限公司	Lilly（礼来）
18	上海罗氏制药有限公司	Fresenius Kabi（费森尤斯卡比）	Boehringer Ingelheim（勃林格殷格翰）	四川科伦药业股份有限公司	四川科伦药业股份有限公司

续 表

序号	2016年	2017年	2018年	2019年	2020年
19	Lilly（礼来）	四川科伦药业股份有限公司	江苏奥赛康药业股份有限公司	石药集团恩必普药业有限公司	石药集团欧意药业有限公司
20	中美上海施贵宝制药有限公司	南京绿叶制药有限公司	Lilly（礼来）	Lilly（礼来）	宜昌人福药业有限责任公司

［数据来源：药物综合数据库（PDB），中国医药工业信息中心。］

与2016年相比，2020年前20企业清单新入6家（国内4家，国外2家），淘汰6家（国内4家，国外2家），排名上升共有7家，不变有4家，下降共有3家。

长期来看，创新驱动仍是企业发展的主旋律。近期来看，2018年底至今化学药受集采影响较大，随着集采趋于常态化，企业自身发展方向或有所改变，行业也有望向具备资金、成本、规模和产业链一体化优势的头部企业集中。

从前20排名来看，位居头部如辉瑞、阿斯利康、恒瑞、拜耳、默沙东、赛诺菲等老牌企业创新属性明显，排位稳定，强有力的产品支撑是其长期占榜的主要因素。值得注意的是，勃林格殷格翰自2018年上榜至今由18上升至14位，公司高度重视研发，2020年研发总支出达37亿欧元，占净销售额的18.9%，其用于治疗2型糖尿病的恩格列净片（商品名：欧唐静）连续4年成为该公司人用药品业务中全球销量最高的产品，抗纤维化创新靶向药物乙磺酸尼达尼布软胶囊（商品名：维加特）净销售额达到20.6亿欧元，同比增长41%，成为勃林格殷格翰第二大收入来源。2020年，人福药业凭借麻醉药细分市场首次挤进榜单，同年阿芬太尼国内首家上市，该公司成为国内唯一芬太尼全系列产品研发生产企业和亚洲最大麻醉药品研发生产基地，创新药注射用苯磺酸瑞马唑仑获批上市，打破了国内外镇静药物领域近30年无创新药上市的局面。扬子江的地佐辛注射液替代性明显是其排位提升的主要因素。石药集团恩必普凭借其主营品种丁苯酞业绩提升进入榜单。以仿制药起家的恒瑞医药2019年宣布停止大批仿制药研发并致力于创新药研发。未来以创新药物研发为主、拥有自主知识产权、自主生产管线成熟的化学药企业将继续占据榜单。

（二）前20品种份额降低，进口品种份额上升

伴随着越来越多的新产品上市，中国化学药领域市场竞争日益激烈，前20品种所占市场份额逐年下降，2020年为17.30%，较2016年下降了2.2个百分点（图3-18）。

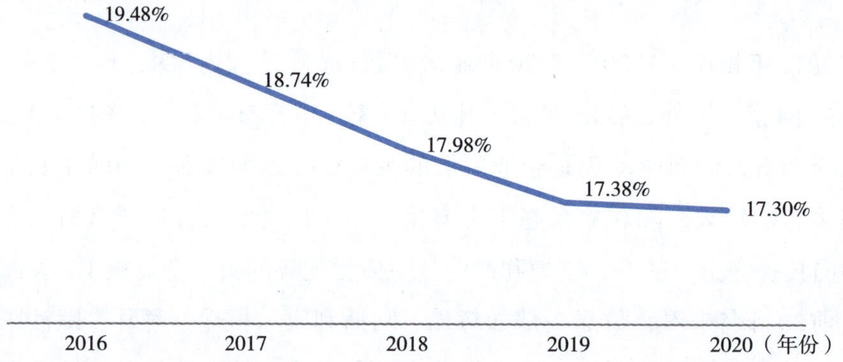

图3-18　2016—2020年中国化学药样本医院市场销售额前20品种市场份额变化

（数据来源：PDB，中国医药工业信息中心。）

在前20品种市场份额逐年下降的同时，前20中进口产品市场份额却呈上升态势，2015年为9.62%，2020年达22.24%（图3-19）。

从前20品种来看，近几年主要治疗领域仍集中在消化系统及代谢药、心血管系统药物、抗肿瘤和免疫调节剂，慢性病用药仍是重点。扬子江的地佐辛注射液近几年上升趋势明显，与2016年相比排名上升14位，较阿斯利康的吸入用布地奈德混悬液替代性明显。其余品种中，紫杉醇、美罗培南、氨基酸（复方）和伏立康唑排名上升，泮托拉唑和多西他赛排名下降，氯化钠、培美曲塞排名保持不变。与2016年相比，单唾液酸四己糖神经节苷脂、前列地尔、奥拉西坦、阿托伐他汀等11个品种退出排位，取而代之的是丁苯酞、他克莫司、头孢哌酮＋舒巴坦（复方）、艾司奥美拉唑等。受扩围集采于2019年底开始执行的影响，2020年氯吡格雷、阿托伐他汀两个超百亿品种排名大幅下滑而退出排位（表3-13）。

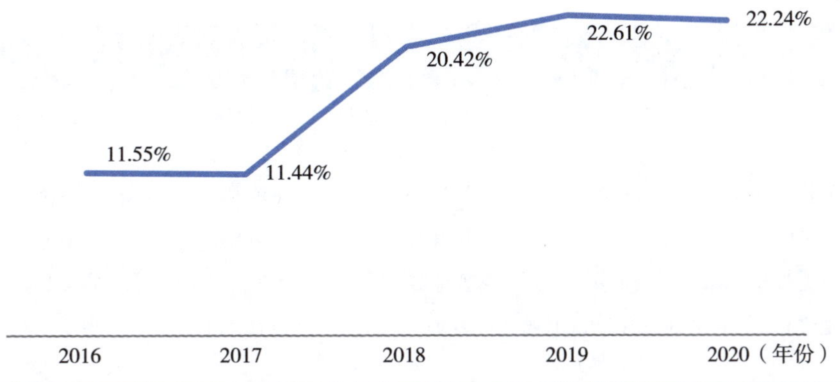

图3-19　2016—2020年中国化学药样本医院市场销售额前20品种进口产品市场份额变化
［数据来源：药物综合数据库（PDB），中国医药工业信息中心。］

表3-13　2016—2020年中国化学药样本医院市场销售额前20品种清单变化

序号	2016年	2017年	2018年	2019年	2020年
1	氯化钠	氯化钠	氯化钠	氯化钠	氯化钠
2	单唾液酸四己糖神经节苷脂	氯吡格雷	阿托伐他汀	紫杉醇	紫杉醇
3	氯吡格雷	阿托伐他汀	氯吡格雷	地佐辛	地佐辛
4	前列地尔	紫杉醇	紫杉醇	美罗培南	美罗培南
5	奥拉西坦	恩替卡韦	美罗培南	阿托伐他汀	丁苯酞
6	阿托伐他汀	单唾液酸四己糖神经节苷脂	地佐辛	氯吡格雷	他克莫司
7	恩替卡韦	美罗培南	恩替卡韦	伏立康唑	头孢哌酮＋舒巴坦，复方
8	泮托拉唑	前列地尔	伏立康唑	莫西沙星	艾司奥美拉唑
9	磷酸肌酸	泮托拉唑	泮托拉唑	头孢哌酮＋舒巴坦，复方	奥希替尼
10	兰索拉唑	奥拉西坦	莫西沙星	哌拉西林＋他唑巴坦，复方	氨基酸，复方
11	紫杉醇	磷酸肌酸	培美曲塞	艾司奥美拉唑	伏立康唑
12	美罗培南	地佐辛	头孢哌酮＋舒巴坦，复方	泮托拉唑	碘克沙醇

续　表

序号	2016年	2017年	2018年	2019年	2020年
13	胸腺五肽	兰索拉唑	哌拉西林＋他唑巴坦，复方	培美曲塞	哌拉西林＋他唑巴坦，复方
14	氨基酸，复方	伏立康唑	奥拉西坦	丁苯酞	雷贝拉唑
15	奥美拉唑	莫西沙星	艾司奥美拉唑	布地奈德	丙泊酚
16	培美曲塞	培美曲塞	多西他赛	丙泊酚	培美曲塞
17	地佐辛	哌拉西林＋他唑巴坦，复方	丙泊酚	他克莫司	奥沙利铂
18	伏立康唑	氨基酸，复方	氨基酸，复方	雷贝拉唑	泮托拉唑
19	多西他赛	头孢哌酮＋舒巴坦，复方	氟比洛芬	氨基酸，复方	肠内营养剂
20	辅酶A＋辅酶I，复方	多西他赛	布地奈德	碘克沙醇	多西他赛

（数据来源：PDB，中国医药工业信息中心。）

七、集采下进口替代与进口依赖的矛盾

（一）集采控费效果突出，进口替代加速

集采通过“以价换量”的形式，挤掉药品流通中虚高的价格水分，中选品规联动非中选品规市场规模下降（图3-20、图3-21）。除控费外，集采对药品进口替代起到了重要的推动作用（图3-22、图3-23、图3-24）。

（二）进口依赖对集采药品供应形成潜在威胁

同时，中国药品辅料存在一定的进口依赖，近3成的辅料需要进口（图3-25）。以集采品种为例，第一批集采的药品中，使用进口辅料的品种占比达60%（图3-26），辅料的进口依赖对集采药品供应构成潜在风险。第二批集采的药品中，使

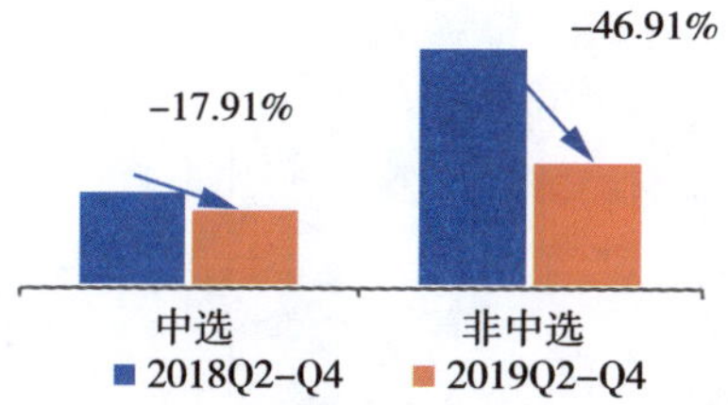

图3-20 “4＋7”试点中选品规与非中选品规市场规模同比变化
（数据来源：中国医药工业信息中心。）

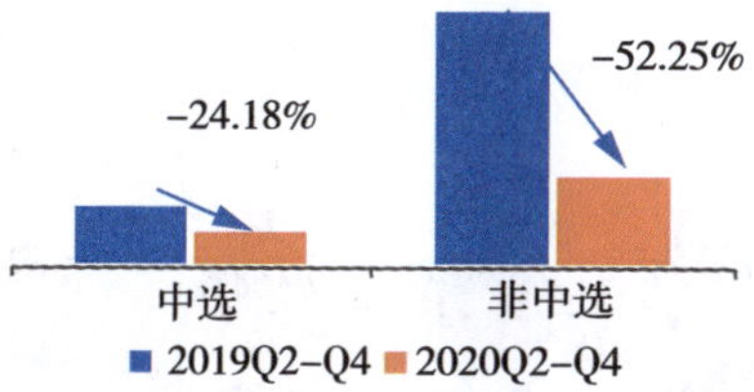

图3-21 第二批中选品规与非中选品规市场规模同比变化

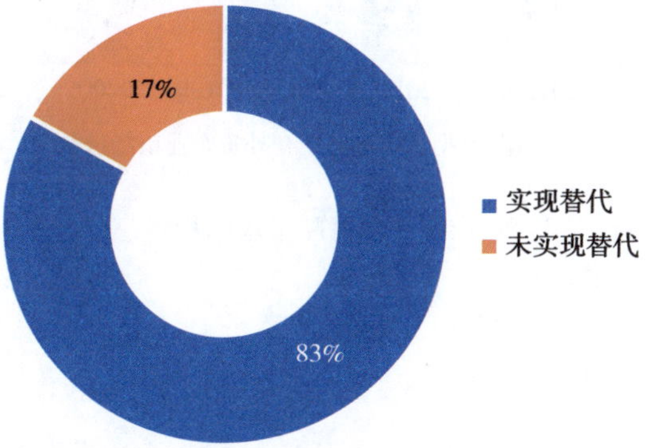

图3-22 “4＋7”中选品规集采执行前后替代情况
（数据来源：中国医药工业信息中心。）

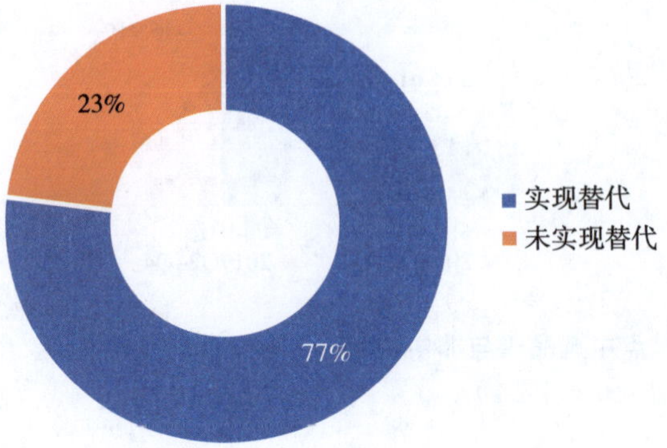

图3-23　第二批中选品规集采执行前后替代情况

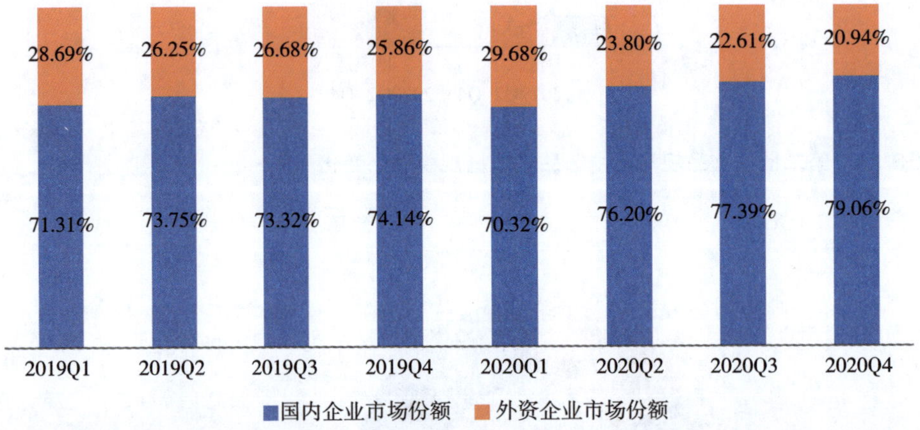

图3-24　第二批集采品规国内外企业样本医院市场结构

（数据来源：中国医药工业信息中心。）

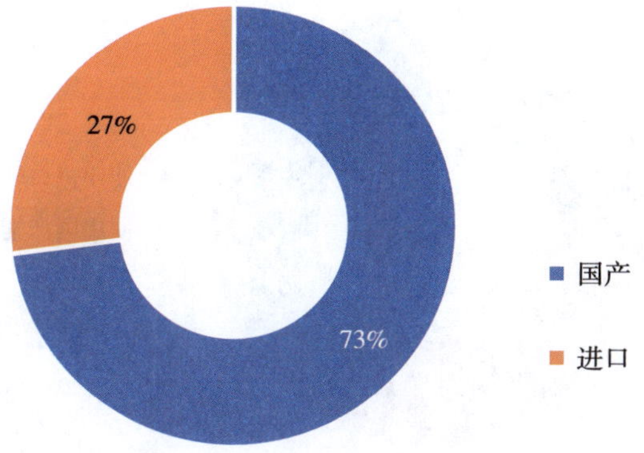

图 3-25　中国药用辅料国产进口品种数及占比①
（数据来源：CDE，中国医药工业信息中心。）

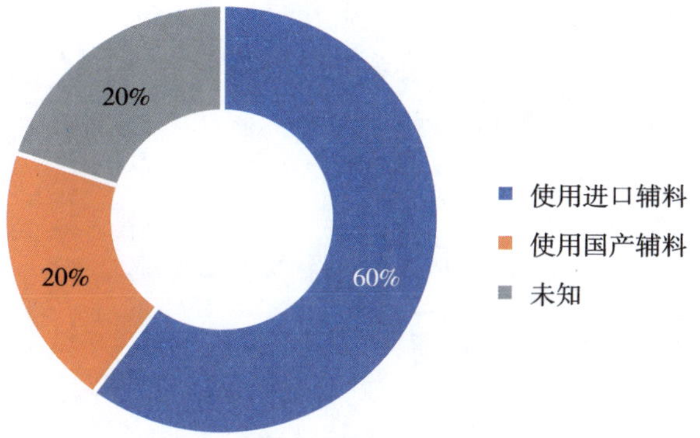

图 3-26　第一批集采药品关键辅料采购情况
（数据来源：中国医药工业信息中心。）

用进口辅料的品种占比为36%（图3-27），关键辅料进口依赖有所缓解，但仍存在一定短缺风险。

① 查询截至2021年5月18日。

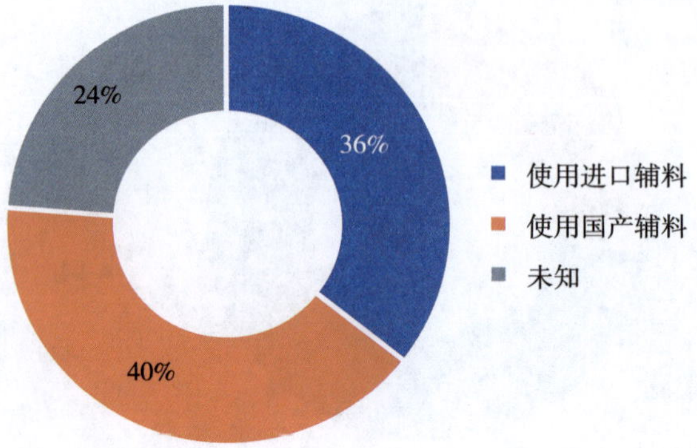

图3-27　第二批集采药品关键辅料采购情况

视　点

原料药市场前景分析

中国医药工业信息中心

中国是原料药生产和使用大国。目前[①]，中国原料药登记号共10 952件，7%为进口，93%为国产（图3-28），其中江苏、山东、浙江三省市生产的原料药品种数最多，三省合计占全国的34.22%（表3-14、表3-15）。

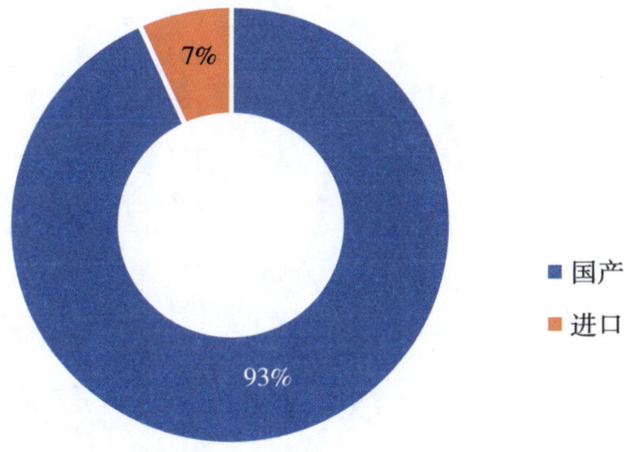

图3-28　中国原料药国产进口情况
（数据来源：CDE，中国医药工业信息中心。）

① 查询截至2021年5月18日。

表3-14　中国原料药地域分布

地区	品种数（按登记号计）
江苏省	1689
山东省	1033
浙江省	1026
广东省	605
四川省	598
河北省	529
湖北省	521
河南省	478
重庆市	424
北京市	326
上海市	318
海南省	300
山西省	290
湖南省	288
辽宁省	265
天津市	222
陕西省	195
吉林省	187
黑龙江省	151
安徽省	137
广西壮族自治区	117
福建省	97
云南省	91
江西省	87
内蒙古自治区	69
甘肃省	65
新疆维吾尔自治区	25
宁夏回族自治区	24
贵州省	22
青海省	21
港澳台	7

（数据来源：CDE，中国医药工业信息中心。）

表3-15　中国药用辅料地域分布

地区	品种数（按登记号计）
湖南省	319
江苏省	178
浙江省	173
山东省	152
四川省	108
湖北省	99
江西省	99
安徽省	78
上海市	74
辽宁省	66
河北省	63
广东省	61
河南省	57
天津市	51
陕西省	44
山西省	34
吉林省	29
广西壮族自治区	28
重庆市	15
港澳台	13
北京市	12
福建省	12
贵州省	12
黑龙江省	12
海南省	7
青海省	4
内蒙古自治区	2
甘肃省	1
宁夏回族自治区	1
新疆维吾尔自治区	1

（数据来源：CDE，中国医药工业信息中心。）

历经多年高速增长后，中国已成为全球最大的原料药生产国和出口国，全球有60%的原料药为中国生产，原料药出口规模接近全球原料药市场份额的20%左右，产品类型主要以大宗原料药为主，在维生素C、青霉素钾盐、阿司匹林等60多个产品方面具有较强的竞争力。

目前，新冠肺炎疫情席卷全球，海外疫情现仍在进一步蔓延，全球原料药供应链产业均受到一定影响，海外药企对中国原料药依赖性高，短期内供应短缺推动价格上涨，加上国内原料药企业在带量采购政策背景下话语权提升，中国原料药产业链重要性与日俱增，同时技术升级向高壁垒高利润品种拓展以及产业链向下游延伸，未来中国原料药产业的竞争优势还将继续扩大。自2016年以来，中国原料药工业利润率逐年走高，2020年达13.31%（图3-29）。

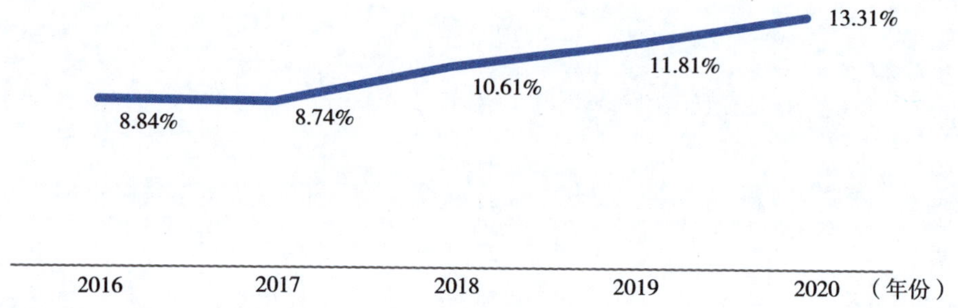

图3-29　2016—2020年中国原料药工业利润率
（数据来源：中国医药工业信息中心。）

从全球来看，受环保和生产成本等因素影响，原料药产能已经实现从美欧向亚太地区的转移，以中国和印度为代表的新兴市场快速崛起，成为原料药主要生产国和出口国。结合2020年全球原料药行业供给区域格局来看（图3-30），目前中国和印度两个国家的原料药产能占比合计约为47%，占全球市场将近一半的份额。此外，根据2019年全球原料药企业的前10排名中，中国共有6家企业跻身其中（表3-16）。

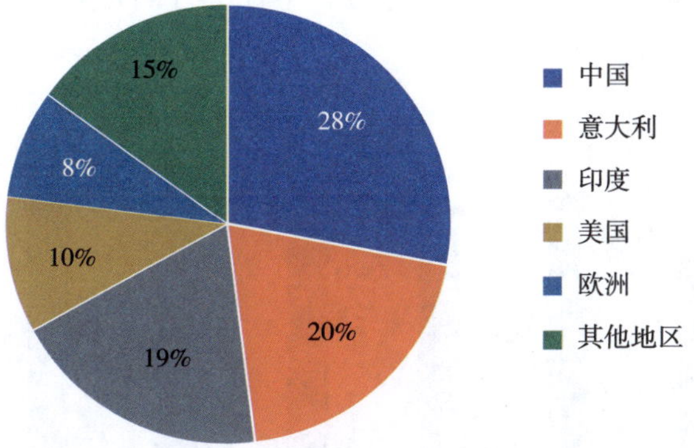

图3-30　2020年全球原料药行业供给区域格局（前5国家市场份额）
（数据来源：Clarivate，中国医药工业信息中心）

表3-16　2019年全球原料药前10企业排名（按销售额计）

排名	企业	国家
1	浙江医药股份公司	中国
2	Teva Phamaceutical Industries Limited.	以色列
3	浙江新和成有限股份公司	中国
4	华北制药集团	中国
5	Dr.Reddy's Laboratories Ltd.	印度
6	东北制药集团	中国
7	Sandoz	瑞士
8	Aurobindo Pharma	印度
9	浙江海正药业股份有限公司	中国
10	浙江华海药业股份有限公司	中国

（数据来源：Transparent，中国医药工业信息中心。）

回顾2020年上半年，海外原料药关键中间体及原料供给受限，企业库存不足，印度等原料药大国属于重灾区，停产停工程度高，部分国家如印度限制原料药产品出口。相比之下，得益于疫情有效控制，产品供应恢复较快，中国原料药企业在全球的信任度进一步提高，这不仅有利于中国原料药出口，加速抢占国际市场，同时也有利于为中国加速布局特色及专利原料药形成正向协同条件。2012—2019

年的数据显示，中国原料药出口一直保持着平稳上升的趋势（图3-31）。

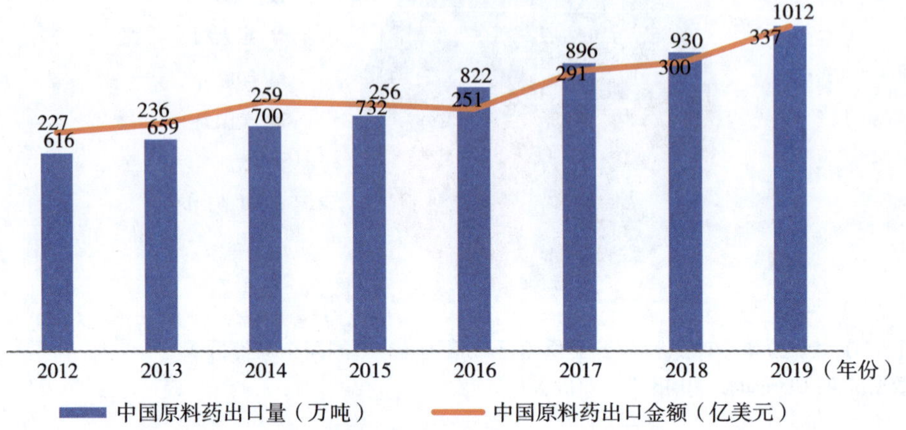

图3-31　2012—2019中国原料药出口量及出口额

（数据来源：中国医药保健品进出口商会，中国医药工业信息中心。）

中国原料药企主要收入来自海外，企业可在集中采购、医保控费等政策中相对受益。多数A股原料药企业的主要客户来自海外，其中有8家特色原料药企业海外收入占比超50%，海外业务也是这些企业主要的利润来源（图3-32、图3-33）。

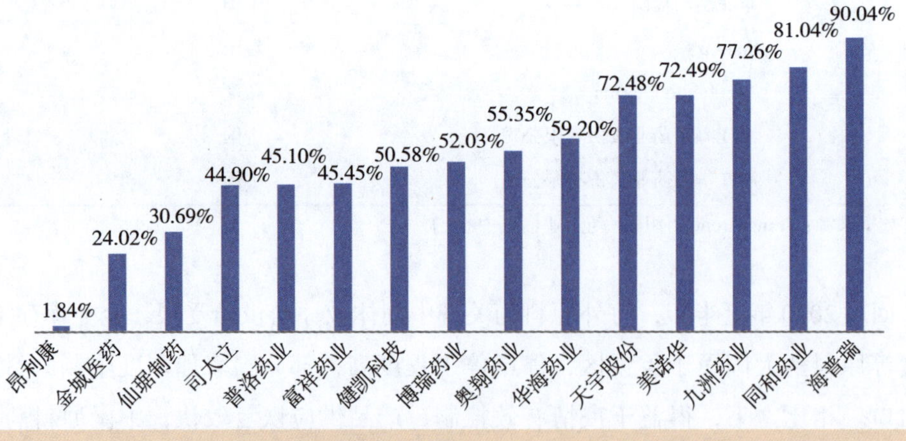

图3-32　2020年A股特色原料药企业海外收入占比

（数据来源：中国医药工业信息中心。）

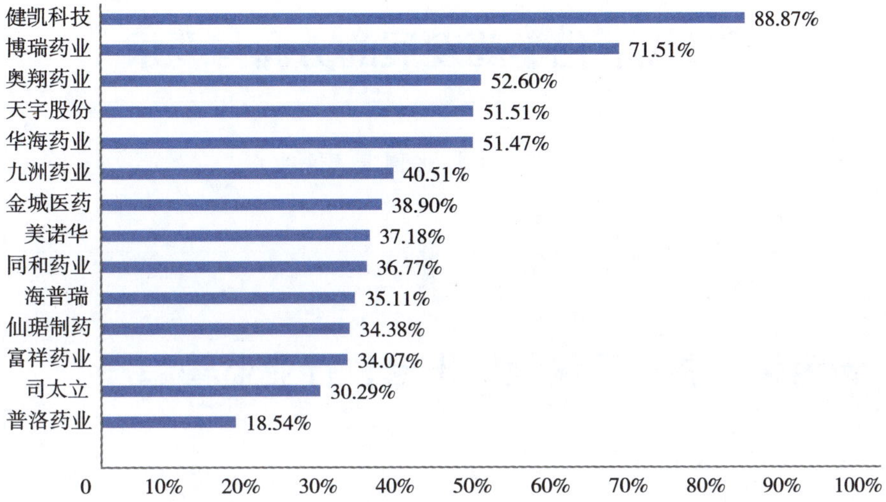

图3-33　2020年A股特色原料药公司海外毛利占比

（数据来源：中国医药工业信息中心。）

可见，相比于受政策影响较大的制剂企业等，集采对以出口业务为主的原料药企业影响较小，原料药企业可以在产业链中拥有相对的发展优势。

短期来看，国外疫情加剧导致生产企业停工停产有利于中国原料药出口，抢占全球市场份额。长期来看，成品药价格降低，药品渗透率提升叠加人口老龄化趋势带动医疗卫生行业支出增加，对原料药企业需求看涨形成推动作用。结合临床用药需求来看，多数药品由于带量采购渗透率有所提升，销量有望实现持续增长，也因此催生了更多的原料药需求。

（收稿于2021年3月）

新时代下化学药发展的方向与要求

中国医药工业信息中心

一、绿色化发展：政策频繁出台，行业监管趋严

化学原料药行业具有高耗能属性，受到国家政策的严格监管。中国化学原料药行业政策主要包括原料药的重新认定、原料药的审批管理、原料药的绿色发展等（表3-17）。

表3-17　原料药行业相关环保政策梳理

发布时间	相关文件	内容
2021年1月	《国家高新区绿色发展专项行动实施方案》	持续削减化学需氧量、氨氮、二氧化硫、氮氧化物、挥发性有机化合物、细颗粒物等主要污染物和温室气体等的产生量和排放量
2020年11月	《国家危险废物名录》（2021年版）	行业被列为国家危险废物名录：化学合成原料药生产过程中的废弃产品及中间体；利用生物技术生产生物化学药品、基因工程药物过程中产生的废弃产品、原料药和中间体等
2020年12月	《关于印发化学原料药等6项行业清洁生产评价指标体系的通知》（发改环资规〔2020〕1983号）	不断采取改进设计、使用清洁的能源和原料、采用先进的工艺技术设备、改善管理、综合利用等措施，从源头削减污染，以减轻或者消除对人类健康和环境的危害
2020年1月	《推动原料药产业绿色发展的指导意见》	鼓励优化资源配置，推进绿色生产技术改造，提高大宗原料药绿色产品比重，加快发展特色原料药和高端定制原料药，依法依规淘汰落后技术和产品

续 表

发布时间	相关文件	内容
2019年1月	《产业结构调整指导目录》（2019年版）	鼓励原料药生产节能降耗减排技术、新型药物制剂技术开发与应用；淘汰环境、职业健康和安全不能达到国家标准的原料药生产装置
2018年8月	《中华人民共和国土壤污染防治法》	确立土壤污染责任人、土地使用人和政府顺序承担防治责任的制度框架
2017年6月	《中华人民共和国水污染防治法》（修正）	严格控制工业污染
2016年12月	《中华人民共和国环境保护税法》	对排污企业征税
2016年12月	《“十三五”生态环境保护规划》	制定制药工业排污许可相关规范、大气污染排污许可相关规范、制药类水污染物排放标准实施评价
2016年11月	《“十三五”环境监测质量管理工作方案》	规范全国各级环境空气自动监测和运维机构监测行为
2015年4月	《水污染防治行动计划》	对原料药企业实施清洁化改造，制药（抗生素、维生素）行业实施绿色酶法生产技术改造
2015年1月	《环境保护主管部门实施限制生产、停产整治办法》	对污染企业的整治规范化
2015年1月	新《环境保护法》	完善在监督和处罚方面的多项规定和指标
2014年12月	《中华人民共和国大气污染防治法》（修订草案）	严格医药等企业粉尘和气态污染物的排放控制
2014年9月	《国家应对气候变化规划》（2014—2020年）	控制医药等企业排放

（数据来源：政府官网，中国医药工业信息中心。）

近年来，由于环保政策，国家在化学原料行业的未来发展中，将进一步加强原料药绿色工艺生产技术的研发，化学原料及化学制品制造业趋于使用清洁能源和原料，采用先进的工艺技术与设备。2020年出台的《关于印发化学原料药等6项行业清洁生产评价指标体系的通知》（发改环资规〔2020〕1983号）指出要不断采取改进设计、使用清洁的能源和原料、采用先进的工艺技术与设备、改善管理、综合利用等措施，从源头削减污染，减轻或者消除对人类健康和环境的危害。随后，中国又颁布了《国家高新区绿色发展专项行动实施方案》，明确提出要持续削减化学需氧量、氨氮、二氧化硫、挥发性有机化合物、细颗粒物等主要污染物和温室气体等的产生量和排放量。

二、集中度提高：环保支出压力大，企业面临重新洗牌

一方面，环保政策逐步趋严，高污染、高耗能、低标准和低附加值的原料药企业承压较大，企业环保支出增大，环保支出压力迫使部分不规范的低产能企业退出市场。以海正药业和新和成为例，海正药业2020年环保支出相对2016年增长16.99%，而营收增长为16.65%；新和成2020年收入较2016年增长119.63%，而环保支出同比增幅高达864.58%，其中2019年环保装置投资更是超15亿元（表3-18）。环保投入成本巨大，部分设备投入达3000万左右，其中尾气处理装置在1000万～2000万，且需要持续投入，收入规模小的企业一般很难承担如此巨额的成本投入。因此，政策趋严以来，中国原料药和制剂企业存续数量大幅减少，2016年与2015年相比减少889家，降幅达18%（图3-34）；原料药供给大幅收缩，全国化学药原料药产量2018年降幅为18.8%，2019年降幅为7.2%（图3-35）。

表3-18 2016—2020年海正药业、新和成环保支出情况

支出情况	2016年	2017年	2018年	2019年	2020年
海正药业					
环保支出（万元）	7576.00	8534.00	9535.00	9074.72	8862.85
营业收入（万元）	973 342.35	1 057 152.67	1 018 744.10	1 107 178.42	1 135 439.57
环保支出占比（%）	0.78	0.81	0.94	0.82	0.78
新和成					
环保支出（亿元）	0.48	1.69	5.98	15.00	4.63
营业收入（亿元）	46.96	62.35	86.83	76.60	103.14
环保支出占比（%）	1.02	2.71	6.89	19.58	4.49

（数据来源：《企业历年社会责任报告》，中国医药工业信息中心。）

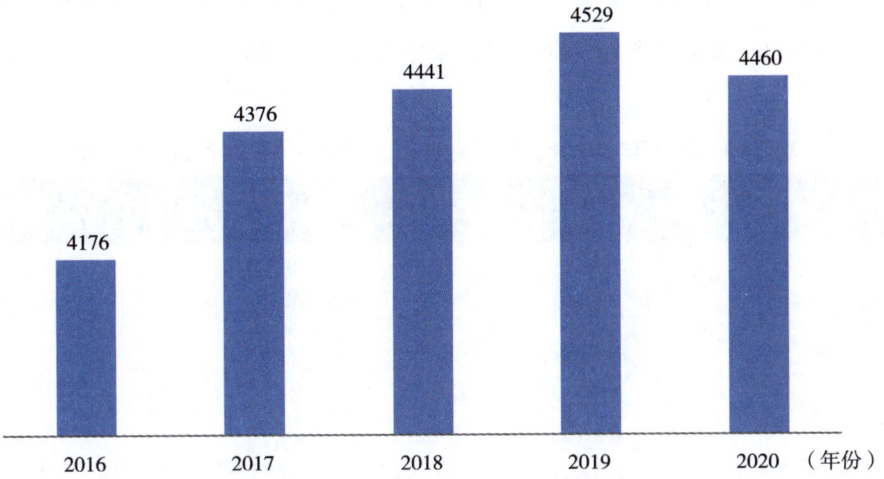

图 3-34　2016—2020 中国原料药生产企业数量（个）
（数据来源：原食药监总局统计年报，中国医药工业信息中心。）

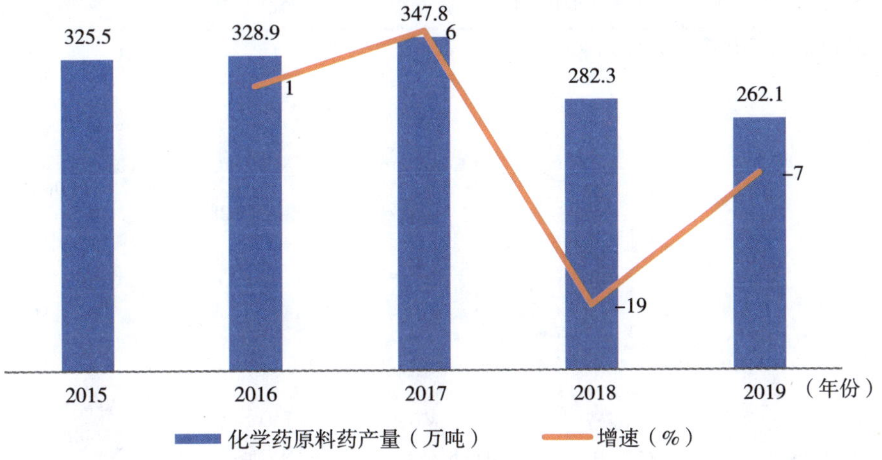

图 3-35　2015—2019 年中国化学药原料药产量变化情况
（数据来源：国家统计局，中国医药工业信息中心。）

另一方面，一致性评价对药品质量标准提出更高要求，制剂商与原料药供应商的长期绑定属性促使制剂商对优质原料药需求更加强烈，具备高质量生产能力和稳定供应能力的头部企业将在竞争中受益，行业集中度进一步加强。数据显示，

2015—2019年，中国原料药前10企业营收占行业整体营收的比例逐年上升（表3-19、图3-36），表明原料药企业在营收集中度上正在提升。

表3-19 2020年化学原料药板块前10上市企业（按销售额计）营收

排序	证券简称	2020年营收（亿元）
1	新和成	103.1
2	普洛药业	78.8
3	浙江医药	73.3
4	华海药业	64.9
5	海普瑞	53.3
6	仙琚制药	40.2
7	金达威	35.0
8	健友股份	29.1
9	九洲药业	26.5
10	天宇股份	25.9

（数据来源：中国医药工业信息中心。）

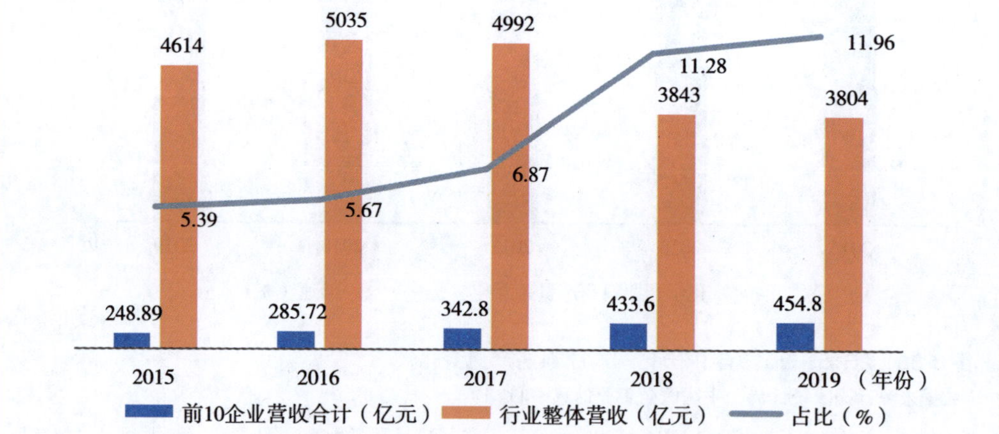

图3-36 2015—2019年中国原料药前10企业总营收占行业整体比例

（数据来源：化学制药工业协会，中国医药工业信息中心。）

三、高端化布局：市场空间广，迈向高端制造已成趋势

细分原料药行业，大致包含大宗原料药、特色原料药、专利原料药三大赛道。其中，专利原料药为正处于专利期内的品种，主要客户为原研药企业，根据客户需求定制新型原料药，研发出的产品只供给客户一家，这种合同研发生产组织（Contract Development Manufacture Organization，CDMO）模式使得原料药企业和下游制剂企业间能形成稳定合作和高度黏性。因此，专利原料药领域具有开发难度高、行业技术壁垒高、附加值高、利润率高的特征，企业核心竞争力在于研发能力（表3-20）。

表3-20 原料药分类及特点

	大宗原料药	特色原料药	专利原料药
定义	专利保护期后较长时间药品对应的原料药	首仿药原料药、专利保护期过后较短时间药品对应的原料药	处于临床前、临床研究阶段药物及已上市专利保护期内药品对应的原料药
使用量	千吨/万吨级	十吨/千吨级	仅原研厂家使用
业务模式	自产自销	自产自销/合同定制	自产自销/合同定制
需求变化	需求量基本稳定	需求增速较快	需求增长快
技术壁垒	低，市场竞争激烈	高，仅少数厂家可生产	高，仅原研企业或其委托企业生产，对成本敏感性低
产品附加值	低	利润率相对较高	利润率高
客户黏性	较低	高	极高
核心要素	成本控制能力	企业首仿/抢仿能力	研发能力

（数据来源：美诺华招股说明书，中国医药工业信息中心。）

从市场规模发展情况来看，中国CDMO行业正处于高速发展阶段。数据显示，2020年中国小分子CDMO市场规模约为535亿元，且市场规模呈现持续增长的趋势（图3-37），有能力向CMO/CDMO拓展的化学药企业成长空间将进一步打开。

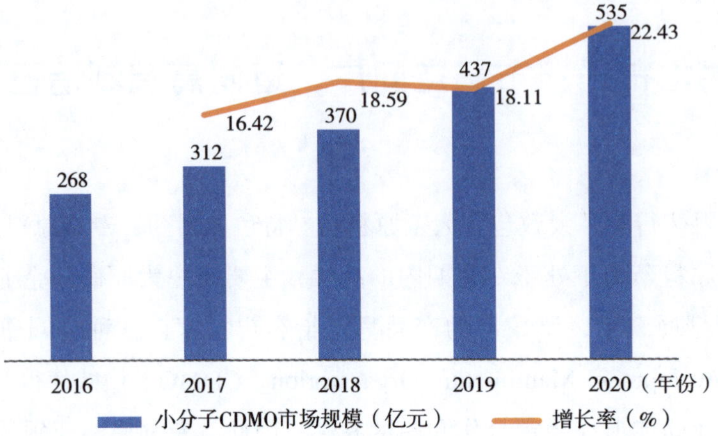

图3-37 2016—2020国内小分子CDMO（化学药）市场规模
（数据来源：中国医药工业信息中心。）

从市场结构来看，国内CDMO行业集中度低，反映了市场竞争程度高，行业进入壁垒相对较低（图3-38）。对于具有生产经验、技术优势的原料药企业而言，通过横向拓展CDMO业务，向高科技价值的产品发展，将助其实现高质量盈利。此外，各国原料药行业演变历史和原料药产业发展规律显示，向专利原料药（CDMO）转型是迈向高端制造的必然趋势。

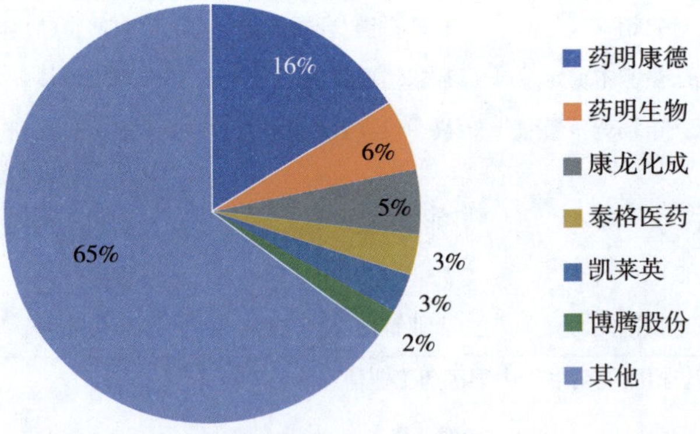

图3-38 2020年国内CRO、CDMO行业格局
（数据来源：中国医药工业信息中心。）
注：CRO，contract research organization，合同研发组织。

截至目前，从九洲药业到普洛药业，再到美诺华、天宇股份等企业，已有不少原料药企业逐步进入CDMO领域延伸的状态。公开数据显示，2016—2019年，九洲药业、普洛药业的原料药收入占总体营收的比重开始呈现下降趋势（图3-39、图3-40）；其中，九洲药业的CDMO业务收入占总体营收的比重上升趋势明显。

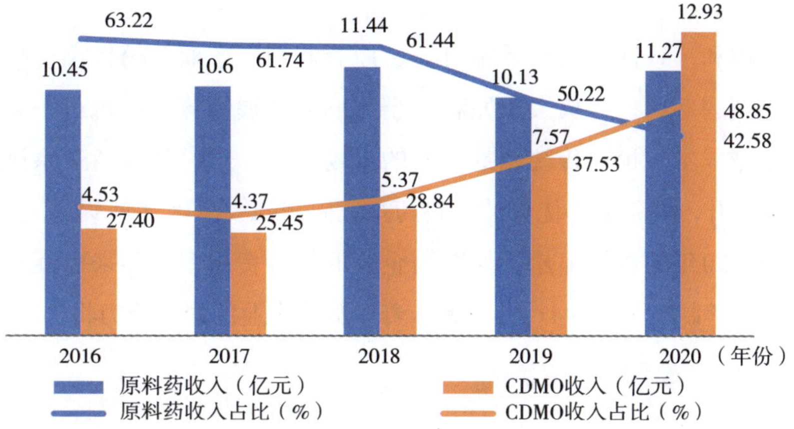

图3-39　2016—2020年九洲药业原料药业务及CDMO业务占总体营收比重变化
（数据来源：中国医药工业信息中心。）

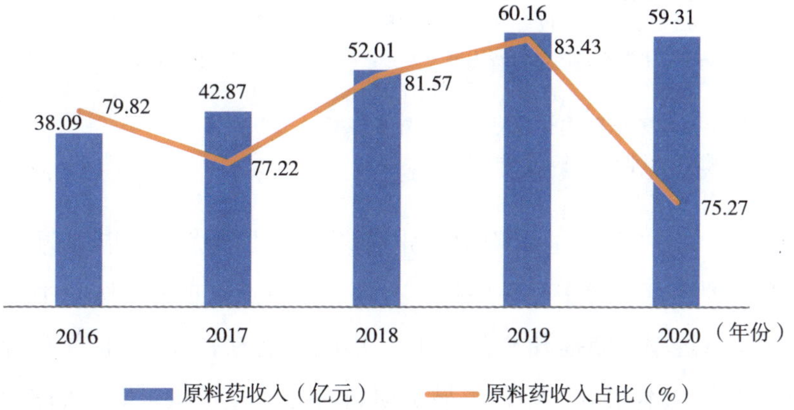

图3-40　2016—2020年普洛药业原料药业务占总体营收比重变化
（数据来源：中国医药工业信息中心。）

四、产业链延伸：带量采购降低销售门槛，制剂一体化发展优势明显

带量采购和一致性评价等政策打破了原有制剂生产商的销售端壁垒，降低了原料药企业销售端门槛，放大了原料药企业的生产端优势，原料药＋制剂一体化可以大幅缩减成本，抢占传统制剂厂商的市场份额，同时赚取高于原料药销售的利润，量价双升，具备成本优势的原料药企业向制剂一体化方向发展。

2016—2020年的数据显示，原料药企业的销售费用率近年来也逐年走低，且降幅要大于化学制剂（图3-41），这意味着原料药企业的盈利能力将进一步推高。

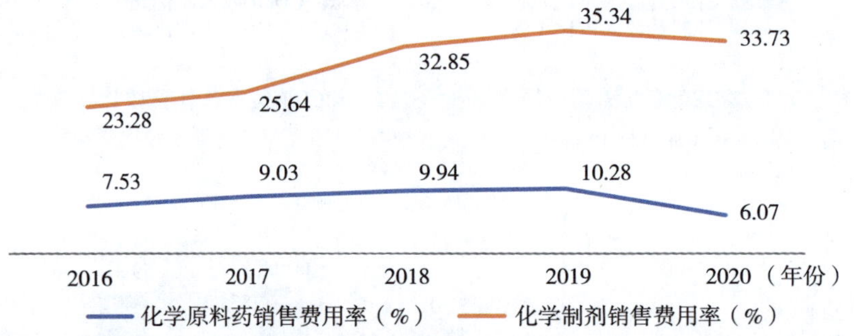

图3-41　2016—2020年国内化学药企业[①]销售费用率情况
（数据来源：中国医药工业信息中心。）

在2019年“4＋7”带量采购中，凭借高性价比的优势，华海药业的厄贝沙坦片、盐酸帕罗西汀片等多品种中标，并随后在重点省市公立医院中获得了较高的市场份额，渗透率不断提升（表3-21）。华海药业的中标正是依靠自身原料药生产优势进而取得成本竞争优势，彰显了原料药企业在带量采购中的强大竞争力。此外，产品结构改善也带动华海药业的盈利能力提升，净利率分别由2015年的

[①] 按所属申万行业统计。

12.49%提升至2020年的15.34%，公司业绩持续向好（图3-42）。

表3-21　华海药业“4＋7”带量采购中标情况及与竞品在重点省市公立医院市场份额对比

药品	价格（元/盒）	2018年华海药业中标占比（%）	2019年华海药业中标占比（%）	增长率（%）	中标份额最高企业	25个省市中标企业
厄贝沙坦片	5.66	0.73	4.56	3.83	赛诺菲	华海药业 瀚晖制药 恒瑞医药
盐酸帕罗西汀片	33.4	46.58	50.43	3.85	华海药业	华海药业 福元医药
利培酮片	10.02	5.50	6.60	1.10	杨森制药	华海药业 齐鲁制药 四药制药
厄贝沙坦氢氯噻嗪片	15.26	4.07	12.66	8.59	赛诺菲	华海药业 正大天晴制药 赛诺菲
赖诺普利片	6.45	43.98	53.88	9.90	华海药业	华海药业
氯沙坦钾片	14.7	7.46	18.38	10.92	默沙东	华海药业

（数据来源：中国医药工业信息中心。）

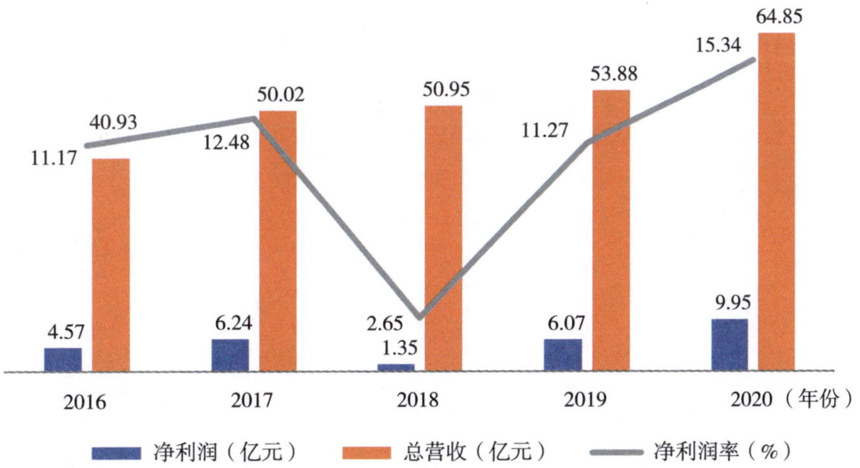

图3-42　2016—2020年华海药业总营收、净利润和净利润率

（数据来源：中国医药工业信息中心。）

五、小结

整体来看，一方面环保支出压力较大叠加仿制药一致性评价对化学药质量要求的不断提升倒逼部分中小企业产能出清，化学药行业集中度提高；另一方面国内化学药品在集采政策的推进下，企业更倾向于与优质原料药企业合作，优质原料药企业话语权慢慢增强，原料药行业整体地位提升。在销售费用日益压缩的发展趋势中，企业从原料药向原料药＋制剂一体化转型升级的发展趋势愈加明显。

最后，制剂一体化与带量采购存在一定程度上的矛盾，主要由于出口原料药受集采影响小，反而制剂受集采影响较大。在此背景之下，原料药＋制剂一体化到底是不是行业发展趋势，是否具备行业发展趋势的普适性，需要企业根据自身战略发展定位和盈利测算等方面进行综合考量，不能以偏概全。

（收稿于2021年3月）

第四部分

加速：生物药产业

经过 20 余年的发展，生物药已成为中国医药产业中规模增速最快的细分领域，极具发展前景。抗体、细胞和基因疗法等领域研发活跃，成果丰厚，创新程度比肩国际领先水平。但原创能力薄弱、细分赛道竞争拥堵、产业供应链进口依赖等现状将限制我国生物药的发展速度。

“十三五”期间，随着生物技术的不断发展以及国外原研生物药“专利到期潮”的来临，加之一系列新药政策的推出、海内外资本的涌入、医药人才的大批回归，中国生物药已进入发展快车道。

在技术和需求双轮驱动下，中国生物药市场规模的增速远快于中国整体生物医药市场与其他细分市场，近五年来增速基本保持在20%左右，在医药产业中规模占比逐年提高，2020年市场规模达到3598亿元，占比达20.74%。其中，抗肿瘤药和免疫抑制剂、血液代用品和灌注液、免疫增强剂、糖尿病用药、免疫血清及免疫球蛋白为市场份额最大的5个领域，市场规模合计占生物药市场规模的70.85%。

2016—2020年，中国生物药创新热度持续提升，生物药新药在CDE受理新药临床试验申请占比逐步上升，2020年已达38.50%，高于生物药20.84%的市场规模占比。其中，生物创新药临床试验申请数量达193项，占比从2016的28%上升至2020年的64%，表现出研发资源向创新药集中的态势。在持续的研发投入下，中国生物药已初步迈入创新收获期，2020年CDE受理的生物药新药上市申请数量为59项（按通用名计），是2016年的6.6倍。中国生物药在研品种数量已至全球第二名，与发达国家创新差距逐渐缩小，在CAR-T、PD-1抑制剂等领域甚至实现了并跑。

目前，在肿瘤、心脑血管疾病等领域仍有大量的临床需求未被满足，生物药市场空间巨大。与此同时，国产生物药展露崛起姿态，开始与进口产品争夺市场。以抗体药物为例，2019年之前，进口抗体药物占据中国抗体药物市场超过90%的市场份额。2019—2020年，贝伐珠单抗、利妥昔单抗等多款国产单抗品种获批上市。2020年，国产单抗药物市场增速达到311.72%，市场份额从2019年的6.48%一举跃升至22.57%。而进口单抗药物受到国产单抗药物挤压，增速从2019的43.82%下滑至-2.16%。

蓬勃的创新势头下，生物药产能正加紧扩大步伐。头部企业已紧锣密鼓地进行产能提升。此外，受益于政策与资本的双重加持，叠加生物药市场规模扩大和在研产品数量增加的时代背景，生物科技公司的生物药研发生产外包服务需求也在不断上升。中国CDMO企业迎来高速发展时代，纷纷提升自身生物药CDMO产能。生物药产能趋于集中，从生物药企业地域分布看，中国生物药企业主要分布在以上海为中心的长三角、以广东为中心的粤港澳大湾区和以北京为中心的环渤海区域。

在加速前进的同时，生物药制药装备的低国产化率极可能成为中国生物药发展的掣肘因素。国内大量生物科技公司强劲的创新投入与业绩增长，将在未来几年带来大批的设备采购需求。制药装备行业作为制药企业上游，生物工程设备的国产化率亟待提升。

站在“十四五”的起点上，静待加速进行时的中国生物药“利剑出鞘”。

一、生物药发展基本现状

中国生物药市场规模的增速远快于中国整体生物医药市场与其他细分市场，“十三五”期间增速基本保持在20%左右（2020年受新冠肺炎疫情影响，增速下滑至12.82%），在生物医药产业中规模占比逐年提高，2020年市场规模达到3598亿元，占比达20.74%（图4-1）。

2020年中国市场份额最大的5类生物药分别为抗肿瘤药和免疫抑制剂、血液代用品和灌注液、免疫增强剂、糖尿病用药、免疫血清及免疫球蛋白，这5类生物药市场规模合计占生物药市场规模的70.85%，其中抗肿瘤药和免疫抑制剂市场规模占生物药市场规模近三成（图4-2）。

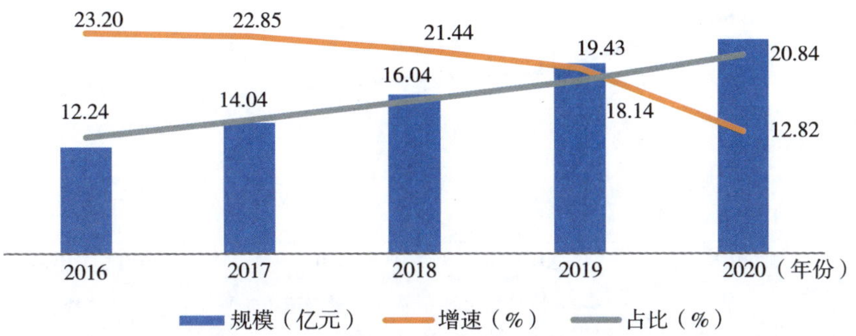

图4-1　2016—2020年中国生物药市场规模、增速及在医药产业中的占比
（数据来源：PDB，中国医药工业信息中心。）

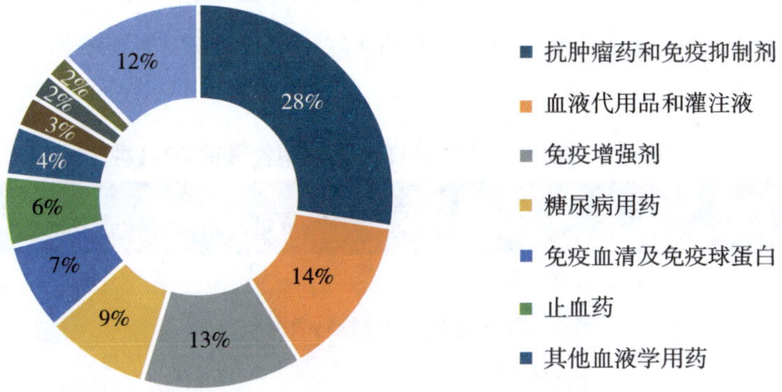

图4-2　2020年中国生物药各治疗领域样本医院市场份额情况
（数据来源：PDB，中国医药工业信息中心。）

二、需求驱动下市场持续扩张

（一）临床需求带动药品增长

抗肿瘤领域是生物药临床需求增长最迅猛的领域之一。以上海市为例，抗肿瘤生物制品处方数量持续快速增长，2017—2020年复合增速高达33.9%（图4-3）。

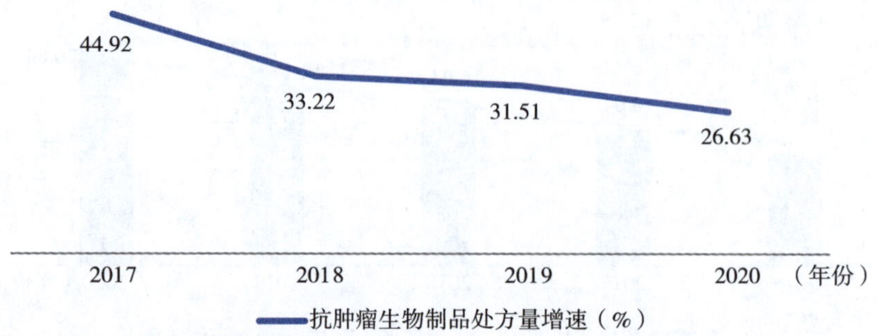

图4-3　2017—2020年上海市抗肿瘤生物药处方情况
（数据来源：RAS，中国医药工业信息中心。）

从重点品种看，抗体药物快速崛起。随着国内抗体药物不断上市，生物药前20品种中（表4-1），抗体药物从2016年的4款提升至2020年的6款。

表4-1　2020年生物药样本医院销售额前20品种

排名	药品通用名
1	人血白蛋白
2	聚乙二醇化重组人粒细胞刺激因子
3	贝伐珠单抗
4	人免疫球蛋白
5	曲妥珠单抗
6	利妥昔单抗
7	重组人血小板生成素
8	甘精胰岛素
9	天冬胰岛素（预混）
10	重组人生长激素
11	重组人粒细胞集落刺激因子
12	西妥昔单抗
13	重组人促红细胞生成素
14	重组人凝血因子Ⅷ
15	人纤维蛋白原

续 表

排名	药品通用名
16	帕妥珠单抗
17	硫培非格司亭
18	重组人促卵泡激素
19	重组人脑利钠肽
20	雷珠单抗

（数据来源：PDB，中国医药工业信息中心。）

（二）国产药品开始争夺市场

以抗体药物为例，2019年之前，进口抗体药物占据中国抗体药物市场超过90%的市场份额。2019年是国产抗体药物的转折点。2019—2020年，贝伐珠单抗、利妥昔单抗等多款国产单抗品种获批上市，2020年，国产单抗药品市场增速达到311.72%，市场份额从2019年的6.48%一举跃升至22.57%。而进口单抗药物受到国产单抗药物挤压，增速从2019的43.82%下滑至−2.16%（图4-4）。

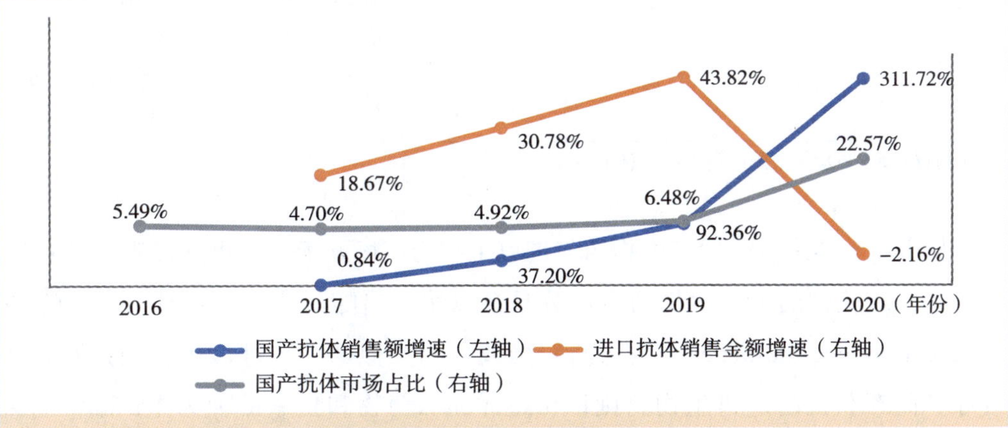

图4-4　2016—2020年样本医院国产与进口抗体销售额

（数据来源：PDB，中国医药工业信息中心。）

重点单抗品种的进口占比也在逐渐下降（表4-2）。从2016—2020年样本医院生物药前20品种单抗药物进口份额占比情况看，2016—2018年，进入生物药前20的单抗药物均为进口药物，进口份额占比100%。2019年，第一款国产利妥昔单抗上市，改变了重点品种全进口的局面。2019—2020年，随着国产单抗药物的密集获批，国产与进口单抗药物正在进行激烈的市场竞争。

表4-2　2016—2020年样本医院生物药前20品种单抗药物进口份额占比情况

2016年		2017年		2018年		2019年		2020年	
药品通用名	进口占比	药品通用名	进口占比	药品通用名	进口占比	药品通用名	进口占比	药品通用名	进口占比
利妥昔单抗	100.00%	利妥昔单抗	100.00%	曲妥珠单抗	100.00%	曲妥珠单抗	100.00%	贝伐珠单抗	70.77%
曲妥珠单抗	100.00%	曲妥珠单抗	100.00%	利妥昔单抗	100.00%	曲妥珠单抗	100.00%	曲妥珠单抗	99.86%
贝伐珠单抗	100.00%	贝伐珠单抗	100.00%	贝伐珠单抗	100.00%	曲妥珠单抗	100.00%	利妥昔单抗	81.12%
雷珠单抗	100.00%	雷珠单抗	100.00%	雷珠单抗	100.00%	曲妥珠单抗	100.00%	西妥昔单抗	100.00%
						曲妥珠单抗	100.00%	帕妥珠单抗	100.00%
								雷珠单抗	100.00%

（数据来源：PDB，中国医药工业信息中心。）

从市场整体来看，国产生物药与进口生物药市场处于战略相持时期（图4-5）。近年来，新获批的国产生物药大部分是在以快速追随新药（first-follow）为创新策略下的me-too/me-better类生物药新药或生物类似药，与进口生物药进行市场争夺。而新获批的进口生物药则以first-in-class药物和独家品种为主，瞄准暂未满足的临床需求。2016—2020年，国产生物药市场份额维持在60%左右，略有下降。

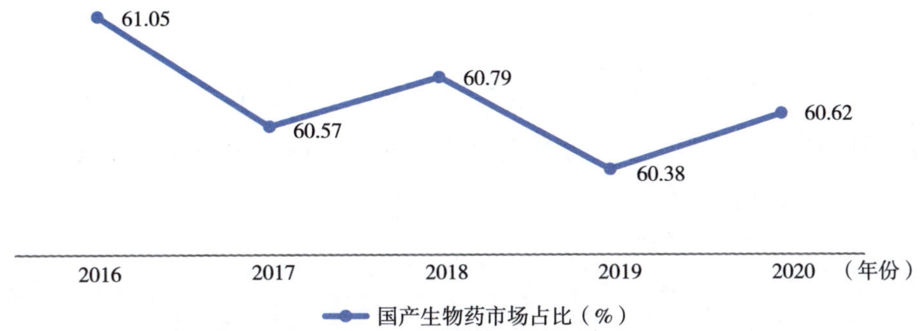

图4-5　2016—2020年样本医院国产生物药市场占比情况
（数据来源：PDB，中国医药工业信息中心。）

三、生物药领域创新加速

（一）创新热度持续上升

2016—2020年，从CDE受理的新药临床试验情况看，生物药新药临床试验占比逐步上升，至2020年已经达到38.50%（图4-6），显著高于生物药20.84%的市场规模占比。生物药高强度的创新投入，是推动生物药市场规模快速提升的原动力。

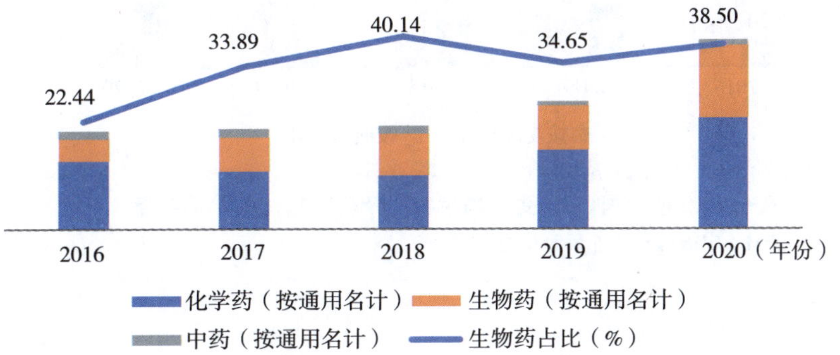

图4-6　CDE受理的生物药新药临床试验占比情况
（数据来源：CPM，中国医药工业信息中心。）

（二）研发资源向创新药集中

生物药新药临床试验申请数量自2016年起逐年攀升（图4-7），2020年达303项（按通用名计，下同），其中创新药申请数量达193项（图4-8），占比从2016的28%上升至2020年的64%。

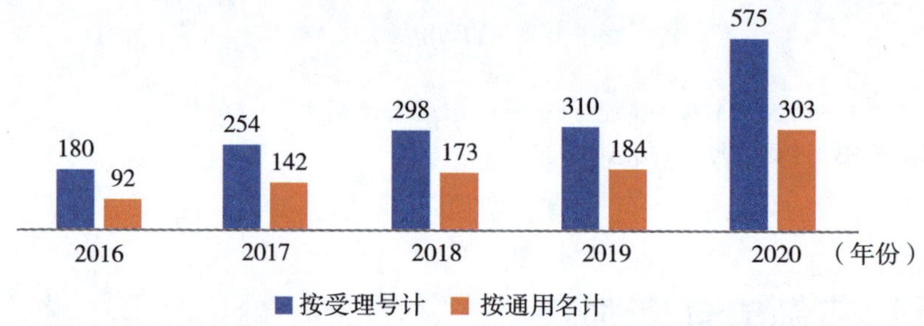

图4-7　2016—2020年中国CDE受理的生物药新药临床试验申请数量
（数据来源：CPM，中国医药工业信息中心。）

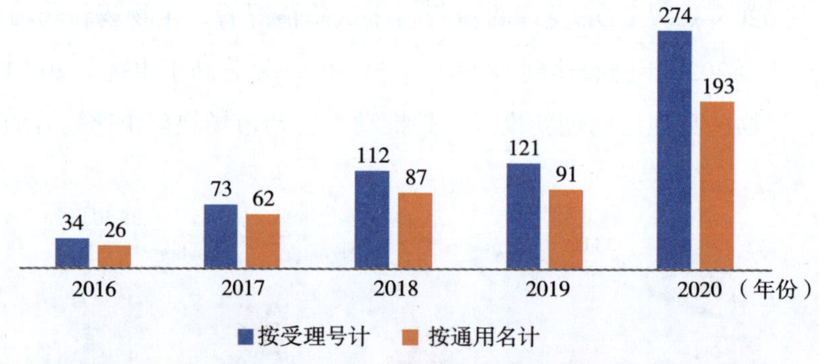

图4-8　2016—2020年中国CDE受理的生物创新药临床试验申请数量
（数据来源：CPM，中国医药工业信息中心。）

（三）研发成果进入收获期

与临床试验申请情况相对应，生物药新药上市申请数量自2016年起呈上升态势，2020年CDE受理的生物药新药上市申请数量为59项（按通用名计，下同），是2016年的6.6倍（图4-9）。生物创新药上市申请数量也在上升，但受药品研发周期及审评审批政策影响波动较大，2020年共有11项，为近5年之最（图4-10）。

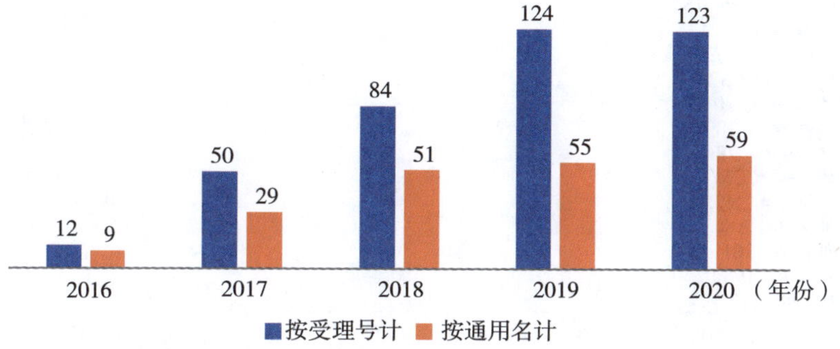

图4-9 2016—2020年中国CDE受理的生物药新药上市申请数量

（数据来源：CPM，中国医药工业信息中心。）

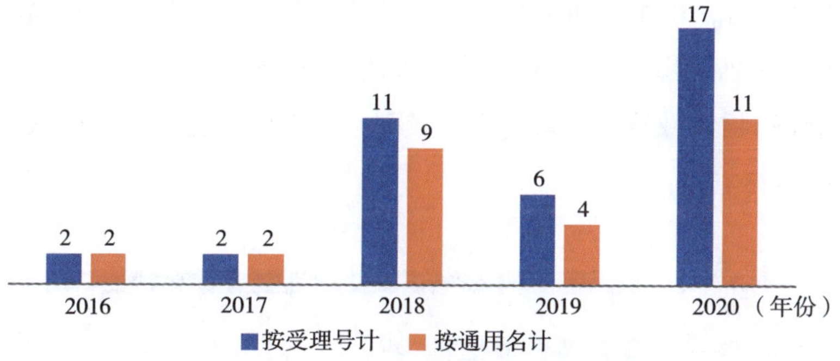

图4-10 2016—2020年中国CDE受理的生物创新药上市申请数量

（数据来源：CPM，中国医药工业信息中心。）

（四）在研生物药数量进入国际前列

随着药品审评审批制度改革不断深入、医药企业创新投入持续增高、生物医学基础研究进步，中国生物药在研品种数量已至全球第二名，虽然距离全球第一的美国尚有差距，但已遥遥领先第三名（图4-11）。

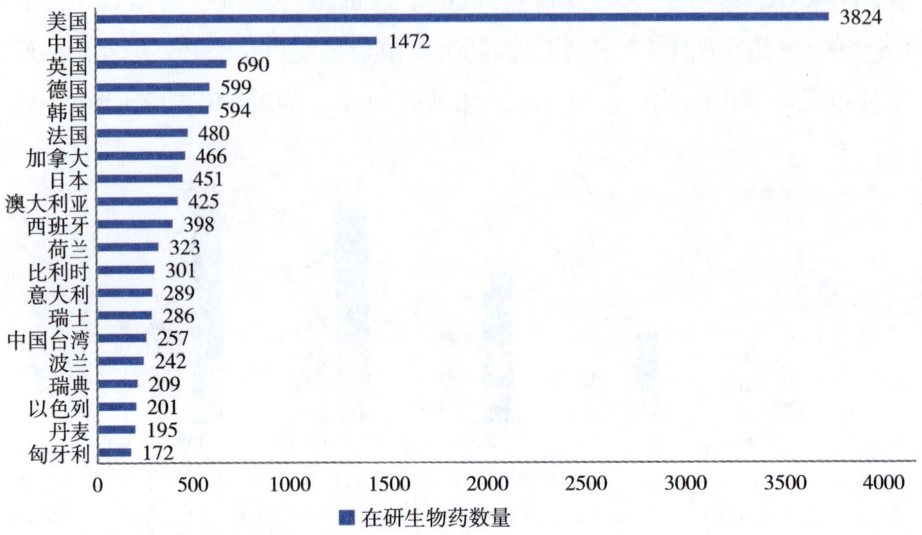

图4-11　全球生物药在研品种数量前20国家/地区

（数据来源：CPM，中国医药工业信息中心。）

从药物来源看，中国在研生物药主要是抗体药物、细胞治疗药物和重组蛋白药物，占所有在研生物药的82.5%。与国际生物药研发趋势对比，中国在抗体药物和细胞治疗药物领域研发数量和热度较高，但核酸药物领域在研数量相对较少（图4-12、图4-13）。

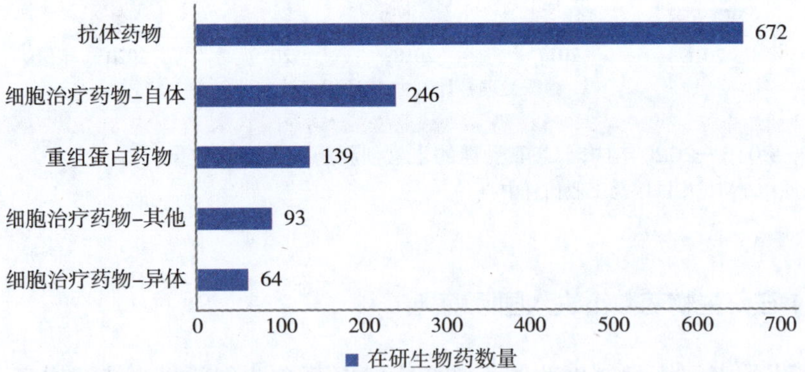

图4-12　中国在研生物药数量前5药物来源

（数据来源：CPM，中国医药工业信息中心。）

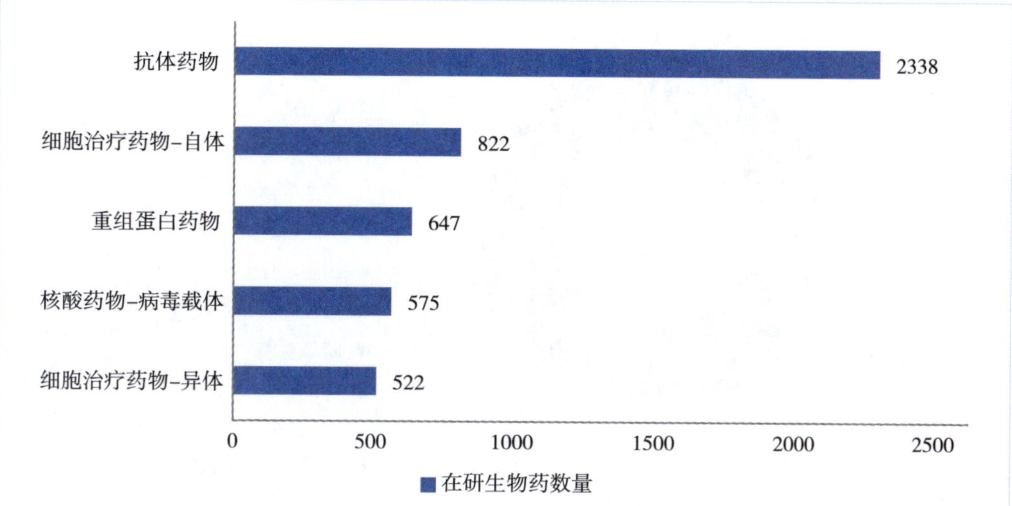

图4-13　全球在研生物药数量前5药物来源

（数据来源：CPM，中国医药工业信息中心。）

中国进入临床阶段的在研生物药，以抗体药物为主要品种，无论是新药临床试验申请还是创新药临床试验申请数皆占生物药总数的6成左右（图4-14、图4-15）。细胞治疗药物、核酸药物等新型生物药整体处于发展初期。

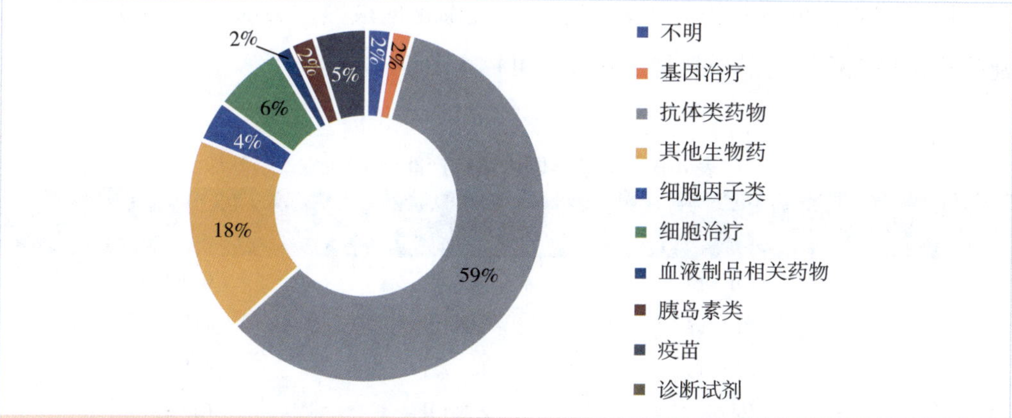

图4-14　2020年中国生物药新药临床试验申请药品类别分布（按通用名计）

（数据来源：CPM，中国医药工业信息中心。）

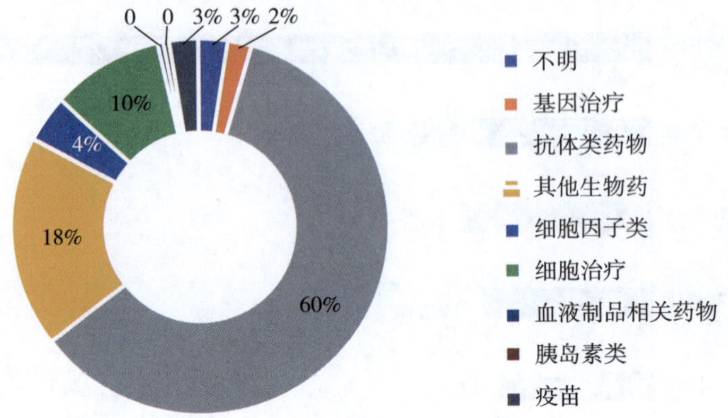

图4-15　2020年中国生物创新药临床试验申请药品类别分布（按通用名计）
（数据来源：CPM，中国医药工业信息中心。）

四、产能紧锣密鼓扩张

（一）头部企业产能提升

随着国内以单抗药物为代表的生物药逐渐走向成熟，头部企业更加倾向于自建生产基地以保证药品质量稳定和成本可控（表4-3）。

表4-3　2020年国内单抗产能前10企业

排名	企业名称	产能	用途
1	药明生物	12万升	CMO
2	三生国健	3.8万升	自用
3	君实生物	3.3万升	自用
4	迈百瑞	2.7万升	CMO
5	恒瑞医药	2.4万升	自用
6	齐鲁制药	2.4万升	自用

续 表

排名	企业名称	产能	用途
7	信达生物	2.1万升	自用
8	东曜药业	1.6万升	部分自用
9	复宏汉霖	1.4万升	自用
10	白帆生物	1.2万升	部分自用

（数据来源：公开资料，中国医药工业信息中心整理。）

注：CMO，contract manufacture organization，合同生产组织。

（二）生物药CDMO产业景气

受益于政策与资本的双重加持，叠加生物药市场规模扩大和在研产品数量增加的时代背景，生物科技公司的生物药研发生产外包服务需求也在不断上升。中国CDMO企业迎来高速发展时代，纷纷提升自身生物药CDMO产能（表4-4）。但与抗体药物同质化竞争类似，生物药CDMO企业也面临同质化竞争。在此情形下，只有具备成熟技术储备、符合欧美等高标准动态药物生产管理规范（current good manufacture practices，cGMP）的CDMO企业才能真正在这一轮热潮中胜出。未来一段时间内，国内生物药CDMO行业将以药明生物为主导，与Lonza、勃林格殷格翰两家国际巨头竞争。其他CDMO企业则主要通过低成本、高效率的个性化服务，抢占差异化需求的细分市场。

表4-4 中国生物药CDMO企业扩产情况

企业名称	在建产能
药明生物	药明生物通过自建及收购的方式，预计于2023年，在中国、爱尔兰、美国、德国和新加坡规划的生物制药生产基地合计产能将超过30万升，有力确保公司通过健全强大的全球供应链网络为客户提供符合全球质量标准的生物药
金斯瑞生物	南京生物药研发生产中心以及金斯瑞镇江商业化生产中心，总占地面积约为210 000m^2，投产后抗体药部分累计产能将达到47 600L
碧博生物	在建商业化生产基地包含2000L及以上不锈钢微生物发酵生产线、2000L一次性生物反应器哺乳动物细胞培养生产线以及单罐工作体积为20 000L的不锈钢哺乳动物细胞培养生产线

续　表

企业名称	在建产能
默克化工	2020年默克又进一步扩大在中国的投资，建成了拥有临床样品生产能力的GMP生物制药车间，车间总占地超4000m^2，硬件设施投资超亿元，包括多条200L和2000L一次性生物反应器的生产线和各式分析测试仪器
博腾生物	基因与细胞治疗CDMO平台启动仪式已完成一期项目的建设，1200m^{2}研发实验室及4000m^{2}的GMP生产车间已全部投入使用。二期项目将落户苏州生物医药产业园（BioBAY）桑田岛三期，总面积约16 000m^2，进一步提高基因与细胞治疗的工艺开发与商业化生产能力
和元生物	在上海自由贸易试验区临港新片区启动建设近8万m^{2}的和元智造精准医疗产业基地
宜明细胞	苏州GMP厂房的建设及一站式基因药物CDMO服务项目的市场拓展，持续推进载体新技术和新工艺开发与创新，全方位地提高GMP级质粒、慢病毒、AAV、腺病毒等产品的产能
昭衍生物	正在建设符合中国、美国及欧盟GMP标准的10万L规模的原液生产线及冻干、水针、预充针等多种剂型的高端制剂车间
奥浦迈生物	在建12 000m^{2}符合GMP标准的二期培养基生产基地和CDMO平台
鼎康生物	在建基地，拟投资9亿元，新征地约270亩 该基地总发酵规模超14万L，集众多2000L一次性生物反应系统与世界级单体发酵规模超10 000L不锈钢反应系统于一体

（数据来源：公开资料，中国医药工业信息中心整理。）

注：AAV，adeno-associated virus，腺相关病毒。

（三）生物药产能集聚

截至2020年12月31日，中国共计有生物药生产企业188家，且主要分布在以上海为中心的长三角、以广东为中心的粤港澳大湾区和以北京为中心的环渤海区域（表4-5）。

表4-5　中国生物药生产企业地域分布

地区及兵团	企业数
上海	22
广东	19
北京	17
山东	14

续 表

地区及兵团	企业数
江苏	12
浙江	11
四川	11
吉林	11
辽宁	10
河南	6
安徽	6
湖北	5
河北	5
福建	5
天津	4
湖南	4
黑龙江	4
云南	3
山西	3
江西	3
甘肃	3
陕西	2
贵州	2
广西	2
重庆	1
新疆	1
内蒙古	1
海南	1
总计	188

（数据来源：国家药监局，中国医药工业信息中心整理。）

生物药与传统化学药、中药相比，资源要求更高，北上广地区人才、技术、资金等资源较全国其他地区拥有明显优势，故对生物药企业而言具备绝对的吸引力。

（四）制药装备产业亟待转型升级

国内大量生物科技公司强劲的创新投入与业绩增长，将在未来几年带来大批的设备采购需求。制药装备行业作为制药企业上游，生物工程设备的国产化率亟待提升。

此外，大型精密仪器、分析检测设备多年来一直是中国的弱项。中国生物药大部分分析检测设备以进口为主，安捷伦、岛津、赛默飞、沃特世等国外产商占据了国内主要市场（表4-6）。这一领域国内企业发展起步晚，国产设备产业接受度较低，需要政策进一步支持与鼓励。

表4-6　国内外主要分析检测装备一览表

设备类型	基本介绍	进口企业	国产企业	备注
超临界流体色谱仪（SFC）	随着超临界流体色谱法被写入2015年版《中国药典》，该技术在分析化学行业受到越来越多的重视。超临界流体色谱法集合了液相色谱法和气相色谱法的优势	安捷伦、沃特世以及岛津	汉邦科技	国内企业尚处于萌芽起步阶段，主要市场由国外产商占据
核磁共振谱仪	是生命科学、材料科学、公共安全等领域广泛需求的重要科学仪器，其研究和生产得到了发达国家的高度重视，年产值达数百亿美元	纽迈分析、赛默飞、安捷伦、布鲁克、JEOL	至今仍完全依赖进口	—
质谱联用仪（LCMS）	不仅拥有质谱卓越的定性能力，还结合了色谱等技术所具有的优秀分离性能，可同时对复杂样品进行定性和定量分析，在环境、食品、制药、农林牧渔、生命科学、医学等众多领域得到了广泛的应用	岛津、赛默飞、安捷伦、珀金埃尔默、Waters、SCIEX、布鲁克	天美、天瑞、聚光、磐诺、东西分析、仪电分析、舜宇恒平	中国市场上商品化的质谱联用仪还是以进口为主，中国进口质谱联用仪数量逐年增多，2015—2018年，质谱联用仪进口量每年都以两位数高速增长。根据海关数据显示，2018年，中国进口质谱联用仪总数为4182台，进口额约44.8亿人民币，相较于2017年3649台的进口量，增加了14.61%

续 表

设备类型	基本介绍	进口企业	国产企业	备注
生化分析仪	用于检测、分析生命化学物质的仪器，给临床上对疾病的诊断、治疗和预后及健康状态提供信息依据	贝克曼、日立、东芝、罗氏	迪瑞、迈瑞、科华	国外全自动生化分析仪经过多年发展，在技术上已非常成熟，国产全自动生化分析仪呈飞跃式发展
液相色谱仪	分离热不稳定和非挥发性的、离解的和非离解的以及各种分子量范围的物质	安捷伦、沃特世、岛津、赛默飞、日立、铂金埃尔默	科哲、伍丰、依利特、天美	当前中国液相色谱仪市场仍以进口为主。相较于国外先进液相色谱技术，中国液相色谱技术虽然还存在一定差距，但经过多年发展，也愈趋成熟
气相色谱仪	以气体为流动相的色谱分析方法，主要用于分离分析易挥发的物质。气相色谱法已成为极为重要的分离分析方法之一，在医药卫生、石油化工、环境监测、生物化学等领域得到广泛的应用	安捷伦、岛津、赛默飞	天瑞仪器、北京普析、天美通用、磐诺仪器	国产气相色谱仪生产商生产的各类气相色谱仪，具有质量达标、数字化、全中文操作界面、全自动化等特点。这些国产气象色谱仪既满足国内市场需求，日益占据更多的市场份额，又拓展了各行各业对气象色谱仪的应用方向，打破了中国同类产品大量依赖进口的局面

（数据来源：公开资料，中国医药工业信息中心整理。）

视　点

中国生物药研发现状与趋势

戴雨璐、吴方舟、宁威、杨阳、汪玮、应华、张连山，
江苏恒瑞医药股份有限公司

与传统化学药不同，生物药的成功开发离不开创新生物技术的突破和发展。例如，重组DNA技术的发明推动了多肽/蛋白质药物的研发，推动了全球首个基因工程重组人胰岛素Humulin的上市（1982年获美国FDA批准上市）。单克隆抗体技术的突破，开辟了抗体药物研发的黄金时代，诞生了Herceptin、Humira、Keytruda等重磅产品；之后肿瘤免疫理论的提出，催生了具有里程碑意义的PD-1单抗。随着基因编辑技术的问世和不断创新，基因治疗和细胞治疗也迎来了全球开发的浪潮，为全球患者带来了突破性的新一代生物治疗手段。

自1993年以来，美国FDA共批准了166款生物药［生物制剂许可证申请（biologics license application，BLA）］，占获批新药总数的18.5%。其中，2014年以后生物药获批数量基本保持在每年10个以上。2020年全球畅销药品前20中，生物药有12款，合计销售额达950亿美元，占比62%。

视野回到中国市场。国内生物药行业发展滞后于全球，这也使得中国市场更具发展潜力。自2015年以来，有20余款国产生物创新药获NMPA批准或附条件批准上市，其中包括4款PD-1单抗和6款新冠疫苗。近年来，国内生物制品申报（临床研究申请和上市申请）数量快速增长，尤其是2020年，治疗用临床研究申请数量较2019年增长83%[①]。

① 数据来源：NMPA药品审评报告。

除了几家传统药企外，近几年崛起的生物科技公司在生物药研发上的贡献不容小觑，如信达生物、君实生物、复宏汉霖、康方生物、天境生物等，无论是管线布局和靶点的创新性，还是上市产品数量及质量，表现都可圈可点。

然而，与国内整个新药研发现状一样，本土药企在生物药研发上同样存在靶点创新性不高甚至扎堆以及技术平台尚需完善等突出问题。随着跨国药企全面进军中国市场，加上带量采购和医保谈判制度下寻求“以价换量”，产品/靶点创新性不足给本土药企研发和市场开拓带来了巨大的挑战。以下将对各细分领域的研发进展及趋势作简析，包括蛋白药物、抗体、疫苗、细胞和基因疗法。

一、蛋白药物

蛋白药物主要分为多肽和蛋白质药物，如胰岛素、胰高血糖素样肽1（glucagon-like peptide 1，GLP-1）受体激动剂、生长激素、细胞因子、凝血因子等基于内源性多肽或蛋白质开发的药物。由于内源性物质存在易被降解或直接用于人体易引起不良反应等缺陷，研发人员一直致力于通过各种新技术来改善蛋白药物的理化性质和药代动力学性质，从而达到增强药效、降低不良反应以及延长药物的作用时间等目的。从已获批及在研的蛋白药物来看，改良策略主要包括蛋白质定点突变、聚乙二醇（PEG）修饰、脂肪酸修饰、环化、糖基化、融合蛋白及特殊制剂（辅料、微球）等，国外相关研发技术和产品相对较成熟。但受专利和技术壁垒、替代新技术的冲击以及热门的抗体领域研发等影响，国内研发相对“冷门”，起步晚，缺乏创新性技术平台，产品多为仿制和“me-too”。

二、抗体类药物

自1975年单克隆抗体技术问世，到1986年美国FDA批准第一个治疗性单克隆抗体OKT3（muromonab-CD3），再到2021年5月美国FDA批准第100个抗体药物Zynlonta（靶向CD19的抗体偶联药物），抗体药物的研发走过了一个漫长的历程。目前全球约有870种抗体药物处于临床开发阶段，约36%的药物集中在10个靶点（PD-1/PD-L1、CD3、HER2、CTLA4、SARS-CoV-2、4-1BB、LAG3、EGFR、CD20、CD47），抗肿瘤领域继续占主导地位，其次是皮肤科和血液领域。随着技术不断取得突破，抗体药物研发热点已逐渐从相对成熟的单抗转向技术难度更高的双/多抗和抗体-药物偶联物（antibody-drug conjugate，ADC），同时在非肿瘤领域也开展了积极的探索。

近年来，国内抗体药物研发快速发展，2015年以后，国产抗体药物在研管线数量快速增长，主要布局在传统的单抗，近两年在技术壁垒较高的双抗、ADC领域也有越来越多的候选药物进入临床开发。然而，4款PD-1单抗上市、70余款PD-1/PD-L1获批临床也暴露了“靶点扎堆”的现状，靶点创新度也与海外存在较大差距。截至2021年4月，全球抗体靶点前100中本土药企集中布局在前12个靶点，有1/4的靶点暂无布局。靶点创新性是本土药企共同面临的挑战和瓶颈，亟须差异化的开发策略。

（一）单克隆抗体

目前上市抗体药物中绝大多数都是单克隆抗体（单抗），2020年全球销售额前100中，29款单抗药物销售额共计1271亿美元（占比36%），而52款小分子药物销售额共计1630亿美元（占比46%），由此可见单抗药物在全球药品市场中的重要地位和前景。国内单抗药物市场还处于起步阶段，随着更多单抗药物及生物类似物的获批上市并逐步纳入医保目录，国内单抗发现能力及生产容量的提升，2019年以来国产单抗药品获得突破性进展，4款PD-1单抗接连获批上市，随着单抗药物技术的日趋成熟，竞争优势主要体现在靶点选择、制剂开发（皮下注射）以及临床开发策略上。

（二）纳米抗体

纳米抗体（单域抗体）具有相对分子质量小、人源化简单、亲和力高、稳定性高、免疫原性低、穿透力强、可溶性好等优势，也是抗体开发差异化的策略之一，包括构建双/多抗以及偶联药物。相较于大热的单抗药物赛道，纳米抗体（单域抗体）领域目前关注度较低，但在技术前瞻性、疗法颠覆性上令人期待。纳米抗体从发现至首个药物上市历经30年，目前全球仅有1款产品上市——由比利时Ablynx公司（2018年被Sanofi收购）开发的Caplacizumab［靶向血管性血友病因子（von willebrand factor，vWF）A1结构域］，分别于2018年和2019年获EMA和美国FDA批准上市，用于治疗成年获得性血栓性血小板减少性紫癜（acquired thrombotic thrombocytopenic purpura，aTTP），2020年Caplacizumab全球销售额达1.13亿欧元。该产品于2020年11月在国内被纳入《第三批临床急需境外新药名单》。

国内纳米抗体布局以新兴药企为主导，以苏州康宁杰瑞、南京晶准生物、深圳普瑞金、上海洛启生物为代表，但在靶点选择和开发模式上呈现出不同的策略。康宁杰瑞已建立免疫来源的骆驼纳米抗体噬菌体展示筛选平台，进展最快的产品是恩沃利单抗（KN035），是全球首个可皮下注射的PD-L1抑制剂。晶准生物聚焦靶向膜蛋白的纳米抗体开发和改造，另辟蹊径选择G蛋白偶联受体（GPCR）作为开发靶点。尽管目前还无产品进入临床开发，但却是全球范围内少有的兼具多次跨膜靶点和纳米抗体研发能力的企业。普瑞金则是将纳米抗体应用于细胞疗法，目前已构建多个感染和肿瘤靶向性抗原的免疫纳米抗体基因库，以及肺癌、乳癌和前列腺癌细胞免疫的纳米抗体基因库。上海洛启生物专注于纳米抗体药物的开发，已建立多个技术平台，管线布局肿瘤免疫、自身免疫及眼科疾病。其中吸入式纳米抗体药物是其一大亮点，包括全球首款吸入式新冠中和纳米抗体药物LQ050以及治疗哮喘的纳米抗体。

（三）双/多特异性抗体

双/多抗可靶向2个及以上靶点，为多发病机制的疾病提供更优、更安全的治疗方案。截至目前，全球仅3款双抗药物获批上市，包括Removab（EpCAM/CD3，2017年退市）、Blincyto（CD19/CD3）和Hemlibra（FⅨa/FⅩ），后两款产品2020年全球销售额分别为3.79亿美元和21.9亿瑞士法郎。

技术平台是双抗开发的关键和难点，国内不少公司拥有双抗技术平台，如药明康德的WuxiBody、友芝友的YBODY、爱思迈的Exmab、岸迈生物的FTI-Ig及恒瑞医药的2∶1 T细胞结合双特异性抗体（TCB）等，但技术相比国外仍有一定差距。此外，不少公司拥有基于单链抗体（scFv）和纳米抗体的双抗平台，如康宁杰瑞、康方生物、洛启生物、普米斯生物等。近来也出现一些相对较新的技术平台，如2∶1 TCB平台，药明生物、恒瑞医药、和铂医药、天广实、友芝友都有布局，基于平台开发的产品也会在不久的将来被开发出来。不少公司选择引进国外相对先进的技术平台，当然这也存在一定风险，技术平台的成功与否，最终还需依靠产品在临床上得到安全性和有效性的验证。双抗概念在1960年就已提出，60多年过去了，尽管近年来研发火热，但获批上市难度大（首款双抗产品到2014年才获批上市）、数量少，除了临床有效性并无明显优势，临床安全性可能是主要因素之一。

（四）抗体药物偶联物

过去10年，对抗体-药物偶联物（ADC）来说是厚积薄发、充满收获的10年，但发展道路也是崎岖不平的。目前全球共获批11款ADC药物，其中7款是2019年后获批上市；国内荣昌生物的HER2 ADC维迪西妥单抗于2021年6月9日获NMPA批准上市。

ADC药物构成复杂，对技术平台要求很高，平台本身的质量和创新度是影响产品的关键因素，很多头部研发企业都有自主研发平台。随着百奥泰相继终止其HER2 ADC和Trop2 ADC项目，再次引发了业界对国内ADC药物技术差异化的关注。目前，国内以组合技术为主，原创技术较少，连接子（linker）和偶联毒素的创新度不高，多采用已得到临床验证的种类。在赛道拥挤的情况下，没有临床优势的产品，无论是有效性还是安全性、开发成功率或未来市场占有率都相对有限。

随着技术发展，国外ADC药物的研发已不再局限于传统模式，除了靶点本身不断创新外，在偶联毒素的选择以及治疗领域方面都有创新和拓展。毒素方面，除了传统的细胞毒类MMAE/MMAF等，以Dxd和SN-38为代表的新细胞毒素因优异的临床表现而迅速占主导，以免疫激活剂如TLR7/8、STING等作为偶联“毒素”的免疫刺激-抗体偶联物（immundogic stimulant-antibody conjugate，ISAC）

也正在进行探索。新毒素的开发同时也拓展了偶联药物的治疗领域，如艾伯维公司将糖皮质激素偶联至阿达木单抗上，通过靶向肿瘤坏死因子α（tumor necrosis factor α，TNF-α）而减少糖皮质激素的系统暴露。此外，多种创新形式的偶联药物也逐渐成为研发焦点，如抗体片段药物偶联物（FDC）、抗体-寡核苷酸偶联物（AOC）、抗体-生物聚合物偶联物（ABC）等，在各个治疗领域的巨大潜力有待被挖掘。对于上述这些新技术和新产品，短期内国内企业可能更倾向于采用引进模式加速新产品在国内上市，同时在国内开发项目的过程中积攒经验并培养研发人才，为后续自建平台奠定基础。ADC药物填补了抗体药物和传统化疗药物之间的空白，其开发优势让工业界对该领域的研发热情高涨，未来有望看到更多ADC药物获批上市，不断进步的新技术也将助力ADC药物在未来大放异彩。

三、疫苗

随着免疫学、生物化学、分子微生物学及生物技术的发展，20世纪后半叶全球疫苗研发进入快速发展阶段。

（一）新冠疫苗

2020年初爆发的新冠疫情引发了全球新冠疫苗研发的热潮，全球拥有疫苗开发平台的企业和科研机构纷纷投入到研发行列中。截至2021年2月7日，全球已有177款新冠疫苗在临床前研究阶段，63款候选新冠疫苗进入临床试验阶段，其中22款处于Ⅲ期临床阶段，7款已获有关国家监管机构批准上市或紧急使用授权。全球新冠疫苗研发技术路线主要有第一代的灭活疫苗和减毒疫苗、第二代的重组蛋白疫苗和病毒载体疫苗以及第三代的RNA/DNA核酸疫苗5种，这些技术各有优劣。国内新冠疫苗的开发集中在技术路线和安全性较成熟的第一代和第二代技术，其中4款灭活疫苗、1款腺病毒载体疫苗及1款重组亚单位蛋白疫苗已在国内附条件上市或紧急使用。

（二）肿瘤疫苗

肿瘤疫苗是指利用肿瘤抗原，刺激或恢复机体自身的免疫系统来预防肿瘤发展或治疗癌症，按用途可分为预防型肿瘤疫苗（如人乳头瘤病毒疫苗）和治疗型肿瘤疫苗。根据肿瘤抗原组分和性质的不同，肿瘤疫苗可分为肿瘤细胞疫苗（如树突状细胞疫苗）、病毒疫苗、蛋白/多肽疫苗、核酸疫苗（如DNA疫苗、mRNA疫苗）等。

全球首个也是目前唯一被美国FDA批准上市的治疗型肿瘤疫苗是由DENDEON开发的Provenge，于2010年获批用于治疗前列腺癌，但上市后销售并不乐观。被称为“全球mRNA领域三巨头”的BioNTech、Moderna和CureVac均有布局mRNA肿瘤疫苗，多涉及难治性瘤种。

国内仅有少数企业布局mRNA肿瘤疫苗，包括斯微生物、苏州艾博、丽凡达、美诺恒康、蓝鹊生物、厚存纳米、深信生物等，团队中不乏来自Moderna的人才，这对于平台和项目推进将起到重要作用，但在研项目都还处于早期阶段。除了技术本身的壁垒外，疗效的不确定性以及未来的市场定位可能是肿瘤疫苗面临的巨大挑战。

目前，mRNA疫苗研发中较高的壁垒是其递送系统，目前应用最广泛的脂质纳米颗粒（lipid nanoparticles，LNP）存在专利问题，从上述“三巨头”的LNP技术应用情况也可看出LNP递送技术可能已难以避免专利冲突，自主研发的递送系统将成为mRNA疫苗后续发展的关键。国内自主研发的递送系统还较少，其中斯微生物开发的具有自主知识产权的脂质多聚物纳米载体技术平台（LPP/mRNA®）有着独特优势，相比传统LNP具有更好的包载、保护mRNA的效果，并能随聚合物的降解而逐步释放mRNA。

四、细胞和基因疗法

细胞和基因疗法（cellular and gene therapy，CGT）是癌症和遗传疾病治疗的新领域，也是目前生物药领域极具前景的发展方向。与传统化学药或抗体药相比，CGT疗法的核心优势是单次治疗长期获益，且可通过改变患者基因而实现“治本”，因此针对部分无药可医的严重、罕见遗传疾病，CGT疗法具有治愈疾病的潜力。

（一）细胞治疗

目前最常见的细胞治疗包括免疫细胞治疗和干细胞治疗，其中免疫细胞治疗主要包括树突状细胞、自然杀伤细胞（natural killer cell，NK细胞）、各种细胞因子等策略活化诱导的T细胞（如CIK）以及基因修饰的T细胞（如CAR-T和TCR-T）等。

CAR-T、TCR-T与NK细胞疗法是目前的热门研发方向，在中国约80家细胞免疫治疗企业中，56家企业从事CAR-T研发，各有15家企业从事TCR-T和CAR-NK研发。目前国内细胞疗法研发受到基础研究、知识产权、临床方案设计、临床团队与人才、监管法规及产业化实力等因素的制约。

就相对成熟的CAR-T领域而言，虽然国内临床研究起步相对晚，但临床试验数量居全球首位。由于在实体瘤上的有效性仍处于探索阶段，实体瘤试验数量也明显少于血液瘤。靶点仍然扎堆，血液瘤中靶向CD19的临床试验多达175项，其次是B细胞成熟抗原（B cell maturation antigen，BCMA）；实体瘤则主要集中在间皮素（mesothelin）、黏液蛋白1（MUC-1）和磷脂酰肌醇蛋白聚糖3（glypican 3，GPC3）。2021年6月22日，复星凯特的阿基仑赛（靶向CD19）获NMPA批准上市，成为国内首款获批上市的CAR-T疗法。药明巨诺的瑞基仑赛（靶向CD19）也于2020年6月递交了上市申请。此外，2021年5月27日传奇生物自主研发的西达基奥仑赛（靶向BCMA）上市申请获美国FDA优先审评资格，2021年底有望获批上市。集中布局成熟靶点虽然风险小，但目前也仅限血液瘤中有一定疗效且为三线治疗，同时受限于自体CAR-T疗法的适用性以及高昂定价，国内有限的患者群体及支付能力是后续商业化道路上不可避免的挑战，未来市场前景不容乐观。

为提高患者适用性和产品一致性，很多药企已开始研发通用型CAR-T疗法（UCAR-T）。目前进入临床开发的UCAR-T企业还较少且都在临床早期阶段，国内外不超过10家，且主要集中在拥有基因编辑技术的生物技术公司。国内首个UCAR-T是来自于亘喜生物的GC007g（靶向CD19），最早于2020年4月获批临床并于2021年1月宣布启动临床。国内布局UCAR-T的企业还有北恒生物、克睿基因、邦耀生物、森朗生物、茂行生物、上海细胞治疗集团等，目前尚处于临床前阶段。尽管UCAR-T相较于CAR-T具有一定的优势，但其技术门槛依旧很高，且安全性风险也不容小觑，如细胞因子释放综合征（cytokine release syndrome，CRS）和排异反应甚至死亡。目前基因编辑技术已成功用于编程T细胞，在体外实现了对T细胞上TCR与人类白细胞抗原（human leucocyte antigen，HLA）等造成免疫排斥的蛋白的高效敲除，因而有望解决UCAR-T的安全性风险。

相比CAR-T只能识别肿瘤表面抗原，TCR-T可针对胞内抗原（约占肿瘤抗原的90%），因此理论上TCR-T在治疗实体瘤方面比CAR-T有着明显的优势，目前也在临床上获得了一些数据支持。目前，全球尚无TCR-T疗法获批上市，进展最快的是英国Immunocore公司开发的tebentafusp（IMCgp100），2021年获美国FDA突破性疗法，预计即将递交上市申请。

中国TCR-T领域研究起步较晚，本土研发技术和产品多处于早期阶段，代表企业包括：①以跨国合作模式建立合资公司、引进先进生物技术与管理经验的企业，如药明巨诺、复星凯特、香雪制药等。②具有海外研发背景，但在中国进行临床研发的企业，如恒润达生等。③自主研发的本土机构，包括天科雅、因诺免疫、可瑞生物等。同时，企业也与医疗机构建立合作模式加快临床研究进展。尽管当前TCR-T治疗实体瘤包括无药可治的滑膜肉瘤和晚期转移的黑色素瘤等都取得了50%～60%的有效率，但在新靶点开发、安全性评价及生产成本控制等方面仍存在巨大挑战。

（二）基因治疗

以1972年Friedmann和Roblin正式提出“gene therapy”这一概念为起点，基因治疗领域已经发展了近50个年头。尽管期间历经起伏，近年来基因治疗药物的不断涌现表明这个领域正在不断走向成熟。由于基因治疗可在DNA或mRNA水平上对致病基因进行修正而达到治疗效果，相较于传统药物，对于成药性较差的靶点具有独特优势，这是基因治疗行业发展的驱动因素之一。其次，极度缺乏有效治疗方法的罕见病（7000余种，预计有3.5亿患者）极大地推动了基因治疗的研发。2017年，美国FDA批准了罗氏子公司Spark Therapeutics开发的Luxturna，用于治疗儿童和成年患者中由*RPE65*基因变异而导致的Leber先天性黑朦（LCA），自此也翻开了基因治疗的新篇章。目前，国内上市的基因治疗仅有早期产品，如今又生和安科瑞以及来自渤健的SMA治疗药物Spinraza。目前涉足基因治疗领域的本土药企较少，且多为初创企业，自研产品仅有少数进入了临床阶段，多数仍处于早期研发阶段，主要涉及眼科疾病、血友病及神经系统疾病等。

基因治疗领域面临的挑战：①病毒载体的靶向性。目前的载体在针对特定组织的靶向性和侵染效率仍不够理想，如静脉注射后入肝，或玻璃体注射后侵染视网膜色素上皮层等。目前很多公司在推进管线的同时，都在新型AAV血清型的开发上投入了大量精力。②病毒载体的重复注射。对于一些疾病，特别是靶组织细胞仍处于分裂活跃期的疾病，可能需要重复注射基因治疗药物，注射一次病毒载体后，人体就会产生抗体，如何实现重复注射是一个很大的挑战。目前，国外已有多家公司开始了相关研究，如使用IdeS酶（一种自然减少抗体作用的内肽酶）以中和免疫球蛋白G（IgG）引起的免疫反应、使用纳米粒子装载抗炎和免疫调节药物雷帕霉素的ImmTOR平台技术、通过TLR9抑制序列抑制Toll样受体9（Toll-like receptor 9，TLR9）的激活等。③病毒生产。病毒生产特别是量化生产是一个非常新颖的技术，在国外也只有十多年的研究，如在500～2000L规模的无血清、悬浮培养体系方面，中国与欧美存在较大差距，如何在病毒生产领域加速追赶国外先进水平是国内基因治疗公司能否成功的关键之一。

五、未来展望

近年来，中国生物药行业迅速发展，得益于政府的大力扶持、监管部门的改革和利好政策、企业大力研发投入以及资本市场的青睐等。无论从研发管线和申报数量来看，国内生物药行业都取得了前所未有的成绩，在各个细分领域，都有突破性的表现。近两年的带量采购和医保谈判，迫使国内很多以仿制药为主营业务的药企向创新药转型，不再做“me-too”甚至“快速追随（fast follow-on）”，力求“first-in-class”和“best-in-class”。在创新的浪潮中，我们看到了新靶点、新产品，但也出现了“靶点高度集中”这一重大问题和挑战。从海外市场来看，同类产品的数量不会很多，“first-in-class”药物的市场占有率也更高。再看国内市场，4款已上市PD-1单抗市场竞争异常激烈，以价换量的现状也为“红海”靶点产品的集中开发敲响了警钟，差异化开发成为很多药企追求的研发策略，体现在靶点选择、临床开发策略或研发模式（自主研发、合作开发、产品引进或借助外包服务）等方面。创新是一个过程，给本土企业多一些时间和耐心，相信在不久的将来，会有越来越多自主研发的、具有国际水平的生物创新药获批上市。

（收稿于2021年7月）

抗体药物——长江后浪推前浪

中国医药工业信息中心

随着生物技术的飞速发展及医药研发投入的不断增加，抗体药物已成为“十三五”期间全球增长最快的药物细分类别之一。抗体药物主要包括单克隆抗体药物、双/多特异性抗体药物及抗体-药物偶联物（ADC），其中单抗药物上市品种较多，是抗体药物市场的主要构成部分。在抗体药物的研发过程中，在不断丰富老靶点药物管线的同时，新靶点药物的开发也在不断发展，CD3、PD-1/PD-L1、CD47和HER2等靶点单抗竞争已成白热化。双特异性抗体、ADC等新型抗体药物正逐渐成为极具潜力的领域之一。

一、抗体药物创新风头正劲

2016—2020年，中国抗体药物研发数量和质量双提升。在中国，抗体类药物是研发的热门领域。2015—2020年，中国抗体药物新药临床申请数量逐年攀升，2020年达到183项（按通用名计，下同），相比2016年增长了245%（图4-16）。

与之相对应，同期抗体药物上市申请数量从2016年的1项快速攀升至2020年的37项（图4-17）。其中创新药在2016年尚无申请的情况下，2020年已达10项（图4-18）。

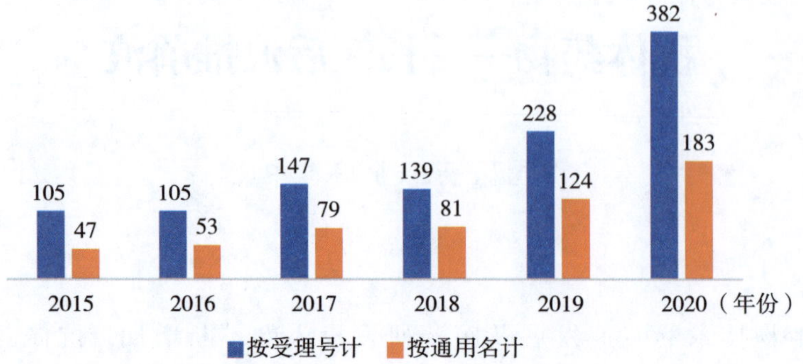

图 4-16　2015—2020 年 CDE 受理的抗体类新药临床试验申请数量
（数据来源：CPM，中国医药工业信息中心。）

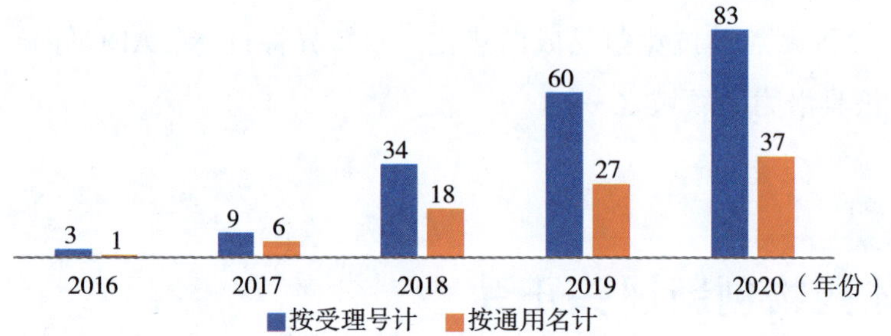

图 4-17　2016—2020 年 CDE 受理的抗体类新药上市申请数量
（数据来源：CPM，中国医药工业信息中心。）

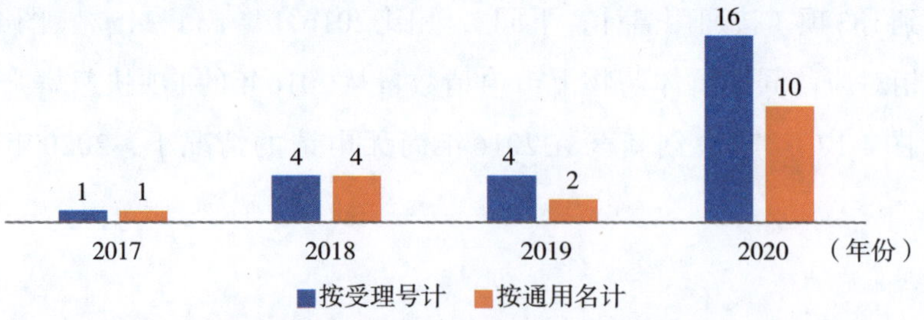

图 4-18　2017—2020 年 CDE 受理的抗体创新药上市申请数量
（数据来源：CPM，中国医药工业信息中心。）

二、单抗药物市场渐成红海

进口单抗药物具有先发优势与独家品种优势。截至2021年6月10日，中国进口单抗注册证号76件，涉及27家外企、36种产品（按通用名计）（表4-7）。在27家进口企业中，罗氏公司注册证号数量最多，达10件。进口单抗品种数量为国产的2倍有余；37种进口单抗中，有22种独家供应。

进口单抗药物共涉及26个靶点，分布比较广泛（图4-19）。较为热门的靶点有TNF-α（涉及4款单抗药物），EGFR、IL-17A、PCSK9、PD-1、PD-L1、TNFSF11、VEGFA分别涉及2款单抗药物。其余18个靶点均只有1款单抗药物上市。

表4-7　中国批准上市的进口单抗药物

通用名	商品名	持证商名称	最新发证日期
萨特利珠单抗	安适平	Utsunomiya Plant of Chugai Pharma Manufacturing Co., Ltd.	2021年4月30日
布罗索尤单抗	麟平	Kyowa Kirin Co., Ltd., Takasaki Plant	2021年1月5日
拉那利尤单抗	达泽优	Catalent Indiana，LLC	2020年12月2日
度普利尤单抗	达必妥	Sanofi-aventis groupe	2020年6月17日
布罗利尤单抗	立美芙	Kyowa Kirin Co., Ltd.	2020年6月17日
地舒单抗	普罗力	Amgen Europe B.V.	2020年6月17日
司库奇尤单抗	可善挺	Novartis Pharma Stein AG	2020年5月25日
维得利珠单抗	安吉优	Takeda Pharma A/S	2020年3月11日
阿替利珠单抗	泰圣奇	Roche Diagnostics GmbH	2020年2月11日
阿利西尤单抗	波立达	sanofi-aventis groupe	2019年12月26日
古塞奇尤单抗	特诺雅	Cilag AG	2019年12月26日
戈利木单抗	欣普尼	Janssen Biologics B.V.	2019年12月17日
贝利尤单抗	倍力腾	GlaxoSmithKline Manufacturing S.P.A.	2019年12月10日

续 表

通用名	商品名	持证商名称	最新发证日期
度伐利尤单抗	英飞凡	Catalent Indiana，LLC	2019年12月6日
依奇珠单抗	拓咨	Eli Lilly and Company	2019年8月29日
纳武利尤单抗	欧狄沃	Bristol-Myers Squibb Holdings Pharma，Ltd.Liability Company	2019年8月23日
培塞利珠单抗	希敏佳	UCB Pharma SA	2019年7月12日
达雷妥尤单抗	兆珂	Cilag AG	2019年7月4日
地舒单抗	安加维	Amgen Manufacturing Limited（AML）	2019年5月21日
乌司奴单抗	喜达诺	Cilag AG	2019年2月21日
奥马珠单抗	茁乐	Novartis Pharma Stein AG	2019年1月17日
帕妥珠单抗	帕捷特	Roche Diagnostics GmbH	2018年12月17日
艾美赛珠单抗	舒友立乐	F.Hoffmann-La Roche Ltd	2018年11月30日
依库珠单抗	舒立瑞	Alexion Europe SAS	2018年9月4日
依洛尤单抗	瑞百安	Amgen Inc.	2018年7月31日
帕博利珠单抗	可瑞达	Merck Sharp & Dohme Corp.，a subsidiary of Merck & Co.，Inc.	2018年7月20日
依达赛珠单抗	泰毕安	Boehringer Ingelheim Pharma GmbH & Co.KG	2018年6月8日
雷珠单抗	诺适得	Vetter Pharma-Fertigung GmbH & Co.KG	2018年3月30日
西妥昔单抗	爱必妥	Merck Healthcare KGaA	2017年12月27日
巴利昔单抗	舒莱	Novartis Pharma Stein AG	2017年12月27日
托珠单抗	雅美罗	Chugai Pharma Manufacturing Co.，Ltd.	2017年9月25日
英夫利西单抗	类克	Cilag AG	2017年6月16日
贝伐珠单抗	安维汀	Roche Pharma（Schweiz）Ltd.	2017年5月8日
利妥昔单抗	美罗华	Roche Pharma（Schweiz）AG.	2017年2月15日
阿达木单抗	修美乐	AbbVie Ltd	2016年12月26日
曲妥珠单抗	赫赛汀	Roche Pharma（Schweiz）Ltd.	2015年12月23日

（数据来源：CPM，中国医药工业信息中心。）

国产单抗药物正奋起直追，获批上市数量呈现井喷状态，百泽安（替雷利珠单抗）、赛普汀（伊尼妥单抗）、汉达远（阿达木单抗）等多个重磅产品相继出世。2018年之前获批上市的国产单抗药物数量较少，自2019年开始大幅增长，如今总

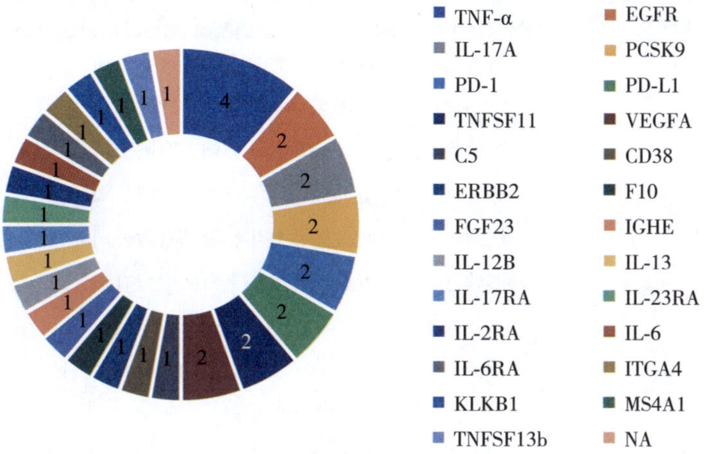

图4-19　进口单抗药物靶点分布情况

［数据来源：中国新药研发监测数据库（CPM），中国医药工业信息中心。］

计20个（按商品名计）（图4-20），涉及14种产品（按通用名计）和14家企业，其中阿达木单抗获批上市产品数量最多，达4个，而信达生物获批上市产品数位居第一，达4个（表4-8）。

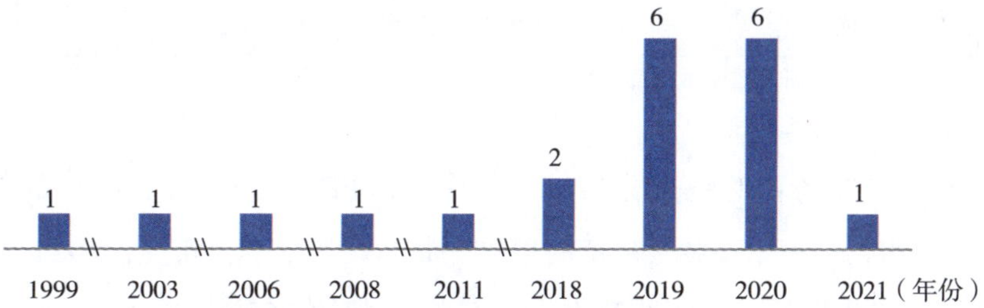

图4-20　中国批准上市的国产单抗药物数量（按商品名计）

（数据来源：CPM，中国医药工业信息中心。）

表4-8　中国批准上市的国产单抗药物

药品通用名	商品名	生产企业	批准时间
贝伐珠单抗	博优诺	山东博安生物技术股份有限公司	2021年4月
阿达木单抗	汉达远	上海复宏汉霖生物制药有限公司	2020年12月
利妥昔单抗	达伯华	信达生物制药（苏州）有限公司	2020年9月
阿达木单抗	苏立信	信达生物制药（苏州）有限公司	2020年9月
曲妥珠单抗	汉曲优	上海复宏汉霖生物制药有限公司	2020年8月
伊尼妥单抗	赛普汀	三生国健药业（上海）股份有限公司	2020年6月
贝伐珠单抗	达攸同	信达生物制药（苏州）有限公司	2020年6月
替雷利珠单抗	百泽安	百济神州（广州）生物科技有限公司	2019年12月
贝伐珠单抗	安可达	齐鲁制药有限公司	2019年12月
阿达木单抗	安健宁	海正生物制药有限公司	2019年12月
阿达木单抗	格乐立	百奥泰生物制药股份有限公司	2019年11月
卡瑞利珠单抗	艾瑞卡	苏州盛迪亚生物医药有限公司	2019年5月
利妥昔单抗	汉利康	上海复宏汉霖生物制药有限公司	2019年2月
信迪利单抗	达伯舒	信达生物制药（苏州）有限公司	2018年12月
特瑞普利单抗	拓益	苏州众合生物医药科技有限公司	2018年12月
重组抗CD25人源化单克隆抗体	健尼哌	三生国健药业（上海）股份有限公司	2011年1月
尼妥珠单抗	泰欣生	百泰生物药业有限公司	2008年1月
碘［^{131}I］美妥昔单抗	利卡汀	成都华神生物技术有限责任公司	2006年1月
抗人IL-8单克隆抗体	恩博克	大连亚维药业有限公司	2003年12月
抗人T细胞CD3鼠单抗	—	武汉生物制品研究所有限责任公司	1999年1月

［数据来源：中国新药研发监测数据库（CPM），中国医药工业信息中心。］

国产上市单抗药物的靶点分布较为集中。以PD-1和JAK1为靶点的单抗药物分别有4款上市，以VEGFA为靶点的单抗药物也已有3个上市（图4-21）。以这三个为靶点的单抗药物就已占了所有上市国产单抗药物的55%。

国内庞大的在研单抗药物数量将加剧市场竞争。截至2021年6月10日，共有631款国产单抗药物处于研发阶段。其中有323款处于临床前研究阶段，284款处于临床试验阶段（140款处于临床Ⅰ期、67款处于临床Ⅱ期、77款处于临床Ⅲ期），20款处于注册期前，4款处于已注册暂未上市阶段（图4-22）。

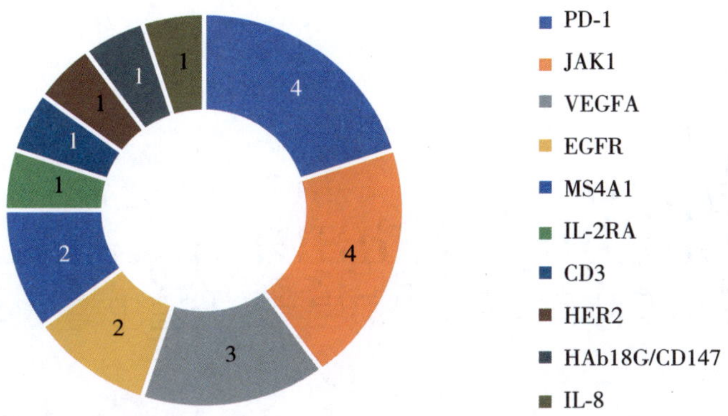

图4-21　国产单抗药物靶点分布情况

（数据来源：CPM，中国医药工业信息中心。）

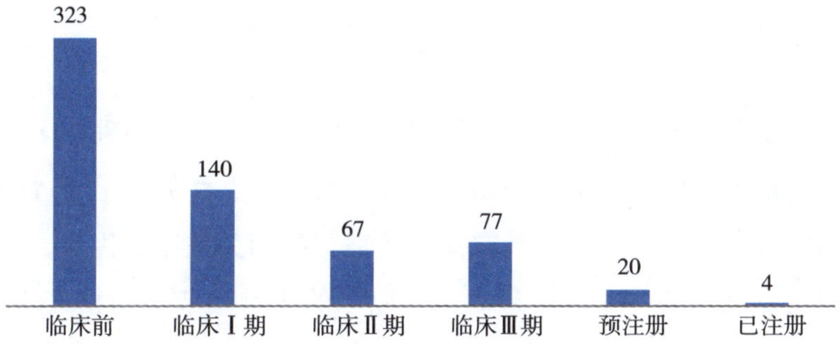

图4-22　国产单抗药物研发阶段分析

（数据来源：CPM，中国医药工业信息中心。）

在研单抗热门靶点竞争激烈。国内针对TNF-α靶点的在研单抗药物多达52款，针对PD-1靶点的在研单抗药物44款。而国内针对TNF-α靶点上市单抗药物已有5款，针对PD-1靶点的上市药物已有6款，未来在研品种上市将持续加剧市场竞争。此外，针对HER2（涉及36款单抗药物）、CD3（涉及34款单抗药物）、CD274（涉及33款单抗药物）、VEGF（涉及31款单抗药物）、EGFR（涉及28款单抗药物）等靶点的在研单抗药物也相对较多，且均已有同靶点单抗药物上市（图4-23）。

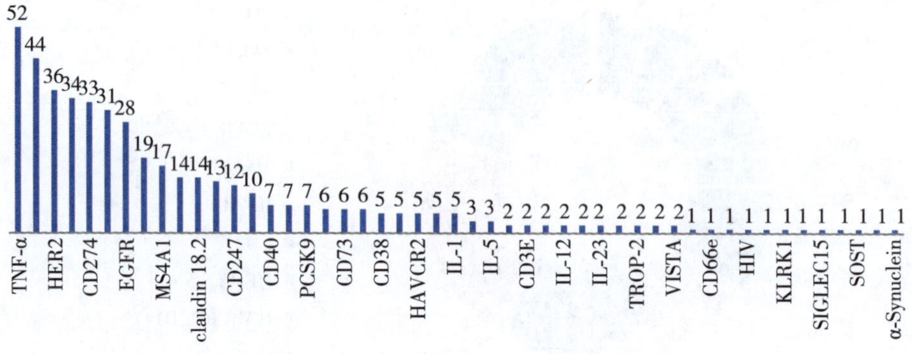

图4-23　研发阶段单抗药物靶点分布情况
（数据来源：CPM，中国医药工业信息中心。）

三、双/多抗药物研发的兴起

双特异性及多特异性抗体药物是能够特异性识别和结合两种或多种不同抗原的抗体药物。相对于单克隆抗体药物，其具有以下几点优势：①通过同时靶向两种以上不同的抗原，双抗及多抗具有提高药物靶向相关抗原的优势，同时降低了对正常组织的毒副作用。②同时针对两个以上的靶点调节疾病相关的信号通路，在一定程度上避免了复杂的多因素疾病产生耐药性。③产生协同的生物学功能，比单纯组合多个单抗药物治疗效果更好。

目前，中国共有127个双抗类药物处于研发阶段（图4-24）。其中99款药物（占比78%）处于临床前阶段，26款药物处于临床阶段（其中临床Ⅰ期的药物有10个、临床Ⅱ期的药物有9个、临床Ⅲ期的药物有7个）。此外，处于注册期前和已注册暂未上市的药物各有一个。与单抗类药物相比，绝大多数双抗药物处于临床前研究阶段，距离双抗药物大规模上市尚需时日。

双抗药物的热门研发靶点与单抗药物重合度高（图4-25）。在研双抗药物涉及的靶点共有33个，其中排在首位的是PD-L1（涉及27款双抗药物）及PD-1（涉及17款双抗药物），其次是TNF-α（涉及15款双抗药物）、HER2（涉及13款双抗药物）

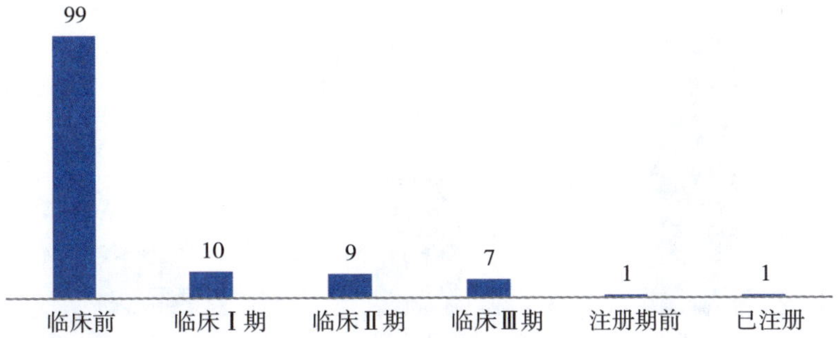

图4-24 双抗药物研发阶段分析

（数据来源：CPM，中国医药工业信息中心。）

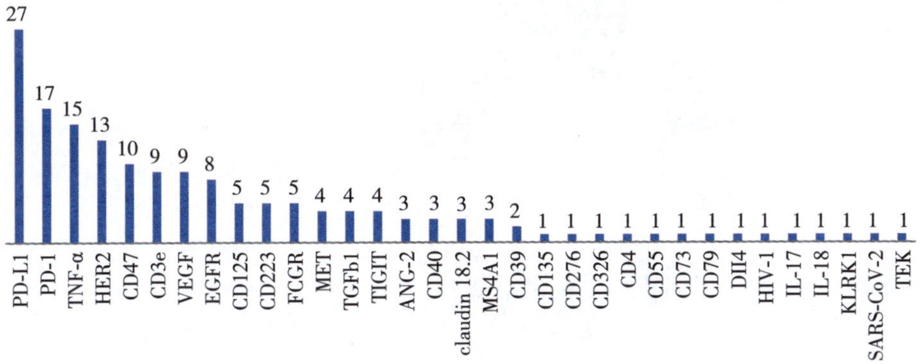

图4-25 双抗类药物研发靶点分析

（数据来源：CPM，中国医药工业信息中心。）

及CD47（涉及10款双抗药物）。

中国在研多抗类药物以三抗药物为主，其研发数量比双抗及单抗少。目前共有7款三抗药物处于研发阶段，其中有4款处于临床前，2款处于临床Ⅰ期，1款处于临床Ⅱ期（图4-26）。

三抗类药物涉及的靶点共有7个（图4-27），分别为PD-L1（涉及3款药物）、CD3e（涉及3款药物）、TNF-α（涉及3款药物）、CD19（涉及2款药物）、HAS（涉及1款药物）、EGFR（涉及1款药物）和MS4A1（涉及1款药物）。

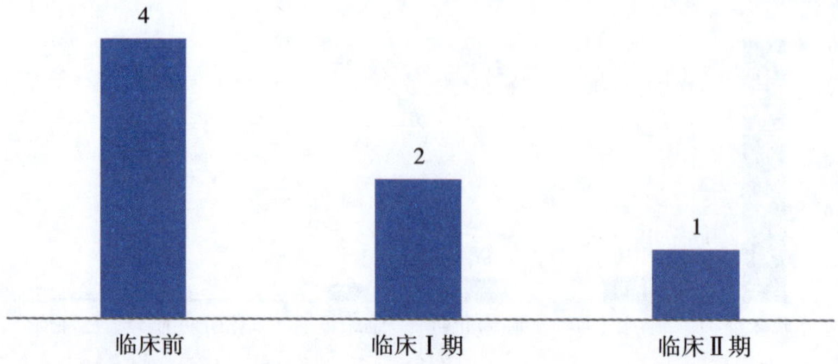

图4-26　三抗类药物研发阶段分析
（数据来源：CPM，中国医药工业信息中心。）

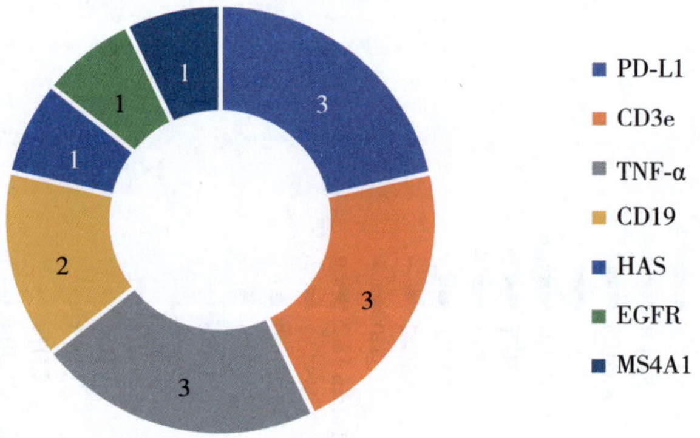

图4-27　三抗类药物研发靶点分析
（数据来源：CPM，中国医药工业信息中心。）

四、ADC药物或别有洞天

抗体药物偶联物（ADC）集合了抗体药物和小分子药物的优点，将小分子药物通过Linker连接在抗体上，利用抗体药物特异性结合靶点的能力，将小分子药物输送到靶细胞，在抗体特异性识别结合位点后释放小分子药物来杀伤靶细胞。相对于一般的抗体药物，其规避了抗体作为大分子药物对实体瘤治疗效果受限的缺点，通过连接不同的小分子，如化学药物、放射性核素和蛋白酶等来达到更高效的治疗效率。

目前，中国共有65款ADC药物处于研发阶段（图4-28），其中有36款药物处于临床前阶段，29款药物处于临床阶段（其中18款药物处于临床Ⅰ期、6款药物处于临床Ⅱ期、5个药物处于临床Ⅲ期）。

ADC药物的热门靶点与单抗药物及多抗药物相差较大。国内ADC药物的研发靶点集中在HER2上，因HER2-ADC药物已在乳腺癌治疗方面取得巨大的突破，仅以HER2为靶点的ADC药物就有15款。而其余在研ADC药物的研发靶点较为分散，与单抗药物及多抗药物的研发靶点重合度较低（图4-29）。

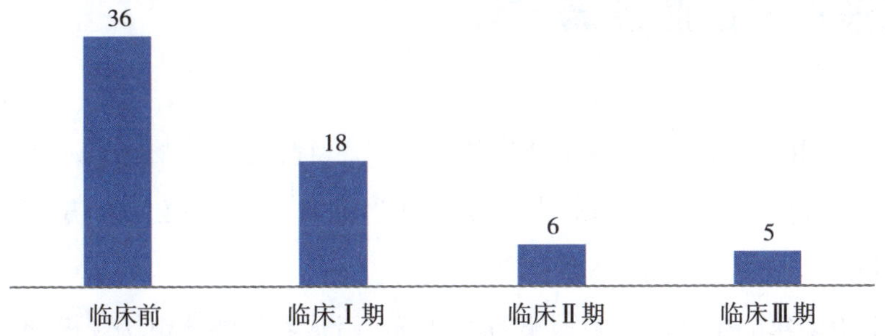

图4-28　ADC药物研发阶段分析
（数据来源：CPM，中国医药工业信息中心。）

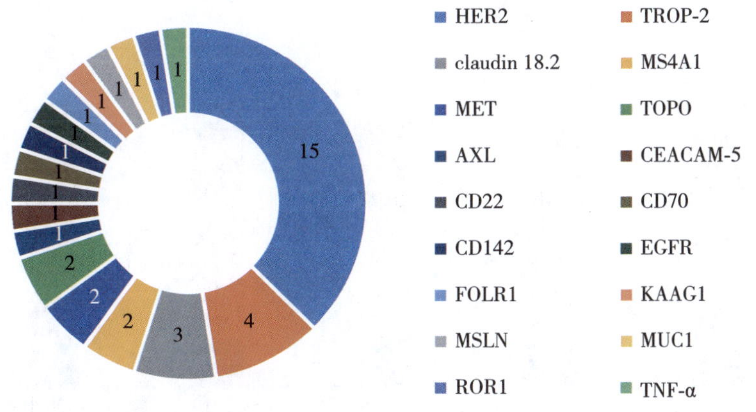

图4-29　ADC药物研发靶点分析
（数据来源：CPM，中国医药工业信息中心。）

（收稿于2021年8月）

胰岛素制剂——内卷的赛道

中国医药工业信息中心

一、低速增长的胰岛素市场

胰岛素应用于临床的90多年共经历了三代里程碑式的进步，基因重组技术的发展使胰岛素制剂从第一代胰岛素（动物胰岛素）发展到第二代胰岛素（人胰岛素），再到第三代胰岛素（胰岛素类似物）。

作为上市多年的生物药，中国胰岛素市场已近成熟，整体市场规模增速常年维持个位数增长，代际替代效应显著。发展至今，第一代胰岛素制剂因免疫反应等临床劣势退出了市场，而第三代胰岛素制剂凭借更好的血糖控制能力、更低的低血糖风险、体重控制优势以及灵活的注射时间/频次逐渐蚕食第二代胰岛素制剂的市场（图4-30）。

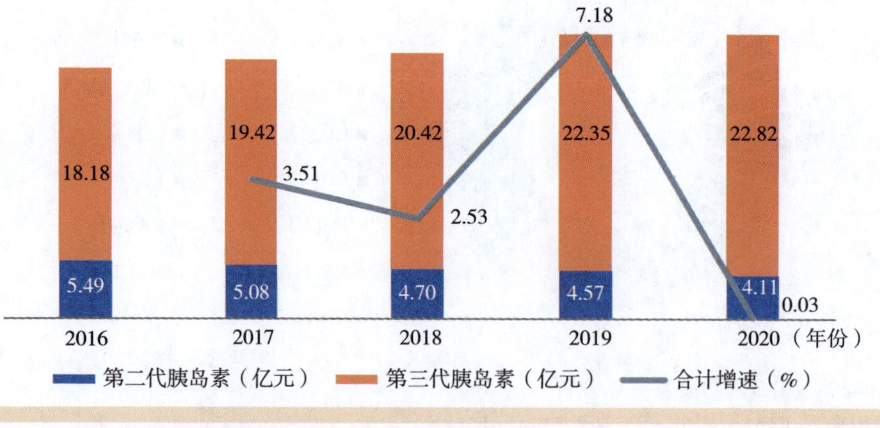

图4-30 2016—2020年胰岛素制剂样本医院销售情况
（数据来源：PDB，中国医药工业信息中心。）

第三代胰岛素制剂市场规模常年维持个位数正增长，其市场规模在已然占据绝大部分的情况下还在不断提高。而第二代胰岛素制剂市场逐渐降低，已连续多年负增长（图4-31）。

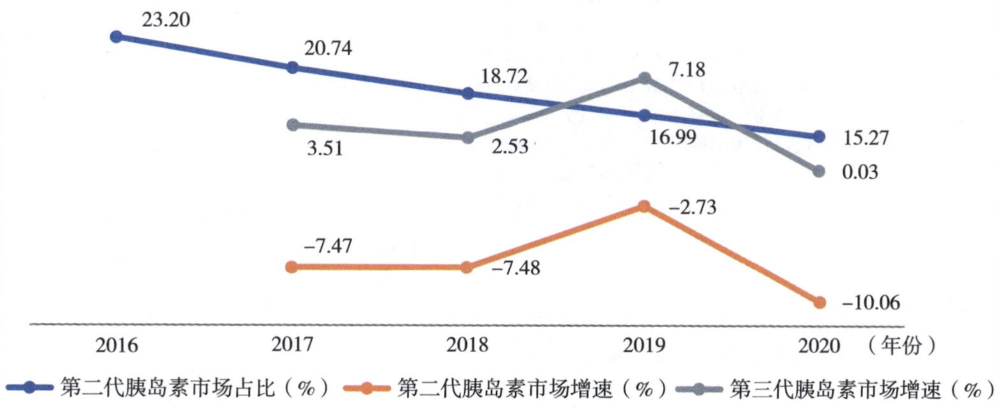

图4-31　2016—2020年样本医院第二代及第三代胰岛素市场变化情况
（数据来源：PDB，中国医药工业信息中心。）

胰岛素制剂批准文号多，但市场较为集中。国产胰岛素制剂批准文号总计73件，涉及20家企业、14种产品（按通用名计）。其中批文数量大于等于3件的企业有8家，其中万邦医药（14件）、通化东宝（13件）、甘李药业（9件）胰岛素制剂批文数量分列前三。19种产品中独家供应品种有5种（图4-32）。

进口胰岛素注册证号总计146件，涉及5家企业、19种产品（按通用名计）。诺和诺德进口注册证号最多，达81件。19种产品中有15种为独家进口（图4-33）。

虽然拥有胰岛素批文的企业总数达25家，但胰岛素市场却以诺和诺德、赛诺菲、礼来三家跨国药企为主导，合计市场份额占比84.43%（图4-34）。

第三代胰岛素制剂市场主要有5家企业参与，分别为诺和诺德、赛诺菲、礼来、甘李药业和联邦制药（图4-35）。其中诺和诺德、赛诺菲和礼来三大跨国药企市场份额占比为88.86%。

相比第三代胰岛素制剂，国内企业在第二代胰岛素制剂市场份额相对较高，

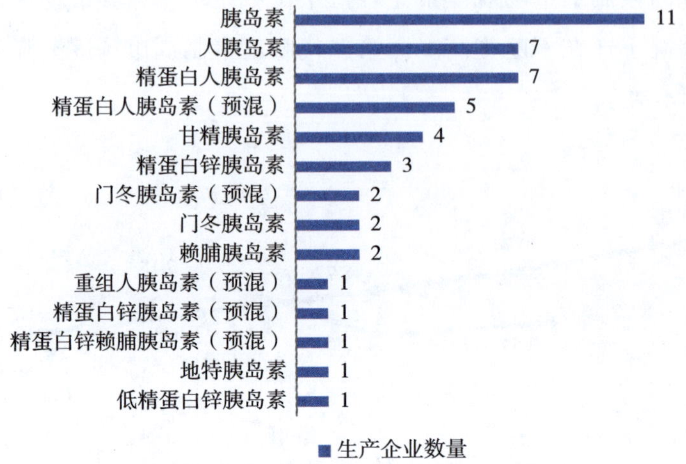

图 4-32 国产胰岛素制剂生产企业数量分布

（数据来源：CPM，中国医药工业信息中心。）

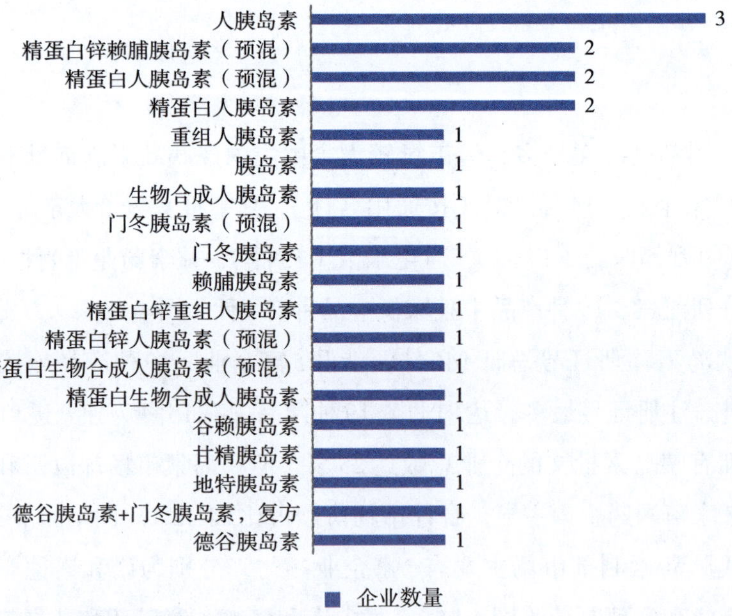

图 4-33 中国进口胰岛素制剂企业分布

（数据来源：CPM，中国医药工业信息中心。）

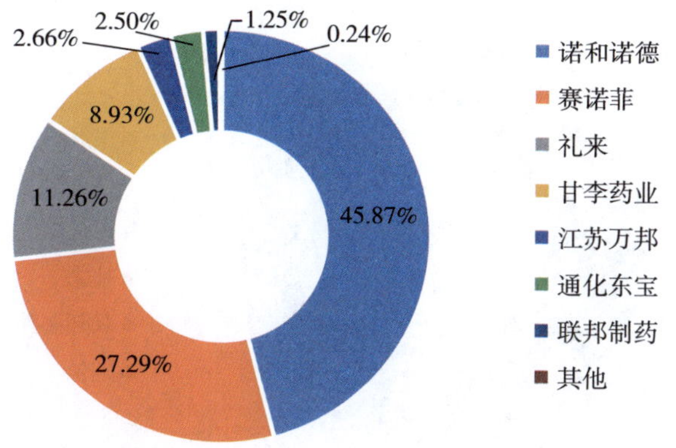

图4-34　2020年样本医院胰岛素制剂销售金额占比
（数据来源：PDB，中国医药工业信息中心。）

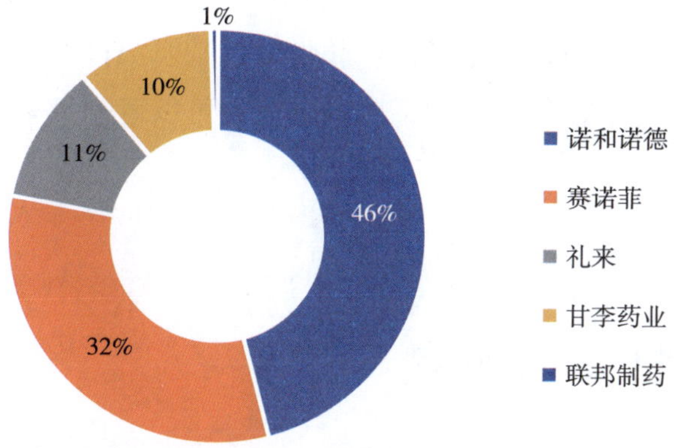

图4-35　2020年样本医院第三代胰岛素制剂销售金额占比
（数据来源：PDB，中国医药工业信息中心。）

以江苏万邦、通化东宝、联邦制药等为代表的国内企业合计市场份额为40.2%，仍低于诺和诺德和礼来的市场份额（图4-36）。

箭在弦上的胰岛素集采对国内企业喜忧参半。2020年1月，武汉市试水胰岛素专项带量采购，包括5款重组人胰岛素、16款精蛋白重组人胰岛素和1款重组甘精胰岛素，最终以部分中标胰岛素类药品单价最高降43%结束。2021年3月，医保局和招采司与天津、上海、重庆等11个省市联采办代表在南京组织召开了药品集

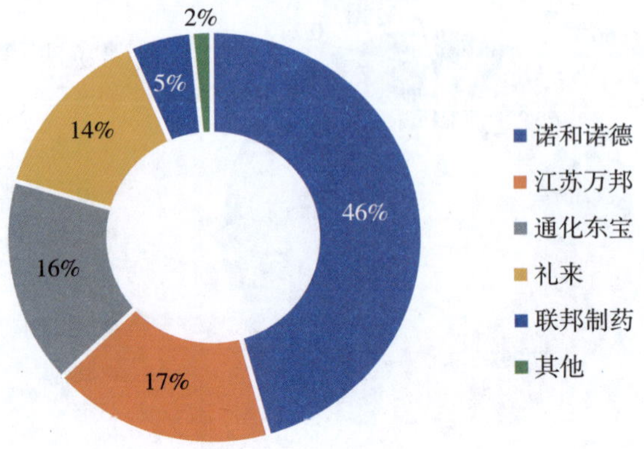

图4-36　2020年样本医院第二代胰岛素制剂销售金额占比
（数据来源：PDB，中国医药工业信息中心。）

中采购工作会议，会议透露胰岛素可能成为第一批专项带量采购试水品种。

胰岛素集采，一方面会大幅降低产品价格，从而使目前已经低速增长的胰岛素市场规模进一步缩水；另一方面，国内企业也可以通过集采中标的方式，争取更大的市场份额。

二、虎视眈眈的新进入者

中国胰岛素类新药临床试验申请数量在2018年达到历史之最，但2019年骤降，2020年开始略有上升。2018年，全国共有22项新药临床试验申请（接受理号计，下同），同时新药上市申请有11项。2019年新药上市申请数量与临床试验申请数量一致，2020年新药上市申请数量是临床试验申请数量的82%（图4-37、图4-38）。

市场规模较大、当前竞争格局相对较好的第三代胰岛素，已成为国内企业的热门布局领域。其中甘精胰岛素竞争最为激烈，其次是门冬胰岛素，二者潜在市场竞争者已达11个之多（表4-9）。德谷胰岛素、地特胰岛素和赖脯胰岛素虽情况稍好，潜在竞争者也在4个以上。未来第三代胰岛素市场将会一改目前竞争格局，

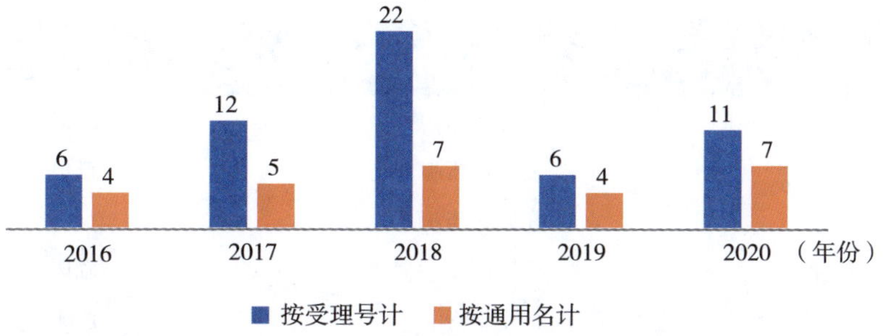

图4-37　2016—2020年CDE受理的胰岛素类新药临床试验申请数量
（数据来源：CPM，中国医药工业信息中心。）

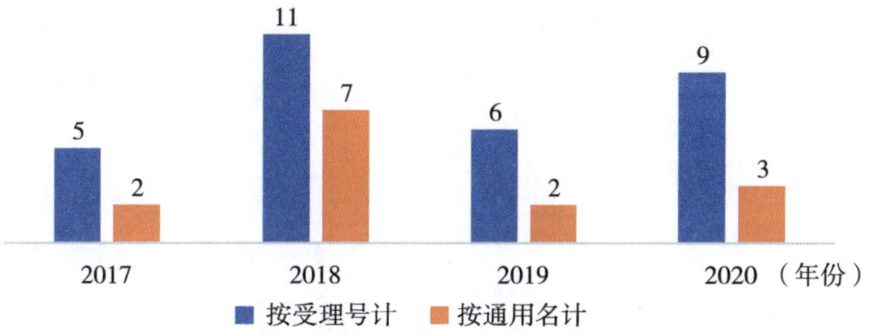

图4-38　2017—2020年CDE受理的胰岛素类新药上市申请数量
（数据来源：CPM，中国医药工业信息中心。）

随着众多国产品牌上市将变成红海市场。

表4-9　第三代胰岛素上市及在研品种现状

药品通用名	企业名称	研发进程
甘精胰岛素	甘李药业	已上市
	联邦制药	已上市
	通化东宝	已上市
	赛诺菲	已上市
	礼来	已提交上市申请
	辽宁博鳌生物（乐普医疗）	已提交上市申请

续 表

药品通用名	企业名称	研发进程
	江苏万邦	已提交上市申请
	新时代药业	已提交上市申请
	东阳光药业	已提交上市申请
	海正药业	临床
	天麦生物	临床
地特胰岛素	诺和诺德	已上市
	正大天晴	临床
	联邦制药	临床
	中美华东	临床
	通化东宝	临床
	华润昂德	临床
赖脯胰岛素	甘李药业	已上市
	礼来	已上市
	江苏万邦	临床
	通化东宝	临床
德谷胰岛素	诺和诺德	已上市
	吉林津升（四环制药）	临床
	海正药业	临床
	正大天晴	临床
	联邦制药	临床
	重庆宸安生物	临床
	东阳光药业	临床
门冬胰岛素	诺和诺德	已上市
	甘李药业	已上市
	东阳光药业	已提交上市申请
	通化东宝	已提交上市申请
	海正药业	已提交上市申请
	联邦制药	临床
	吉林津升（四环制药）	临床
	双鹭药业	临床

续　表

药品通用名	企业名称	研发进程
	辽宁博鳌生物（乐普医疗）	临床
	江苏万邦	临床
	正大天晴	临床
赖精胰岛素	天麦生物	临床
复方制剂		
德谷胰岛素＋门冬胰岛素，复方	诺和诺德	已上市
	吉林津升（四环制药）	临床
赖脯胰岛素＋枸橼酸＋曲前列尼尔，复方	礼来	已上市
甘精胰岛素＋利司那肽，复方	赛诺菲	已上市
德谷胰岛素＋利拉鲁肽，复方	诺和诺德	已上市

（数据来源：CPM，中国医药工业信息中心。）

三、GLP-1类似物的降维打击

胰高血糖素样肽-1（GLP-1）是回肠内分泌细胞分泌的一种脑肠肽，目前主要作为2型糖尿病药物作用的靶点。其具有葡萄糖浓度依赖的特点，即GLP-1引起的胰岛素分泌量的多少取决于血液中葡萄糖的浓度。这就使其相比于胰岛素具备一个天然的优势——引起低血糖的风险很低。

除此之外，GLP-1类似物还有对糖尿病并发症的管理和缓解作用，如减重、降低心血管事件风险、降低肾事件风险等多重获益。所以，GLP-1类似物被誉为“最具有潜力的降糖药物”。

国内共有7款GLP-1类似物获批上市，其中3款为短效产品，分别是艾塞那肽、贝那鲁肽、利司那肽；另外4款是长效产品，分别为利拉鲁肽（长效），注射用艾塞那肽微球、度拉糖肽、聚乙二醇洛塞那肽（超长）。

国内GLP-1类似物的市场尚处于发展初期，规模小而增速快。一方面，由于

GLP-1类似物进入市场晚，临床医生及患者的认知程度需要逐步提升。另一方面，其治疗成本是胰岛素的5～10倍，故而目前占整个降糖药市场份额较小。目前GLP-1类似物在中国临床指南中作为二线治疗药物，未来可能提升为一线治疗药物[①]，从而逐步替代胰岛素、二甲双胍、阿卡波糖、格列美脲、格列齐特等传统降糖药。

相比其他降血糖药物，GLP-1类似物的主要劣势——高价格也在逐步改变。2021年1月13日，陕西省公共资源交易中心发布通知称，根据企业申请，将礼来度拉糖肽[②]注射液（1.5mg：0.5ml 预填充注射笔，2支/盒）挂网限价由840元/盒调整至298元/盒，即每支149元，降幅超64.5%。

GLP-1类似物巨大的市场潜力吸引了大量国内企业。目前，国内市场最大的利拉鲁肽，除诺和诺德的产品已上市外，还有2家企业产品已提交上市申请，9家企业产品正处于临床试验阶段（表4-10）。市场略逊一筹的艾塞那肽竞争同样激烈，除阿斯利康的产品已上市外，已有4家企业已提交上市申请，还有11家企业的产品处于临床试验阶段。除了这两个品种外，还有众多GLP-1类似物的一类新药正处于临床研发中。

综上所述，胰岛素制剂领域正面临着内忧和外患。

表4-10 GLP-1类似物国内上市及在研产品情况

药品通用名	企业名称	研发进程
利拉鲁肽	诺和诺德	已上市
	圣诺生物	已提交上市申请
	翰宇药业	已提交上市申请

① 2019年，美国糖尿病协会（American Diabetes Association，ADA）和欧洲糖尿病协会（European Association for the Study of Diabetes，EASD）推出了新的诊治指南。指南建议不将胰岛素作为2型糖尿病的一线治疗，并将GLP-1受体激动剂在大多数情况下作为糖尿病的首选注射疗法。

② 度拉糖肽是由礼来公司研发的每周一次的长效GLP-1受体激动剂，于2019年2月获NMPA批准进入中国，适用于成人2型糖尿病患者的血糖控制，包括单药以及接受二甲双胍和/或磺脲类药物治疗血糖仍控制不佳的患者。

续　表

药品通用名	企业名称	研发进程
	九源基因	临床
	润众制药	临床
	万邦生化	临床
	北京亦庄国际蛋白药物技术有限公司	临床
	联邦制药	临床
	通化东宝	临床
	派金生物	临床
	东阳光药业	临床
	诺博特生物	临床
艾塞那肽	阿斯利康	已上市
	翰宇药业	已提交上市申请
	和邦生物	已提交上市申请
	圣诺生物	已提交上市申请
	晨菲制药	已提交上市申请
	礼来	临床
	绿叶制药	临床
	精鼎医药	临床
	齐鲁制药	临床
	扬子江药业	临床
	双成药业	临床
	麦科奥特	临床
	百时美施贵宝	临床
	艾昆纬医药	临床
	长春高新	临床
	双鹭药业	临床
聚乙二醇艾塞那肽	派格生物	临床
艾塞那肽-人血清白蛋白融合蛋白	华阳药业	临床
利司那肽	赛诺菲	已上市
贝那鲁肽	上海仁会生物	已上市
聚乙二醇洛塞那肽	江苏豪森	已上市

续 表

药品通用名	企业名称	研发进程
度拉糖肽	礼来	已上市
司美格鲁肽	诺和诺德	已上市
替尔泊肽	礼来	临床
重组GLP-1受体激动剂	乐普医疗	临床
	芝田生物	临床
重组人GLP-1类似物-Fc融合蛋白	海路生物	临床
BI-456906	勃林格殷格翰	临床
BPI-3016	贝达药业	临床
苏帕鲁肽	银诺医药	临床
Efpeglenatide	赛诺菲	临床
胰生定-4 Fc	东方百泰	临床
重组GLP-1-Fc融合蛋白	信立泰	临床
重组GLP-1类似物融合蛋白	泰康生物	临床
诺利糖肽	恒瑞医药	临床
重组人GLP-1	双鹭药业	临床
重组人GLP-1-Fc融合蛋白	华润昂德	临床
GZR18	甘李药业	临床

（数据来源：CPM，中国医药工业信息中心。）

（收稿于2021年8月）

细胞、基因与核酸——生物药研发新方向

中国医药工业信息中心

一、细胞基因治疗

细胞基因治疗作为新一代的精准疗法，自2011年迅速兴起，正成为医药研发热点领域。

2021年2月10日，国家药监局药品审评中心（CDE）发布《免疫细胞治疗产品临床试验技术指导原则（试行）》（2021年第14号）。该文件的发布旨在规范和推动免疫细胞治疗产品更快走向市场化，为该类产品开展临床试验的总体规划、试验方案设计、试验实施和数据分析等方面提供必要的技术指导，以最大程度地保障受试者参加临床试验的安全和合法权益，规范对免疫细胞治疗产品的安全性和有效性的评价方法，提出免疫细胞治疗产品长期随访的相关要求。

以CAR-T为代表的细胞治疗企业呈现医药巨头、创新型企业同台竞技的格局。一类企业以复星医药和药明康德为代表，二者分别与国外CAR-T领域较为领先的Kite和Juno公司合作，设立新公司，引进国外相对成熟的产品和工艺体系，以提高研发效率、缩短产品上市进程。一类企业通过投资参股创新型生物技术公司，以拓展产业布局，弥补自身创新基因不足的短板。还有一类企业通过设立子公司专注CAR-T研发。这些上市公司在产品临床试验阶段和上市后的商品化阶段，可为创新型生物技术公司提供资金支持和渠道支持。

截至2020年10月20日，全球范围内共有千余款已获批或正在研发中的细胞基因治疗产品，其中CAR-T疗法在研项目数量达780项，逾五成。国内公司开展的CAR-T在研项目数量有279项，占全球的35.8%，超越美国，居全球之首（图

4-39），其中临床试验项目103项（图4-40）。截至2020年12月，全球共有2款CAR-T产品上市，中国也已有2款CAR-T产品递交上市申请。

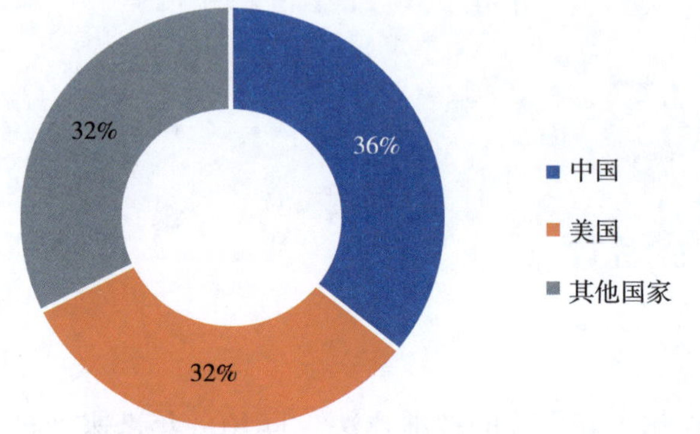

图4-39　全球CAR-T在研项目分布[①]
（数据来源：中国医药工业信息中心。）

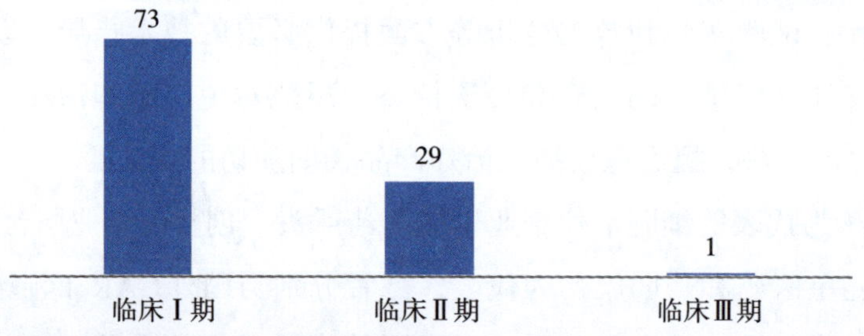

图4-40　中国CAR-T临床试验项目分布[②]
（数据来源：中国医药工业信息中心。）

① 按主要申报企业总部所在地统计，不含跨国联合开发项目。中国仅指中国大陆。截至2020年10月21日。

② 按主要申报企业总部所在地统计，不含跨国联合开发项目。中国仅指中国大陆。截至2020年10月21日。

二、核酸药物

随着核酸分子结构和功能不断被阐明、核酸合成技术的提高和成本的下降，核酸药物正逐渐成为新的创新热点。以反义核酸（antisense nucleic acid）、小干扰RNA（small interfering RNA，siRNA）和适配体（nucleic acid adapters）等为代表的核酸药物正在疾病治疗、诊断及预防领域掀起第三次医药革命的浪潮。

核酸药物是指具有疾病治疗功能的DNA或RNA。此类药物能阻断对应功能基因表达以及分子信息传递，可高效特异性地作用于致病靶基因或致病靶mRNA。因此，与传统小分子药物和抗体药物相比，核酸药物可从根源上调控致病基因的表达，并可达到单碱基水平上的序列特异性，具有“治标治本”的特点。此外，核酸药物具有治疗效率高、药物毒性低、特异性强和应用领域广等优点。近年来，核酸分子已被广泛地应用于疾病诊断、治疗和预防，细胞内信号传递机制研究，遗传育种和胚胎发育研究。自1998年第一个核酸药物福米韦生钠（Fomivirsen Sodium）上市以来，美国FDA批准上市的核酸药物有7种。

核酸药物主要包括反义核酸、小干扰RNA和核酸适配体三大类。核酸药物作为新兴药物，在面对机遇的同时也面临着挑战。由于其外源性的特点，核酸的特异性、稳定性和有效输送性成为寡聚核苷酸能否成为高效核酸药物的主要评判标准。

脱靶效应一直是核酸药物不可忽视的要点，也是科研人员致力解决的问题。同时，生物体外的天然核酸稳定性不高，易被核酸水解酶降解而使核酸药物失去药性。随着生物化学技术的不断进步，对天然寡核苷酸不同基团进行化学修饰可在不同程度上增加核酸药物的稳定性，使其进入细胞后不易被核酸水解酶降解，并可持久发挥药效。

核酸作为外源性药物，如何克服生物学障碍，实现高效跨膜和有效体内运输以达到相应药效也一直是大分子药物领域中亟待解决的难题之一，也是核酸药物研究的热点之一。针对靶mRNA的位点进行靶向运输可能是实现高效核酸药物的最有潜力的方法之一。与传统的阳离子脂质体载体相比，近几年新兴的靶向纳米复合物载体是最具潜力的核酸药物载体之一。

核酸药物作为大分子药物，与小分子药物及蛋白药物相比，发展起步较晚，需解决的难题也比较多，但是核酸药物可从根源上影响致病基因的表达，并可达到单碱基水平上的序列特异性，具有“治标治本”的特点。针对越来越多的疾病表征多变性，只有从基因上进行治疗才能达到永久性效果。随着相关技术的不断改良、完善与进步，核酸药物的弱点也终将被克服，以反义核酸、小干扰RNA、核酸适配体为代表的核酸药物必将在疾病治疗和医药产业掀起新浪潮，成为以基因表达调控为导向的第三代医药产业革命的中坚力量。

（收稿于2021年8月）

关于生物类似药集采的思考

中国医药工业信息中心

生物类似药是指在质量、安全性和有效性方面与已获准注册的参照药具有相似性的治疗用生物制品[①]。

“类似药”与“仿制药”只一字之差，其研发难度与成本却相去甚远。化学仿制药结构式相对简单，只需要证明药学等效（PE）和生物等效性（bioequivalency，BE）即可证明二者的等效性，研发成本在千万人民币左右。而生物类似药的质量与生产工艺息息相关，想要证明其与原研药的一致性，除药学研究外，还需要免疫原性研究等其他体外试验。在临床试验上，不仅需要进行药代动力学/药效动力学试验，还需要在患者身上开展临床试验，判断类似药与原研药在安全性和有效性上的一致性（无临床意义的差别），一款生物类似药研发成本近亿元。正是因为生物类似药的高研发成本与高边际制造成本，其定价显著高于化学仿制药。

现阶段，在国内生物技术企业普遍以fast-follow作为核心策略的背景下，抗体领域生物类似药的激烈竞争不可避免。截至2021年6月10日，国内已获批的单抗类生物类似药共有4种（表4-11），其中阿达木单抗已有5款药物（含原研药，下同），利妥昔单抗和贝伐珠单抗分别有3款药物，如简单参照第1～5批带量采购品种筛选原则（原研产品＋过评产品＋参比制剂≥3即可能入选），以上3款单抗药物均已具备入选基础。

① 生物类似药候选药物的氨基酸序列原则上应与参照药相同。对研发过程中采用不同于参照药所用的宿主细胞、表达体系等，需进行充分研究。

表4-11　中国获批的单抗类生物类似药及其原研产品

药品通用名	公司	中国获批时间	商品名	中国获批适应证
利妥昔单抗	复宏汉霖	2019年2月	汉利康	非霍奇金淋巴瘤
	信达生物	2020年9月	达伯华	
	罗氏（原研）	2000年3月	美罗华	
阿达木单抗	百奥泰	2019年11月	格乐立	类风湿关节炎、强直性脊柱炎、银屑病
	海正生物	2019年12月	安健宁	
	信达生物	2020年9月	苏立信	
	复宏汉霖	2020年12月	汉达远	
	艾伯维（原研）	2010年2月	修美乐	
贝伐珠单抗	齐鲁制药	2019年12月	安可达	结直肠癌、非小细胞肺癌
	信达生物	2020年6月	达攸同	
	罗氏（原研）	2010年2月	安维汀	
曲妥珠单抗	复宏汉霖	2020年8月	汉曲优	乳腺癌、胃腺癌或胃食管交界腺癌
	罗氏（原研）	2003年5月	赫赛汀	

（数据来源：中国医药工业信息中心整理。）

2020年以来，生物药集采信号不断发出。2020年7月，国家医保局发布消息称“有关司室就生物制品（含胰岛素）和中成药集中采购工作召开座谈会听取专家意见和建议，研究完善相关领域采购政策，推进采购方式改革”，并指导地方推行胰岛素、单抗等生物药集采；2020年10月，国家医保局在对第6450号建议的答复中指出，“在考虑生物类似药的相似性、企业产能和供应链的稳定性、具体产品的临床可替代性等因素的基础上，适时开展集中带量采购”“生物类似药并非集中带量采购的禁区，将适时开展生物类似药的集中带量采购”。

2021年2月，CDE发布《生物类似药相似性评价和适应证外推技术指导原则》。该指导原则在2015年《生物类似药研发与评价技术指导原则（试行）》的基础上，进一步提出了生物类似药相似性评价和适应证外推的指导性建议，为生物类似药细分领域的产品研发和适应证外推使用提出明确监管要求，同时为生物类似药集采提供了相似性依据。

考虑到生物类似药的特殊性，集采政策需要在以下方面进行妥善安排。

一、鼓励创新积极性

中国生物药产业尚处于研发投入期。在抗体类药物、细胞治疗药物、核酸药物等新型生物药领域，中国正从之前的“跟随创新”向“原始创新”转型。生物医药产业依旧处于“以仿养新”的阶段，大量创新投入需要化学仿制药及生物类似药品种的利润支撑。生物医药企业从“以仿养新”向“以新养新”的发展模式转型尚需时间。

生物类似药的集采也可能打击同靶点me-better类创新药的研发热情。因为生物药的专利界限具有一定的模糊性，除生物类似药外，中国生物药创新企业对于热门靶点的创新药研发十分火热。与生物类似药不同，me-better类创新药的氨基酸序列与原研药有差异，宿主细胞、表达体系等与同靶点下first-in-class药物也有些许差异，但在适应证上却又大同小异。这导致参照药、生物类似药以及me-too、me-better类创新药之间形成了直接的竞争关系。生物类似药集采政策下，低廉的竞品价格会直接影响同靶点me-too、me-better类创新药的研发积极性。

如通过“将适应证或功能主治相似的‘不同通用名药品’合并开展集中带量采购”的方式，将参照药、生物类似药及me-too、me-better类创新药纳入同一个竞品池进行集采，对研发成本更高、临床效果更好的me-better类创新药有失公平。

因此，如何在集采政策下，保证生物类似药研发生产企业的合理利润，保护企业创新积极性是政策亟需关注的问题。

二、关注需求匹配度

生物药具有分子量大、结构复杂、生物活性对其结构完整性依赖性强、生产工艺复杂等特点，在从生产到获批的质量把控方面较化学仿制药更为严格。与化学仿制药有一致性评价和新药品注册管理办法作为集采入围质量标准不同，生物类似药与原研药在功能上虽然可以相互替代，但二者在各种技术参数、质量控制指标等方面并不完全相同。尽管《生物类似药相似性评价和适应证外推技术指导原则》进一步规范和指导了生物类似药开发和评价，一定程度上确保了生物类似药质量控制的可靠性，但其进入人体容易产生免疫反应，生物类似药临床治疗终点与原研药难以保持一致，存在药品互换性问题。对于生物类似药的互换性问题，全球尚未达成一致。因此，生物类似药在临床应用中无法规避其在疗效和安全性上同原研药的差异，临床替代性弱。

以抗体药物为代表的生物类似药市场尚未成熟，需求波动与带量集采之间存在一定的匹配问题。以抗体为代表的生物类似药普遍在2019—2020年初入市场，市场成熟度比较低，很多产品都尚未完成医保谈判，且同靶点的潜在在研竞品数量较多。以当前时点确定的集采政策采购量难以适应市场的快速变化。

这意味着将来生物类似药在执行集采政策的同时，可能需要为临床医生及患者留下更多的可选择空间，从而控制不同患者用药风险，实现最大的社会效益。

三、保证供应稳定性

生物类似药供给受技术、设备等因素限制。由于独特的生产工艺，生物类似药的生产不同于化学药，从细胞株的构建到细胞培养到细胞发酵，每生产一个批次，周期在3～4个月。同时，中国生物药商业化生产的核心设备与关键材料的进口依赖度高，导致生物药生产供应可能受到国际局势等多种不可控因素影响，不确定性相比化学仿制药更大。加之企业生产经验不足，细胞株开发能力薄弱，蛋白表达量偏低，产能小，进一步限制了供给能力。

监管政策也是影响生物药扩产的一大因素。生物药的发酵罐和生产线需要得到药品监管部门的审批方能扩容，新增生产线的整个审批流程可能需要1～2年的时间，易导致供应问题。

生物类似药需求相对旺盛。与已开展集采的成熟品种不同，以抗体药物为代表的生物类似药处于市场开拓期，规模增长较快，企业对市场的需求可能出现误判。而不同中标企业的产能及扩产能力存在差异，可能导致区域性断供或供给紧缺。

故妥善推进生物类似药集采，需从加强设备/试剂国产化、优化审评审批流程等方面着手提高生物药生产供应的可变更性，助力中选企业迅速扩大产能。

（收稿于2021年8月）

第五部分

归真：中药产业

中医药是中华民族的瑰宝，在现代药物的评价体系下，中医药行业面临高质量供给不够、人才总量不足、创新体系不完善、发展特色不突出等困境，行业发展一度陷入迷茫。随着国家对中医药传承创新、特色发展基调的确定，以临床疗效为确证，挖掘经典名方，加快二次开发，中医药行业逐渐回归本真，发挥不可替代的内核价值。

中医药作为中国独特的卫生资源、潜力巨大的经济资源、具有原创优势的科技资源、优秀的文化资源和重要的生态资源，在社会经济发展中一直发挥着重要的作用。《中华人民共和国国民经济和社会发展第十三个五年规划纲要》指出，“开展中药资源普查，加强中药资源保护……加快中药标准化建设，提升中药产业水平。建立大宗、道地和濒危药材种苗繁育基地，促进中药材种植业绿色发展……”。《中医药发展“十三五”规划》也提出，“推进中药保护和发展、促进中药材种植养殖业绿色发展、促进中药工业转型升级”。在中共中央国务院印发的《关于促进中医药传承创新发展的意见》指导下，中国中药行业开始坚定走上对本真的回归之路。

中医药在抗击新冠肺炎疫情中发挥了不可替代的作用，中医药的价值再次得到高度重视。2021年初，《关于加快中医药特色发展若干政策措施的通知》提振了中医药行业从业者的信心。文件在遵循中医药发展规律、总结中医药参与防治新冠肺炎经验做法的基础上，提出“更好发挥中医药特色和比较优势，推动中医药和西医药相互补充、协调发展”。文件以优化中药审评审批管理（“三方三药”的注册审评是一个制度改革的标志）、完善中药分类注册管理等方式提高中药产业发展活力，以实施中医药特色人才培养工程、加强中医药科研平台建设、实施道地中药材提升工程等具体举措夯实中医药发展重大工程。

而在此文件出台之前，中国中药行业就已经在中药归真化、特色化发展上有所探索。首先，药用资源逐渐丰厚：2016—2019年，中国中药材播种面积以10.50%的年复合增长率增加；道地药材基地建设如火如荼，按照因地制宜、分类指导、突出重点的思路，将全国道地药材基地划分为7大区域。其次，中药质量管控趋严，中药临床不良反应情况有所改善。此外，中药在现代化技术的作用下临床应用潜能逐渐被挖掘：经典名方复方制剂、中药配方颗粒、中药注射剂等现代化产品都以或鼓励或规范的姿态回归提高临床治疗效用的本真。

受益于药典标准、炮制规范的逐步完善，GAP、GMP的持续实施，使用管理的逐步推行等因素的影响，中药饮片和中成药行业发展不断规范，同时带动行业市场规模和利润率的增长。此外，行业后备人才加强，中国中医药相关高校数量和毕业人数逐年增多，为中药研发、生产、流通、使用等各环节铺厚人才力量，给中药产业注入活力，助推产业高质量发展。全产业链协同发展也为中药归真构筑基础。

但中药行业的归真道路存在两重阻力：一是中国中医药科研机构数量持续减少，科研人员数也波动减少，减弱了中药的科研力量；二是中药行业研发投入偏低，创新产出不足。这些都影响中药行业的高质量供给和特色发展。随着一系列政策措施的引导，中药行业的特色和比较优势有望进一步激发，更好实现中医药传承创新，服务人民健康需求。

一、中医药发展基本现状

（一）中医药产业成绩斐然

我国中医药发展政策机制不断完善。2017年7月1日正式颁布实施的《中医药法》具有里程碑式的意义，为中医药产业发展提供了强有力的法律保障。政策方面，国务院印发实施《中医药发展战略规划纲要（2016—2030年）》《中医药健康服务发展规划（2015—2020年）》《中药材保护和发展规划（2015—2020年）》和《关于促进中医药传承创新发展的意见》，从国家战略层面明确了中医药产业发展总体目标，各地方以此为依据编制了一系列专项规划，逐步建立起符合中医药发展特点的法律法规、规划、政策体系，基本形成了医疗、保健、科研、教育、产业、文化“六位一体”的互动格局。2018年9月，修订版《中药品种保护条例》发布，旨在提高中药品种的质量，保护中药生产企业的合法权益。

在临床应用领域，诞生了青蒿素、针刺镇痛/麻醉等临床价值极高的药物和技术手段。在基础研究领域，阐明了近百种中药材的有效成分，青蒿素、灯盏花素、人参Rg1等活性成分被进一步开发；复方理论研究进一步加深，揭示配伍原理，证明中药复方可通过多途径多靶点作用于人体实现综合调节。

在生产制造领域，中药工艺技术、装备水平、企业规模得到极大提升，中药已从丸、散、膏、丹等传统剂型，发展到现在的滴丸、片剂、膜剂、胶囊等40多种剂型，中药已出口到130多个国家和地区；完成了麝香、牛黄、犀角、虎骨代用品的研究，完成了人工栽培甘草、麻黄、肉苁蓉等大宗药材以替代野生采摘的技术研究，并取得了良好的社会效益与经济效益。

（二）中医药行业增速放缓

1. 中药行业整体规模增速下滑

随着科技进步和现代医学体系的快速发展，中医药发展环境发生了深刻的变化，与中国居民不断增加的健康需求和以生物药和医疗器械为代表的高增长子行业表现不同，中国中药行业市场规模增速连续5年下滑，利润率较为稳定（图5-1、图5-2）。除了销售市场发展动力不足外，中医药产业链各环节均暴露出不同程度的问题，包括中医医院特色逐渐退化，专业中医药服务范围萎缩，从业人员数量减少，中医执业医师比例持续减少；中医药理论和技术创新不足，名医理念无法得到传承，后继乏人；中医药产业创新体系不健全，基础研究薄弱；中药材质量参差不齐，临床效果可控性低，部分传统炮制技术失传，再加上工艺不严格，影响了临床用药效果。

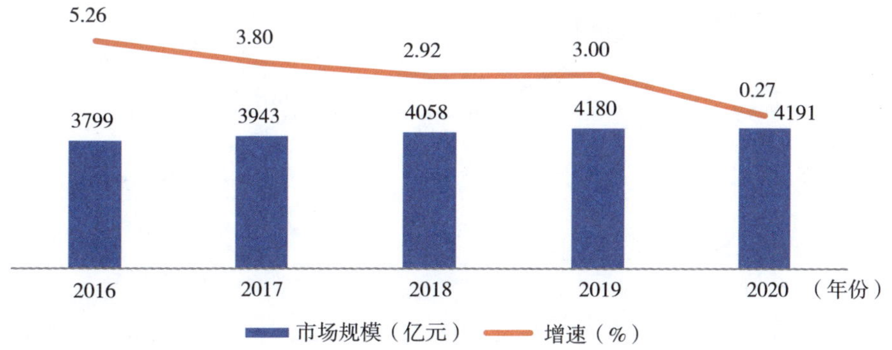

图5-1　2016—2020年中国中药行业市场规模
（数据来源：中国医药工业信息中心。）

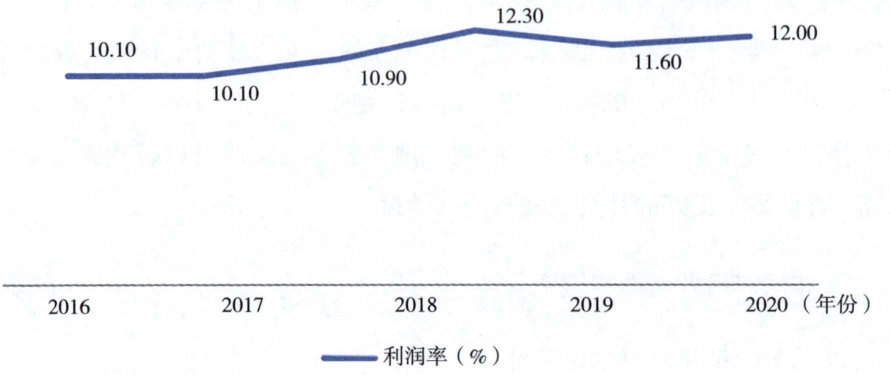

图5-2　2016—2020年中国中药产业利润率
（数据来源：中国医药工业信息中心。）

2. 中成药前20产品市场份额萎缩

近年来，医院市场中成药前20市场份额出现明显萎缩，由2016年66.80%降至2020年的58.26%（图5-3）。其原因可能是多方面的，一方面，"零加成"和"药占比"政策的落地，抑制了医生开药动力，遏制了药品的无序销售；另一方面，随着国家对辅助用药的限制和合理用药工作的逐步深入，临床用药更加规范，致使中成药医院市场呈现萎缩趋势。

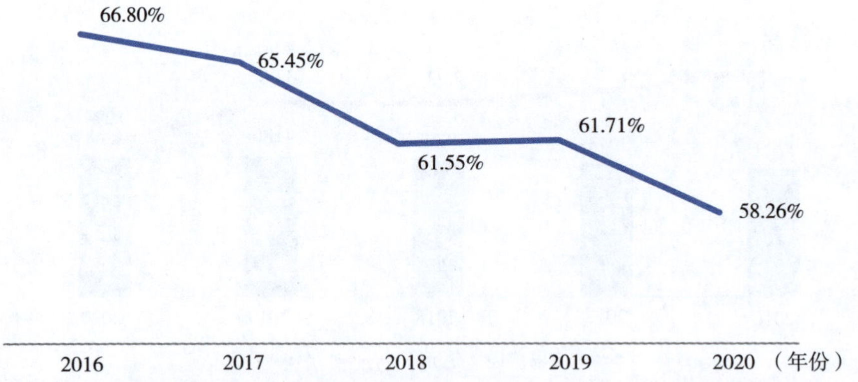

图5-3　2016—2020年中国中成药样本医院市场销售额前20品种市场份额
（数据来源：PDB，中国医药工业信息中心。）

3. 中药注射剂大品种销售下滑明显

根据2018年12月国家卫生健康委发布《关于做好辅助用药临床应用管理有关工作的通知》的要求，多个省市依次跟进，推出省级、市级的重点监控目录，由于各省市对于重点监控药品目录有自行增减的权限，使得“重点监管清单”可覆盖的药品品种数范围很广，许多中成药大品种均被纳入地方性“辅助用药”管理中，受到更严格的用量限制。

中药注射剂安全性低于化学药注射剂。部分三甲医院对“重点监管清单”开始实施不同程度的管理，出台了院内相关辅助用药管理制度，如采用医院自定药品分级管理目录、医院药品使用监控、限定辅助用药使用比例、处方点评与临床路径管理等方式来控制辅助用药的使用，也有多家三甲医院完全停止使用辅助用药。

中药注射剂作为主要辅助用药，销售受到巨大影响，中成药前10内中药注射剂销售额均出现不同程度的下滑（图5-4）。以康莱特注射液为例，在“辅助用药管理”政策落地后，康莱特注射液被列入多地“重点监管清单”中，导致其销售额连续3年下滑；康艾注射液，则连续4年销售额下滑。与之相反，滴丸和胶囊的销售额则基本保持不变，甚至小幅提升。

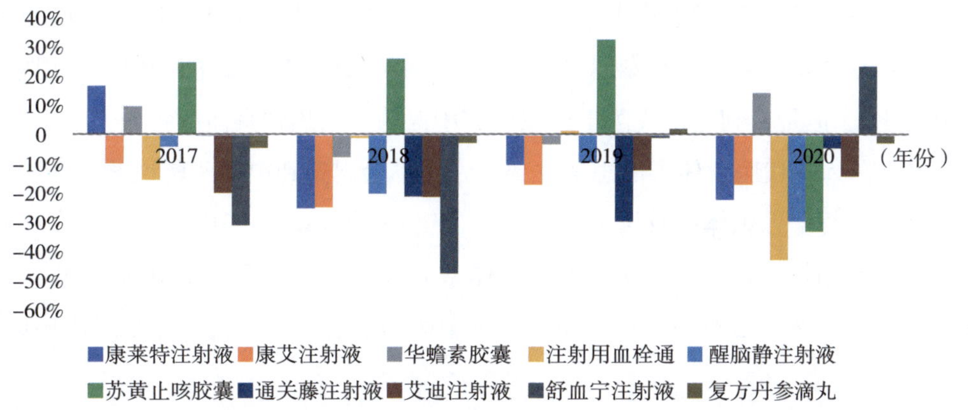

图5-4　2016—2020年中国中成药样本医院市场销售额前10品种销售额变化率[①]

① 以2020年销售额前10为基准，单位：亿元。

（三）完善中医药体系建设的思考

1. “中西医”价值观的碰撞

中医药体系由于临床价值定位不清等问题导致发展方向不清晰，过度聚焦于治病的环节，而忽视了其在治未病等方面的特色优势，中医药产业急需重新定位，找到重点突破的方向。

中医药体系与现代医学体系运行的底层逻辑大相径庭，价值评价体系不兼容，是两套截然不同的理论体系，中医药体系采用“模型”思维方式，源于对阴阳五行的抽象理解，从功能虚体出发，建构人体生命体系。例如中医五脏（心、肝、脾、肺、肾）并不是解剖学意义上的器官，而是对应的功能系统。现代医学体系的基本理论建立在对人体结构的解剖上、对各种组织和细胞成分的精确分析以及对重要的生物大分子如蛋白质、核酸、多糖等的结构解析上。有学者指出，用哲学观点看，中医药体系属于朴素的唯物主义和朴素的辩证法，是简单而深奥的“软科学”；而现代医学体系属于现代哲学上的唯物论，是复杂而易知的“硬科学”，故两者不能相互同化。

2. 中医药现代化的思考

“中医药现代化”是近年来业内讨论较多的中医药转型方向，中医药现代化的主流观点是“积极利用现代科学技术，促进中医药理论和实践的发展，实现中医药现代化”。但是，利用现代医学体系研究中医药会聚焦到具体的物质上，思考研究路径会落入现代医学体系的思考框架中，而不会观察到中医药所说的“气”，因为现代医学哲学思想体系及语境中不存在“气”；另外，由于中医药具有多成分、多靶点的作用特点，不可能用现代医学体系的知识阐明中医药作用的本质，机械地运用现代自然科学概念和价值观来衡量中医药，会导致中医药完全脱离中医理论道路。

但如果不利用现代科学技术发展中医药，中医药体系完全自成一派，形成孤岛，那么，在现代医学体系价值观的冲击下中医药必然会凋亡。中医药之所以能延续至今并与现代医学并存，根本原因在于其有符合事物发展客观规律的理论作支撑，中医药不可能也没有必要建立一套独立于当今科学体系并且在深度和广度上与当今科学媲美的新科学体系。

3. 中医药价值“归真”

中医药从临床实践获取经验，经科学实验阐释后再返回临床应用。在疾病治疗领域，需要深入挖掘人用数据、总结人用经验，助力高质量中药新药获批上市，使更多经典名方、改良型新药、创新药能够服务于临床医疗实践，使人用经验挖掘为中药临床赋能，实现“源于临床、回归临床”。另外，在大健康范畴内，中医药体系与现代医学体系在疾病预防、疾病治疗、康复保健等不同领域可以提供不同价值，实现优势互补，让中医药应用价值在大健康领域得到充分释放，价值被大众所接受，实现中医药“价值归真”。

中医药“价值归真”，就是在传统中医药理论基础上实现中医药价值回归临床，以患者、消费者为中心，提高治疗效果，提升消费满意度。发挥中药固有特点，确保源头药材品质可控，中成药质量提升，用药安全有效。

二、遵循中医药发展规律，推动中医药特色发展

党的十八大以来，习近平总书记高度重视中医药事业的发展，作出了一系列重要指示，中医药事业发展迎来天时地利人和的大好局面，中医药在小康社会建设和满足人民群众健康需要中发挥着越来越显著的作用。特别是在新冠肺炎疫情防控中，中西医结合、中西药并用成为中国抗疫方案的亮点，为成功战胜疫情作出了重要贡献，中医药再次彰显了中华民族原创科学和传统文化的价值和优势。

从2016年国务院印发《中医药发展战略规划纲要（2016—2030年）》到《中医药法》的颁布实施，从《中共中央国务院关于促进中医药传承创新发展的意见》的出台到《关于加快中医药特色发展的若干政策措施》的发布，党中央、国务院对中医药事业发展作出了全面的制度设计，再次彰显了大力发展中医药事业的决心，从顶层设计上为中医药产业“价值归真”奠定基础。

2021年2月，为进一步落实《中共中央国务院关于促进中医药传承创新发展

的意见》，破解存在的问题，更好发挥中医药特色和比较优势，推动中医药和西医药相互补充、协调发展，国务院办公厅印发《关于加快中医药特色发展若干政策措施的通知》中明确提出将从五个方面推动提升中医药产业特色发展。

（1）优化中药审评审批管理，建立科技、医疗、中医药等部门推荐符合条件的中药新药进入快速审评审批通道的有效机制；统筹内外部技术评估力量，探索授予第三方中医药研究平台专业资质、承担国家级中医药技术评估工作，增加第三方中药新药注册检验机构数量。

（2）完善中药分类注册管理，优化具有人用经验的中药新药审评审批，对符合条件的古代经典名方、同名同方药等，实施豁免非临床安全性研究及部分临床试验的管理机制；建立中医药理论、人用经验、临床试验“三结合”的中药注册审评证据体系，探索建立中药“真实世界”研究证据体系。

（3）实施中医药特色人才培养工程，支持建设一批中医基础类、经典类、疫病防治类和中药炮制类、鉴定类高水平学科。

（4）加强中医药科研平台建设，有序推动中医重点领域生物安全三级实验室建设；围绕中医理论、中药资源、中药创新、中医药疗效评价等重点领域建设国家重点实验室。

（5）实施道地中药材提升工程，加强道地药材良种繁育基地和生产基地建设；推动建设一批产品信息可追溯的现代中药材物流基地；培育一批符合中药材现代化物流体系标准的初加工与仓储物流中心。

三、药用资源基底增厚，道地药材布局成型

（一）播种面积稳步增加

2014—2019年，中国中药材播种面积以8.19%的年复合增长率增加，2019年达2 607 510公顷（2607.51千万平方米）（图5-5）。与播种面积相对应，中国中药

材产量逐年上升，2019年达450.5万吨，同比增加3.23个百分点（图5-6）。甘肃、湖北、陕西、云南、贵州、内蒙古、河南、四川、重庆、河北为中国中药播种前10大省市，10省播种面积合计占全国的65.79%（表5-1）。

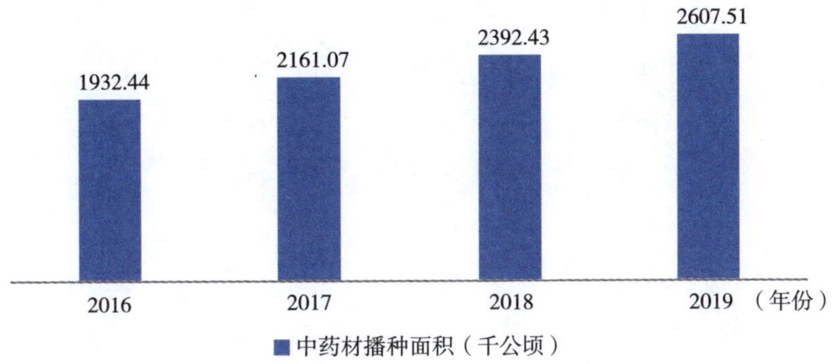

图5-5　2016—2019年中国中药材播种面积

（数据来源：国家统计局，中国医药工业信息中心。）

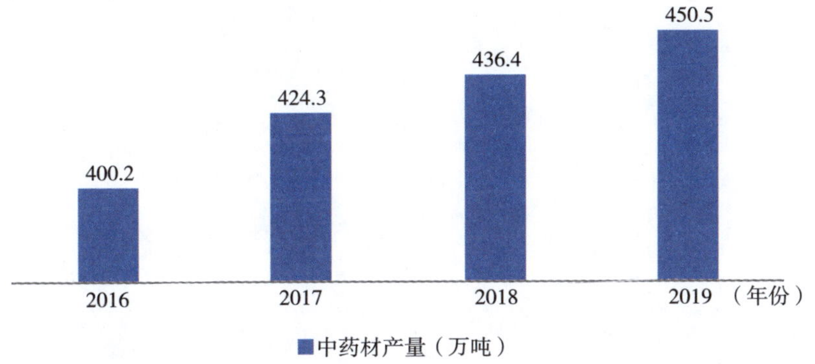

图5-6　2016—2019年中国中药材产量

（数据来源：国家统计局，中国医药工业信息中心。）

表5-1 2016—2019年中国各省市中药材种植面积（千公顷）

省市	2016年	2017年	2018年	2019年
北京市	2.52	2.16	2.07	
天津市	3.53	3.37	1.09	
河北省	66.75	74.87	85.50	99
山西省	45.05	67.54	74.67	
内蒙古自治区	89.69	118.83	141.62	
辽宁省	20.32	24.33	26.33	
吉林省	13.19	14.29	23.03	
黑龙江省	28.70	32.89	41.57	120
上海市	0.63	0.45	0.30	
江苏省	14.83	13.67	13.99	
浙江省	43.01	48.60	50.32	53
安徽省	68.75	70.95	85.22	
福建省	17.67	19.14	21.25	
江西省	24.23	35.50	54.92	
山东省	27.34	30.45	35.02	
河南省	99.81	112.19	132.44	
湖北省	139.51	155.39	191.99	
湖南省	68.43	73.68	80.83	
广东省	28.49	34.89	42.33	48.16
广西壮族自治区	70.87	74.13	83.61	
海南省	10.25	12.75	14.46	
重庆市	108.27	109.38	113.73	
四川省	93.95	108.17	124.11	136
贵州省	163.62	185.32	174.60	
云南省	152.33	172.64	187.59	

续 表

省市	2016年	2017年	2018年	2019年
西藏自治区	0	0	1.48	
陕西省	160.55	174.38	188.22	
甘肃省	218.52	226.47	234.24	271
青海省	34.76	37.92	44.06	44.52
宁夏回族自治区	48.70	52.70	58.24	
新疆维吾尔自治区	68.17	74.02	63.59	

（数据来源：国家统计局，中国医药工业信息中心。）

（二）推进道地药材生产

中药材是中医药事业传承和发展的物质基础，道地药材是传统优质药材的代表。加强中药道地药材生产是中药“价值归真”第一步，道地药材源自特定产区、具有独特药效，需要在特定地域内生产，才能保证其优良的品质。

历史上道地药材多数来源于野生资源，区域特征明显，数量有限。改革开放以来，随着技术进步和用药量的增加，人工栽培药材取代野生药材的步伐不断加快，道地药材加快发展。目前，中国常用中药材600多种，其中300多种已实现人工种养，种植面积达到3300多万亩（220亿平方米），初步形成了四大怀药、浙八味、川药、关药、秦药等一批质量好、美誉度高的道地药材优势产区（表5-2）。

早期道地药材资源无序开发、科学研究不深入、质量安全水平不高，影响中医药持续健康发展。2018年，国家农业农村部联合国家药监局及国家中医药局印发《全国道地药材生产基地建设规划（2018—2025年）》，旨在推进道地药材基地建设，从源头确保中药材的临床价值，助力发展现代中药产业。

表5-2　中国道地药材生产区域分布

区域分布	区域气候特点	区域地理范围	中药材种植面积占全国比重（%）	主要品种
东北道地药材产区	大部属温带、寒温带季风气候，是关药主产区	包括内蒙古东北部、辽宁、吉林及黑龙江等省（区）	5	人参、鹿茸、北五味、关黄柏、辽细辛、关龙胆、辽藁本、赤芍、关防风等
华北道地药材产区	大部属亚热带季风气候，是北药主产区	包括内蒙古中部、天津、河北、山西等省（区、市）	7	黄芩、连翘、知母、酸枣仁、潞党参、柴胡、远志、山楂、天花粉、款冬花、甘草、黄芪等
华东道地药材产区	属热带、亚热带季风气候，是浙药、江南药、淮药等主产区	包括江苏、浙江、安徽、福建、江西、山东等省	11	浙贝母、温郁金、白芍、杭白芷、浙白术、杭麦冬、台乌药、宣木瓜、牡丹皮、江枳壳、江栀子、江香薷、茅苍术、苏芡实、建泽泻、建莲子等
华中道地药材产区	属温带、亚热带季风气候，是怀药、蕲药等主产区	包括河南、湖北、湖南等省	16	怀山药、怀地黄、怀牛膝、怀菊花、密银花、荆半夏、蕲艾、山茱萸、茯苓、天麻、南阳艾、天花粉、湘莲子、黄精、枳壳、百合、猪苓、独活、青皮、木香等
华南道地药材产区	属热带、亚热带季风气候，气温较高、湿度较大，是南药主产区	包括广东、广西、海南等省（区）	6	阳春砂、新会皮、化橘红、高良姜、佛手、广巴戟等
西南道地药材产区	气候类型较多，包括亚热带季风气候及温带、亚热带高原气候，是川药、贵药、云药主产区	包括重庆、四川、贵州、云南等省（市）	25	川芎、川续断、川牛膝、黄连、川黄柏、川厚朴、川椒、川乌、川楝子、川木香、三七、天麻、滇黄精、滇重楼、川党、川丹皮、茯苓、铁皮等
西北道地药材产区	大部属于温带季风气候，较为干旱，是秦药、藏药、维药主产区	包括内蒙古西部、西藏、陕西、甘肃、青海、宁夏、新疆等省（区）	30	当归、大黄、纹党参、枸杞、银柴胡、柴胡、秦艽、红景天、胡黄连、红花黄芪、肉苁蓉、锁阳等

［数据来源：《全国道地药材生产基地建设规划（2018—2025年）》，中国医药工业信息中心。］

（三）完善药材鉴定标准体系构建

中药材质量直接关系着千百万人民身体健康和生命的安危，也是保证中医疗效的重要基础。《伪药条辨》序言中云“虽有良医而药肆多伪药，则良医仍无济于事，故良医良药，互相辅而行”。可见，如果不辨真伪，就谈不上“如法炮制、中药妙用”。

中国药材的鉴定标准分为三级，即一级国家药典标准，二级进口药材标准、部颁标准，三级地方标准（由各省市药监局制定）。对于标准具有不同出处的品种，其标准执行的先后顺序为：中国药典现行版、进口药材标准、部颁标准、地方标准，少数民族药材可执行相应的省、自治区药材标准。国家建立药材多级标准体系，在流通环节中控制质量，在很大程度上整治了早期中药材市场乱象，为道地中药材正本清源。

（四）原料全程追本溯源

中药材生产、流通及使用环节质量影响因素众多，质量问题时有发生。推进中药材来源可查、去向可追，及时召回产品、追究责任主体，可有效控制中药材和中药饮片的质量问题。

2009年，国家商务部启动相关建设工作，委托成都中医药大学与成都九洲等企业联合研发了面向全国的“中药材溯源系统”。2018年，工信部委托中国中医科学院中药资源中心启动了“中药材供应保障公共服务能力建设项目”，建设全国中药材保障公共服务平台。2012年以来，国家商务部、财政部陆续支持18个省市建设中药材流通追溯体系，并将其纳入“国家重要产品追溯体系”（表5-3）。

目前，已经建成了以中央、地方追溯管理平台为核心，以中药材种植和养殖、中药材经营、中药材专业市场、中药饮片生产、中药饮片经营和中药饮片使用六大环节追溯子系统为支撑的流通追溯体系，覆盖18个省市，约2000家企业、1.5万家商户。从业者可通过手机、互联网、终端查询机等途径，在任何时间、地点了解所购买中药材的流通信息，使试点范围内的中药材和饮片形成了来源可追溯、去向可查证、责任可追究的全程追溯链条。

表5-3　中药材追溯的相关国家政策

发文日期	部门	政策名称	主要内容
2016年1月12日	国务院	《关于加快推进重要产品追溯体系建设的意见》（国办发〔2015〕95号）	将农产品、食品和药品等重要产品追溯体系建设工作推进到了实施阶段。明确了该项工作的指导思想、基本原则、主要目标。要求统一规划、分类推进，统一标准、互联互通，多方参与、合力推进，挖掘价值、扩大应用，完善制度、强化保障
2016年2月26日	国务院	《中医药发展战略规划纲要（2016—2030年）》（国发〔2016〕15号）	建立中药材生产流通全程质控追溯体系
2016年9月27日	国家药监局	《关于推动食品药品生产经营者完善追溯体系的意见》（食药监科〔2016〕122号）	鼓励生产经营者运用信息技术建立食品药品追溯体系，鼓励信息技术企业作为第三方提供专业服务，鼓励行业协会组织搭建追溯信息查询平台
2016年12月25日	国家中医药管理局	《中华人民共和国中医药法》（主席令第五十九号）	明确鼓励建立中药材流通追溯体系
2017年2月23日	商务部、国家药监局等7部门	《关于推进重要产品信息化追溯体系建设的指导意见》（商秩发〔2017〕53号）	将中药材追溯体系建设列为药品追溯体系建设的重点之一
2018年7月24日	国家药监局	《中药材生产质量管理规范》（征求意见稿）	提出企业应当建立中药材生产质量追溯体系，保证中药材从种子种苗到贮藏发运全过程关键环节可追溯
2018年11月1日	国家药监局	《关于药品信息化追溯体系建设的指导意见》（国药监药管〔2018〕35号）	明确了该项工作的工作目标、基本原则、主要任务，提出了工作重点、分类分步实施等具体要求，是药品追溯体系建设的纲领性文件
2019年4月28日	国家药监局	《药品信息化追溯体系建设导则》《药品追溯码编码要求》	对药品信息化追溯体系建设工作做出了具体部署和规定，追溯标准体系逐步完善
2019年8月26日	国家药监局	《中华人民共和国药品管理法》（修订版）	药品追溯是其中一个非常重要的制度性设计，在总则中明确规定了国家要建立健全药品追溯制度，要求药品上市许可持有人、药品生产企业、药品经营企业和医疗机构建立药品追溯体系。自此，药品信息化追溯首次正式纳入国家法律

续 表

发文日期	部门	政策名称	主要内容
2020年3月11日	国家药监局	《药品上市许可持有人和生产企业追溯基本数据集》等5项信息化标准	推动药品追溯体系全面建立

（数据来源：政府官网，中国医药工业信息中心。）

四、中药质量管控趋严，不良反应情况改善

近年来，国家药监局根据药品生产质量管理规范对中药企业进行管制，严格控制生产质量。2019年，共有114家医药企业被收回GMP证书，其中中药企业60家（包括中药饮片企业），占总数的52.6%。在生产质量管控方面，中药临床发生不良反应情况得到改善，2016—2020年《国家药品不良反应监测年度报告》中临床发生不良反应的药品中中药占比整体呈下降态势，2020年为13.40%（图5-7）。

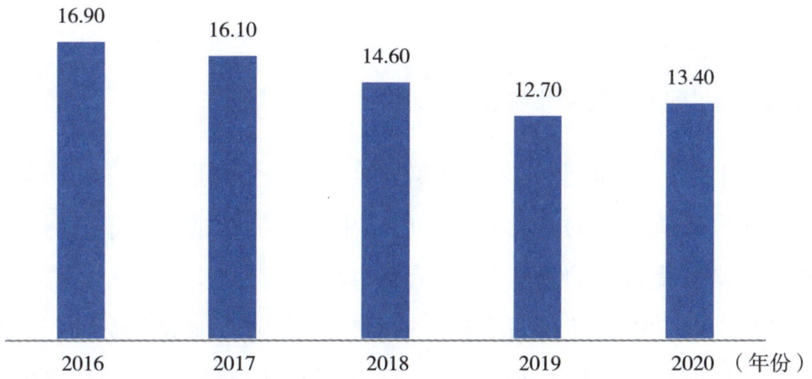

图5-7　2016—2020年临床发生不良反应的药品中中药占比（%）
（数据来源：国家药品不良反应监测中心，中国医药工业信息中心。）

受益于产业政策的大力支持、国家炮制规范的逐步完善、GMP的持续实施、饮片包装管理的逐步推行等因素的影响，行业整体的发展不断规范，市场环境逐步改善（图5-8），行业集中度和技术水平不断提高，行业出现短期波动并向重质量方向转型。

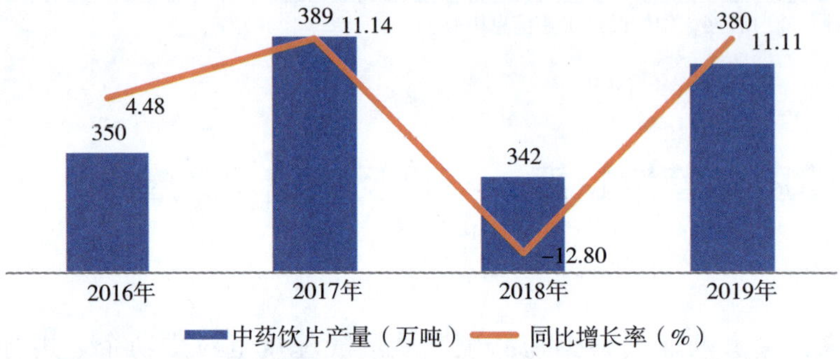

图5-8 2016—2019年中药饮片产量及增速
（数据来源：国家统计局，中国医药工业信息中心。）

五、中医药现代化发掘中药应用潜能

（一）中成药临床价值稳步提升

2020年6月2日，习近平主持召开专家学者座谈会时指出：中西医结合、中西药并用，是这次疫情防控的一大特点，也是中医药传承精华、守正创新的生动实践，要加强古典医籍精华的梳理和挖掘，建设一批科研支撑平台，改革完善中药审评审批机制，促进中药新药研发和产业发展。中医药能够在疫情期间发挥重要作用，得益于长期临床人用经验的积累，产业长期良性发展离不开临床研究，要充分发掘古代经典名方的应用价值、加强中成药标准控制与质量控制、进一步验证临床安全性和有效性。近年来，国家已在多个层面推动提升中成药临床价值。

（1）推动古代经典名方中药复方制剂研制。2018年5月，为加快注册审批速度，国家药监局会同国家中医药管理局组织制定了《古代经典名方中药复方制剂简化注册审批管理规定》，为加强对古典医籍精华的梳理和挖掘、改革完善中药审评审批机制、促进中药新药研发和产业发展提供政策支持。2021年4月，CDE发布《按古代经典名方目录管理的中药复方制剂药学研究技术指导原则（征求意见稿）》，建立与古代经典名方、中药复方制剂特点相适应的审评模式，简化审批手续（如清肺排毒颗粒、化湿败毒颗粒、宣肺败毒颗粒基于新冠防疫的临床疗效快速上市）。

（2）结束中药配方颗粒试点工作。1993年，中国开展中药配方颗粒试点，成为中医药传承创新发展征途中的重要尝试。为加强中药配方颗粒的管理，规范中药配方颗粒的生产，引导产业健康发展，更好满足中医临床需求，2021年1月，国家药监局发布《中药配方颗粒质量控制与标准制定技术要求》。同年2月，国家药监局等四部门发布《关于结束中药配方颗粒试点工作的公告》，标志着市场“政策性垄断”时代即将结束，全国性竞争格局即将到来。历时28年的试点工作结束后，中药配方颗粒实施备案管理。2021年2月，国家药典委发布《有关中药配方颗粒药品标准制定的通知》，形成160个中药配方颗粒国家药品标准草案。同年4月，发布《关于执行中药配方颗粒国家药品标准有关事项的通知》，正式颁布首批160个中药配方颗粒国家标准。

（3）严格控制不合理临床用药现象。为加强临床管理、规范临床诊疗行为，落实深化医药卫生体制改革任务、控制公立医院医疗费用不合理增长，2015年2月，国办印发的《关于完善公立医院药品集中采购工作的指导意见》中首次正式提出“重点跟踪监控辅助用药”。2018年，国家卫生健康委发布《关于做好辅助用药临床应用管理有关工作的通知》，要求各省级卫生健康行政部门组织辖区内二级以上医疗机构上报辅助用药目录。同年，第一批由各省级卫生健康行政部门及公立医疗机构制订的辅助用药目录公布，其中中药注射剂、肿瘤患者化疗以外的药物成为用药监控目录的重点。目录的实施缓解了临床不合理用药现状，医疗机构通过探索和实践，对比实施用药监控目录前后一年医院运营数据发现，药品费用占比下降15%，次均住院药品费用下降600元，次均门诊药品费用下降70元，患者每季度投诉例数下降45例。用药监控目录的有效实施，不仅能减少医院药品开支、减轻患者经济负担，还能促进医院合理用药、改善医患关系。

（二）中医药服务业增长势头良好

中医药服务是构建国家医疗卫生体系的重要环节，涵盖中医药养生、保健、医疗、康复等服务，涉及健康养老、健康旅游等多个领域。充分发挥中医药的优势和作用，加强疾病预防控制，构建中医预防保健服务体系，既是深化医药卫生体制改革的需要，也能够成为中医药事业发展的新增长点。

产业政策方面，国家中医药管理局发布《关于支持社会力量提供中医医疗和健康服务的意见》提出要高度重视支持社会力量提供中医医疗和健康服务、多种措施支持社会力量拓展中医药服务、进一步扩大中医药健康服务市场开放、严格中医药行业监管和行业自律，为中医药服务产业的发展提供政策保障。

市场需求方面，中国老龄化程度不断加深，中医药倡导的“治未病”理念以及在健康养生领域的丰富实践和技术方法越来越受到认可。2016—2019年，中国中医医疗机构门诊量持续增长且增速加快，高于全类医疗机构（图5-9）。全国中医医疗机构门诊量的增加，一方面说明中医药产业需求旺盛，人民对中医药理念认同度高；另一方面，为中医药产业的长期发展提供了坚实的基础，从业者可以此为突破口，扩大中医药产业与终端消费者接触的面积，拓宽传播中医药价值观

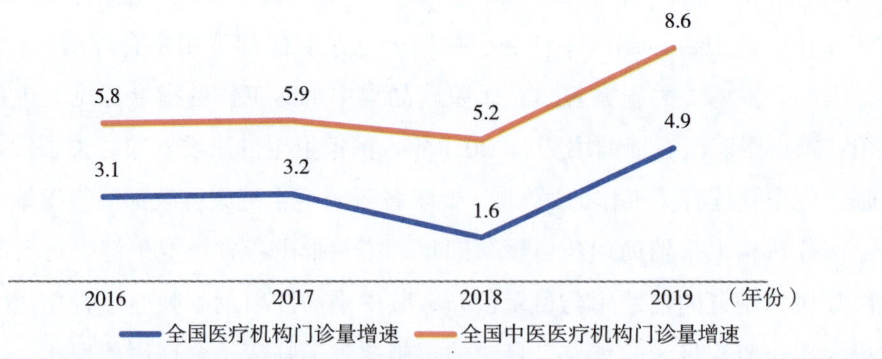

图5-9 2016—2019年中国中医及医疗机构整体门诊量增速（%）
（数据来源：历年《中医药事业发展统计提要报告》。）

的渠道，为中医药产业在国内的发展奠定良好的基础，积极布局中医药及以中医药理念为基础的大健康产业。

六、中医药教育与科研有待发力，产业创新产出不足

（一）中医药师承教育面临四重挑战

中医药师是中医药产业得以长期良性发展的重要人力资源，中医药事业继承与发展的关键是中医人才培养，师承教育作为中医人才培养的重要途径，是符合中医药人才成长和学术传承规律的教育模式。

目前，中医药师承教育发展依然面临很多挑战，主要包括以下几个方面：第一，师承教育的针对性和普及性问题，政府或医疗机构开展的高层次师承教育对象往往是具有多年从业经验或中高级以上职称的人员；第二，师承教育考核体系不完善，过于重视结业报告或论文，缺乏针对临床知识及中医临床能力的考核；第三，民间名老中医带徒没有完善的理论作为指导，部分民间中医关注偏方秘方，忽视现代医学知识和发展规律，因不能考取执业医师资格致使秘方失传；第四，师承教育传承有余而创新不足，中医传承讲究流派，容易偏重一家之言，继承有余而创新不足。

（二）中医药产业研发投入偏低，创新产出不足

中国中医药产业投入偏低，创新产出不足。2020年，中国沪深两市上市中医药企业研发强度仅为2.38%（图5-10），远低于化学药的6.26%、生物药的8.70%。2020年度，研发投入超5亿元的企业仅有4家。在研中药新药数量大幅下降，2020年，中国中药新药临床试验申请数量仅为22个（图5-11），上市申请6个（图5-12），与2016年相差悬殊。值得一提的是中国新药注册审评审批制度不断完善，规范化程度提高，中药研发处于转型调整期。

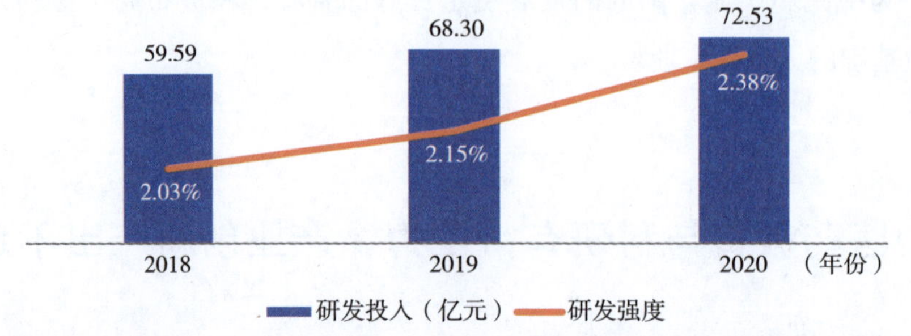

图5-10　2018—2020年中国沪深两市上市中医药企业研发投入与研发强度

（数据来源：iFind，中国医药工业信息中心。）

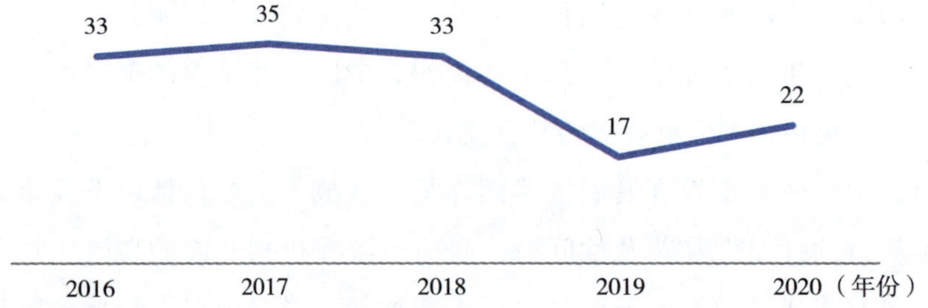

图5-11　2016—2020年中国中药新药临床试验申请情况[①]

（数据来源：国家药监局，中国医药工业信息中心。）

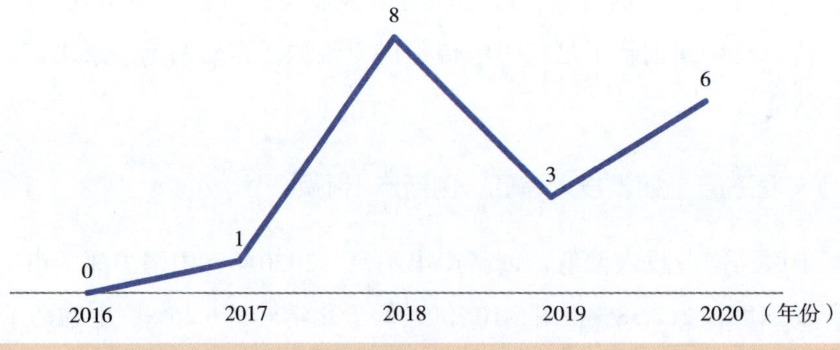

图5-12　2016—2020年中国中药新药上市申请情况[②]

（数据来源：国家药监局，中国医药工业信息中心。）

---

① 按药品通用名计。

② 按药品通用名计。

视　点

中药配方颗粒产业发展

陈盛君，江阴天江药业有限公司副总经理

一、中药配方颗粒的定义和特点

（一）中药配方颗粒的定义

根据国家药监局和国家药典委发布的《中药配方颗粒质量控制与标准制定技术要求》，中药配方颗粒是由单味中药饮片经水加热提取、分离、浓缩、干燥、制粒而成的颗粒，在中医药理论指导下，按照中医临床处方调配后，供患者冲服使用。

（二）中药配方颗粒的特点

中药配方颗粒是对中药饮片剂型改革的大胆尝试，是对中医药传承创新的实践，2016年被国家科技部誉为“中药现代化的优秀成果”。

中药配方颗粒具有质量稳定可控、调剂便捷、携带方便、储存容易、清洁卫生、计量准确，免去了患者传统煎煮的麻烦，而且可充分体现中医辨证施治的原则，最大程度上满足中医依据君臣佐使配伍、遣方用药、灵活组方的用药要求。因此，中药配方颗粒的出现和发展，符合现代人快节奏的生活方式，符合中医药现代化和国际化的发展趋势。

（三）中药配方颗粒的定位

中药配方颗粒是对中药饮片的补充。2001年，原国家药监局颁布的《中药配方颗粒管理暂行规定》明确了“中药配方颗粒将从2001年12月1日起纳入中药饮片管理范畴”。2016年8月，国家药典委颁布《中药配方颗粒质量控制与标准制定技术要求（征求意见稿）》，提出“中药配方颗粒是对传统中药饮片的补充”。中药配方颗粒的标准化和规范化研究早在2002年就被列入国家科技部等八部委制定的《中药现代化发展纲要》（2002—2010年）中，目前又在国务院印发的《中医药发展战略规划纲要（2016—2030年）》得到了进一步强化，足以体现国家对中药配方颗粒发展的重视、对中药配方颗粒发展意义的认可。

中药配方颗粒是对中药饮片的传承。中药配方颗粒药效物质与中药饮片标准汤剂必须保持一致，符合质量一致性原则。2021年1月，国家药监局正式发布《中药配方颗粒质量控制与标准制定技术要求》，要求对药材、饮片、中间体、中药配方颗粒成品的药效物质指纹或特征图谱以及成分含量均应与中药饮片标准汤剂进行合理性的对比和评价，保障全过程的量值传递相关性和转移率，该标准从技术上确保了中药配方颗粒与中药饮片是同一物质基础。

中药配方颗粒是对中药饮片剂型的改革创新（图5-13）。由广东一方和天江药业联合申报的研究成果“中药配方颗粒产业化关键技术研究与应用”项目于2011

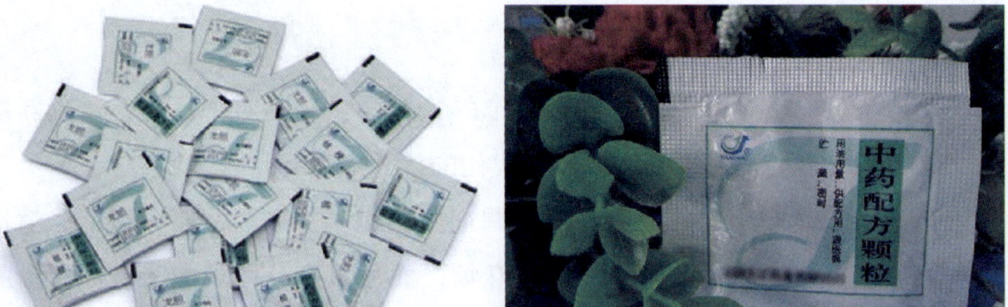

图5-13　中药配方颗粒产品包装外观

年荣获国家科技进步二等奖。2017年7月正式实施的《中华人民共和国中医药法》中明确规定，“发展中医药事业应当遵循中医药发展规律，坚持继承和创新相结合，保持和发挥中医药特色和优势，运用现代科学技术，促进中医药理论和实践的发展”，中药配方颗粒的发展正是对这一条款的实践。

（四）中药配方颗粒的应用范围

1. 可供临床各科中医医生配方使用。
2. 可组方内服、外洗、灌肠、外敷等。
3. 可作为胶囊、片剂、丸剂等剂型的原料。
4. 可用于医疗保健、滋补食疗、美容减肥等。
5. 可制备膏方服用，简单快捷，质量稳定。
6. 便于临床科研，确保用药规范均一。

二、中药配方颗粒产业发展现状

（一）中药配方颗粒产业政策

2015年12月，原国家食品药品监督管理总局下发了《中药配方颗粒管理办法（征求意见稿）》。2016年2月26日国务院又印发了《中医药发展战略规划纲要（2016—2030年）》，明确将中药配方颗粒纳入国家中医药发展战略规划内容，中药配方颗粒成了中药领域的热点细分领域。2021年1月26日，国家药监局正式发布了《中药配方颗粒质量控制与标准制定技术要求》，国家药典委员会设立中药配方颗粒专项办公室，着手开展标准统一、专家审核工作，全面启动中药配方颗粒国家标准研究，共有包括6家试点企业在内的多家企业参与了中药配方颗粒国家标准的研究。国家标准的研究与制订，对于促进中药配方颗粒标准统一、规范中药配方颗粒生产、加快全面市场化的确立，以及推进中医药的现代化进程，具有重要意义。

2021年2月1日，国家药监局、国家中医药局、国家卫生健康委、国家医保局共同发布《关于结束中药配方颗粒试点工作的公告》（以下简称《公告》），拟结束中药配方颗粒试点工作，该《公告》对中药配方颗粒产业发展将具有里程碑式的意义，明确了中药配方颗粒的定义，质量监管纳入中药饮片管理范畴，不实施批准文号管理，在上市前由生产企业报所在地省级药品监督管理部门备案。

（二）中药配方颗粒市场情况

中药配方颗粒应用前景十分广阔，已成为一个崭新的、炙手可热的中药子行业。近几年，中药配方颗粒市场保持了快速增长态势，未来市场空间广大。2007—2020年，中药配方颗粒全国销售额由4亿元上升到200亿元，产业发展迅猛。经过多年的发展，中药配方颗粒市场格局日渐明晰，行业龙头逐渐显现。江阴天江药业和广东一方制药同属于中国中药控股有限公司，市场占有率领先，北京康仁堂、四川新绿色、华润三九也具有一定的市场占有率。

中药配方颗粒在国际化方面也取得较大成效，天江中药配方颗粒已走出国门20余年，目前越来越被欧美等国家接受，市场份额日趋增长，正与日韩等国企业在国际市场同台竞争。

（三）中药配方颗粒省级试点情况

目前除了西藏等个别省份（自治区）外，近几年都陆续出台了系列法规政策，批准了省级试点企业，合计近90多家（表5-4），还有很多潜在的企业拟开展中药配方颗粒研究生产。

表5-4　部分省份中药配方颗粒政策颁布和试点企业批准情况

地区及兵团	时间	文件	试点企业
吉林省	2011年8月	《吉林省中药配方颗粒研究生产管理试点实施方案》	吉林敖东药业
河北省	2014年1月	《关于同意神威药业集团有限公司中药配方颗粒临床研究使用的批复》	神威药业、石家庄以岭药业

续 表

地区及兵团	时间	文件	试点企业
浙江省	2015年9月	《关于申报浙江省中药配方颗粒科研专项的通知》	浙江景岳堂药业、浙江惠松制药、浙江佐力药业股、浙江贝尼菲特药业
江西省	2016年9月	《关于申报江西省中药配方颗粒科研专项的通知》	江西百神药业、江西天施康中药、江西青春康源制药
黑龙江	2016年10月	《关于申报黑龙江省中药配方颗粒临床研究使用专项有关要求的通知》	双兰星药业、珍宝岛药业
河南省	2016年11月	《关于申报中药配方颗粒技改专项的通知》	仲景宛西制药、河南润弘本草制药、上海凯宝新谊（新乡）药业、河南辅仁堂制药、保和堂《焦作）制药、河南天鸿医药
安徽省	2016年12月	《关于申请安徽省中药配方颗粒试点研究单位的通知》	安徽济人药业、安徽九洲方圆制药、华佗国药、安徽广印堂、安微协和成制药
广东省	2017年6月	《中药配方颗粒试点生产申报指南》	康美药业、广州香雪药业、广州白云山制药
湖北省	2017年8月	《关于开展湖北省中药配方颗粒研发、生产和临床使用的实验方案》	李时珍医药、劲牌生物医药、湖北香连药业、湖北恒安芙林药业、马应龙药业、国药集团中联药业
甘肃省	2017年8月	《关于申报甘肃省中药配方颗粒科研专项项目的通知》	佛慈药业、扶正药业、中天金丹
云南省	2018年5月	《关于开展云南省中药配方颗粒研究试点工作的通知》	昆明中药厂、云南鸿翔中药、云南通用善美制药、云南神威施普瑞药业、云南天江一方药业
辽宁省	2018年7月	《关于申报辽宁省中药配方颗粒科研专项项目的通知》	天士力东北现代中药、辽宁上药好护士药业
贵州省	2018年9月	《关于开展中药配方颗粒研究试点工作的通知》	国药集团同济堂（贵州）制药、贵阳新天药业、贵州益佰制药
山东省	2019年5月	《关于开展山东省中药配方颗粒研究试点工作的通知》	青州尧王制药、山东安济堂制药、山东一方制药

（数据来源：根据公开资料整理。）

三、中药配方颗粒的发展意义

（一）带动中药全产业链标准化规范化健康发展

上游方面:《中药配方颗粒质量控制与标准制定技术要求》对中药配方颗粒所用到的药材做了严格的规定。生产企业应当对所用中药材进行资源评估并实行完全溯源。同时，高标准中药配方颗粒国家标准也要求企业必须重视药材源头质量把控，建立和发展道地药材生产的规范化种植基地，采用现代生物技术、农业规模种植技术、生态保护技术、遗传育种及基因改良等技术，建立无公害中药材规范化种植生产基地，以适应对中药材“品种与内在质量稳定、产地固定、种植规范、可持续供应”的要求。故中药配方颗粒产业的发展将带动上游产业中药材、中药饮片应用量的大幅增加，改变目前中药材生产分散、粗放的小农经济模式，推动中药材种植规范化、规模化，推动构建现代中药材流通体系和质量追溯体系，同时带动农业转型升级，实现精准扶贫。

中游方面：标准化、规范化中药提取可提高中药饮片提取率，提高药材利用率，减少浪费。对于一些特殊品种，根据中药饮片的特性，采用新型提取方式，解决了提取生产过程中提取效率低、产品质量欠佳的问题，最大限度地保留有效成分。中国中药配方颗粒目前已从传统的提取生产模式发展为智能化、自动化生产制造模式，下一步将按照国际先进制药理念，合理发展利用中药材资源，兼顾绿色生产，构建跨区域大规模、精细化管控的中药配方颗粒智能数字化生产车间，建立中药配方颗粒产品可追溯系统，真正使中药配方颗粒产品质量更为稳定、可控，最终保证中药配方颗粒临床用药安全有效。

下游方面：中药配方颗粒的应用，实现了中药用药的“科学化、标准化、规范化和现代化”，满足了人们对药物的“三小”（用量小，毒性小，不良反应小）、“三效”（高效、速效、长效）和“五方便”（服用、携带、贮藏、生产、运输）的基本要求。中药配方颗粒调配机运用现代信息、微电、机械传动等技术可实现数据存储、处方识别、称量、分装、包装、处方打印、库房管理于一体自动完成，充分体现了中医辨证论治、随证加减的中医药基本法则，同时对处方进行自行识别分析，包括对“十八反十九畏”配伍的处方进行警示，实现中药智能化药房智能调剂。

（二）以现代化、标准化发展推动中药配方颗粒国际化

经过20多年的发展，中药配方颗粒不仅在国内得到了广大医患的认可接受，且逐渐走出国门，出口到美国、加拿大、澳大利亚、新加坡、马来西亚、英国、法国、德国、荷兰、瑞士等国家和地区，中药配方颗粒已经成为中医药国际化的典范。尤其在新冠肺炎疫情期间，中药配方颗粒在海外抗疫工作中发挥了重要作用。

中药配方颗粒符合国际人群医疗保健的需求。中药配方颗粒是对中药饮片的传承创新，是在中医药理论指导下的发展应用，充分体现中医辨证施治的原则，既能保证中医传统的君、臣、佐、使和辨证论治、灵活加减的特点，同时又免去了患者传统煎煮的麻烦，符合目前现代人群尤其是海外人群生活方式，符合中医药现代化和国际化的发展趋势，有助于推动中医辨证理论和诊疗方法走出国门，进入西方主流社会，为中医药理论的跨文化传播创造机遇。而中医药理论的国际传播又必将带动中药在国外的应用和认同，促使对中药“药品”身份的认可。

中药配方颗粒质量控制理念赶上或引领国际中药发展前沿。中药配方颗粒国家标准首次全部建立了从药材到饮片到中间体到成品的指纹/特征图谱，并说明量值传递全过程质量控制，制定了含量指标上下限，解决了因药材产地、季节变化引起的质量差异问题，使中药配方颗粒质量更加稳定均一，规定了浸出物限度，加强了从药材到饮片到中间体到成品的重金属及有害元素、农药、黄曲霉毒素和二氧化硫残留量等安全性指标的检测控制，使中药配方颗粒更加安全有效。质量控制理念符合国际对中药产品的认知要求，从而可使中药走出了国门，为世界接受中药探索到了一条途径。

发达国家在国际市场上的竞争早已演变为“标准”的竞争，抢先制定“国际标准”成为发达国家市场竞争的制胜法宝。对于中国而言，作为中医药的发源地，大力推动中药标准建设、促进中药标准国际化对中药进军国际市场意义重大。中药配方颗粒重点企业一直非常重视中药配方颗粒国际标准研究制定，积极主导或

参与相关标准研究。2009年3月，“中药配方颗粒国际标准研制”课题启动，由世界中医药学会联合会与江阴天江药业、广东一方制药等试点企业共同承担。2011年4月，在世界中医药学联合会的首届中医全球化与人类健康高峰论坛上，经世界20多个国家理事和代表的讨论，《中药配方颗粒国际标准》获得通过。该标准虽然目前尚未真正推行，但标准中确定了300味常用中药配方颗粒的生产工艺流程参数和质量标准，充分体现了中国在配方颗粒标准建设上的实践与努力，必将有助于中国中药标准与国际接轨。2016年，《中药编码系统》1—4部分先后被国际标准化组织（ISO）通过并发布，该标准为中医药走向世界、占领国际市场制高点提供了有力的标准化支撑体系，并对构建中国乃至世界中医药标准体系，对中医药国际化、现代化、标准化、规范化和信息化有较大的推动作用，具有重大的现实指导意义，中药产品数字化编码被确认为国际编码通行的“身份证”。2017年，江阴天江药业与日本津村共同提交的《中医药-中药颗粒剂生产工艺和质量控制通用要求》已经通过ISO/TC249立项，该项目对中药配方颗粒和复方颗粒生产工艺与质量控制的做法和理念拟定了相关准则，有利于促进中国中药材、中药饮片、中药配方颗粒的进出口贸易，将在优化国际交易环境、维护市场秩序以及落实国家“一带一路”战略等方面发挥积极作用。

四、中药配方颗粒产业的发展趋势

从中药配方颗粒诞生的那天开始，国家药品监督管理部门就抱着积极、慎重的态度，力图以配方颗粒法规管理为契机，寻找出制定更加符合中药特点的监管方式和途径。如何避免一管就死、一放就乱？如何利用政策的杠杆，培植民族品牌与国际制药知名品牌竞争？如何支持传统产业的创新，让它与市场需求、现代化工业接轨？相对于数千年的传统汤剂，数十年科研的积累还是远远不够的。中药配方颗粒生产企业需要面对过去和未来，肩负起承上启下的历史使命。

（收稿于2021年6月）

浅谈中药大健康产品开发

乔洪翔、陈君，云南康恩贝植物研究院

一、中药大健康产品市场分类

中国健康产业分为六大基本产业群体：①以医疗服务、药品、器械以及其他耗材产销、应用为主体的医疗产业。②以健康理疗、康复调理、生殖护理、美容化妆为主体的非（跨）医疗产业。③以保健食品、功能性饮品、健康用品产销为主体的传统保健品产业。④以个性化健康检测评估、咨询顾问、体育休闲、中介服务、保障促进和养生文化机构等为主体的健康管理产业。⑤以消杀产品、环保防疫、健康家居、有机农业为主体的新型健康产业。⑥以医药健康产品终端化为核心驱动而崛起的中转流通、专业物流配送为主体的新型健康产业。基于此，中药大健康产品开发可以从以下两个大方向开展。

（一）日化、药妆市场

日化用品是指日用化学品，是人们日常用的科技化学制品，包括洗发水、沐浴露、护肤、护发、化妆品、洗衣粉等。随着国民经济水平的不断增长，居民消费水平不断提高，人们对化妆品的需求量也逐年递增。近年来，中国化妆品行业发展迅速，截至2020年10月，中国化妆品类零售额为2568.7亿元，较去年同期增长5.9%（图5-14）。

（二）健康食品市场

大健康类食品作为传统市场热点，发展趋势涉及多个领域。

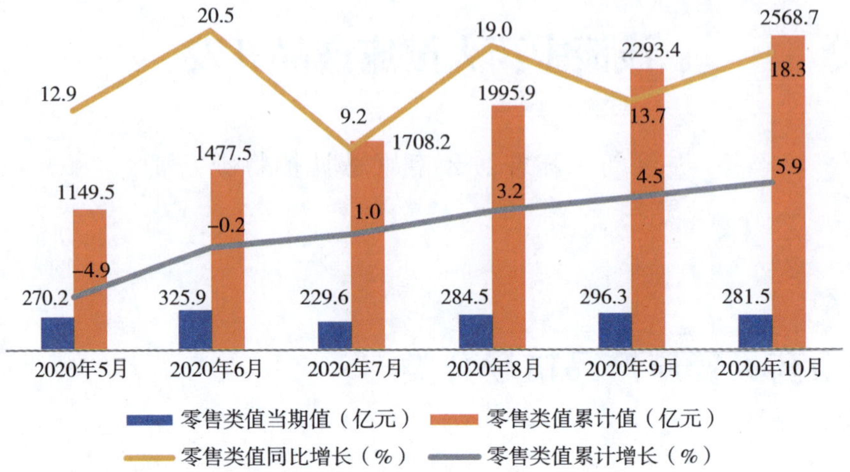

图5-14 中国化妆品类零售值情况

（数据来源：国家统计局。）

1. 保健食品

保健食品指声称具有特定保健功能或者以补充维生素、矿物质为目的的食品，即适宜于特定人群食用，具有调节机体功能，不以治疗疾病为目的，并且对人体不产生任何急性、亚急性或者慢性危害的食品，俗称“蓝帽子标志”食品，应符合《保健食品注册与备案管理办法》。

2. 免疫健康

旨在维护和提升个人免疫力，包括探寻营养健康食品在免疫力方面的应用，及免疫相关的新型膳食补充剂的研发。

3. 草本植物

利用草本植物及食疗带来的养生功效，开发相应产品。

4. 健康零食

中国拥有万亿级的零食市场，而且这个市场正向着健康化的方向升级。商务部《零食行业发展报告》显示，中国的零食行业总产值将维持约18%的复合年增长率，预计2020年将达到约3万亿元人民币的规模。

5. 定制营养

结合消费者个人的特定营养和生理要求，包括身体状况、饮食习惯乃至基因检测等，推荐不同种类的保健功能食品的组合，并配制成为针对该消费者的独立包装供消费者方便购买。

二、中药成分研究现状及应用

中药是指在中医理论指导下，用于预防、治疗、诊断疾病并具有康复与保健作用的物质，主要来源于天然产品及其加工品，主要包括植物药、动物药、矿物药等。由于中药以植物药居多，故有“诸药以草为本”的说法。

从化学成分的结构层面来说，中药含有生物碱类、有机酸类、苯丙素类、香豆素类、木脂素类、醌类、黄酮类、萜类、三萜皂苷、甾体皂苷、强心苷和鞣质等化合物，尚有多种未知组分。各类成分均有特定的生物活性，而因中药组分的复杂性，在炮制煎煮等处理操作过程中，各成分间又可以相互作用，发生特殊的化学反应，产生新的生物活性。

基于现代科技对中药成分及药理的研究和中医药典籍记载，中药应用领域逐渐拓宽，除了传统的医疗用途，在食品领域、美容日化领域等都有较好的应用。

（一）医疗领域

中药具有治疗疾病，解除患者痛苦的作用。从中药的定义（中药是指在中医理论指导下，用于预防、治疗、诊断疾病并具有康复与保健作用的物质）可以看出，中药最基本、最主要的用途就是医疗用途。

中医对中药的活性概括，主要依据中医药理论及数千年的使用经验。而随着现代科技的进步，人们对中药的认识不再仅凭经验，而是借助先进的检测手段，分子、细胞、动物等多种药理模型，从物质基础水平、细胞水平、药材水平等，汇总宏观及微观视角，尽可能全面地绘制中药详情图，为科学应用中药提供保障。

（二）食品领域

昔神农尝百草，始得各类中药。以中医典籍始祖《神农本草经》为例，共载药365种，其中包括多种药食两用的中药，如阿胶、蜂蜜、大枣、枸杞、山药等。

从国家政策导向看，1987年版的《食品卫生法（试行）》规定了食品不得加入药物，但是按照传统观念既是食品又是药品的物质作为原料、调料的除外。原卫生部依照《食品卫生法（试行）》制定了《禁止食品加药卫生管理办法》。同时，公布了《既是食品又是药品的物品名单》（第一批），共列入33种物质。2002年，原卫生部修订公布了《既是食品又是药品的物品名单》，共列入87种物质。新修订《食品安全法》第三十八条规定“生产经营的食品中不得添加药品，但是可以添加按照传统既是食品又是中药材的物质”。按照传统既是食品又是中药材的物质目录由国务院卫生行政部门会同国务院食品药品监督管理部门制定、公布”。原国家卫生和计划生育委员会继续认真贯彻落实《中药材保护与发展规划（2015—2020年）》，配合商务部、原国家食品药品监管总局、国家中医药管理局共同加快包括药食同源品种在内的中药材产品的追溯体系建设，全面提升中药材安全质量，促进中医药健康智慧惠及广大群众。因此，中药材在食品领域的应用，必将不断深入与全面发展。

（三）日化护肤领域

且不论各色传统护肤药膏，中医药自古就有调理气色、美容养颜的理论基础。相对于烟酰胺、透明质酸等成分单一的精细化学护肤成分重在解决皮肤的具体问题，中药护肤理论讲究的是平气活血、综合调理皮肤。中药护肤的特色在于多成分综合作用，多维度改善肌肤状况，达到由内而外的肌肤全方位护理。

中医有“以皮治皮”之说，皮药入皮，直达病体，起到美容作用，如白杨皮、木兰皮等。此外还有“以色补色”之说，花瓣娇艳，质轻上达，可令气血上荣于面，使容颜姣好，如桃花、玫瑰花等。具体举例来说，银杏富含黄酮类成分，能够对抗自由基的产生，改善肌肤微循环，防止肌肤干黄，令肌肤粉嫩透白。丹参含丹参酮成分，能帮助修护缺水引起的干细纹、粗糙、暗沉无光等受损问题，增强肌肤修护能力。灵芝富含多糖，可增强肌肤的抵御力。中药在日化护肤领域的应用，同样也以传统中医典籍为参考，结合现代物质基础及活性研究，将中药的护肤作用做实、做大、做深。

三、新的探索——中药全产业链

中国中药全产业链的雏形初具，在中药材规模化种植、加工、仓储物流、中药饮片及中成药生产销售、新产品研发销售等环节构成了中药全产业链条。

以中国多年的中药材市场状况来看，中药产业每一个环节，若是仅凭各个企业单打独斗，则很难形成规模型大企业。比如，在中药材种植环节容易出现的问题是：种子种苗“多地引进、品种参差，自产自销，种性退化”，缺乏科学引种，从而造成种质混杂，产量不稳定，质量无保障或者跟风种植，造成短时间市场过饱和。在仓储流通阶段则会出现受流通体系不健全，产地市场、经销大户的仓储设施落后，缺少中药材购销网点及规范仓储设施的影响，造成药材销往外地时销售成本较大。在生产销售环节，容易出现产品品类雷同，竞争压力大，或者产品品类单一初级，面对的市场范围狭窄，产品附加值低、利润低，企业难以生存等问题。因此，企业为谋求更深层次的发展，同时也是为了中药行业的可持续发展，发展中药全产业链是未来一个重要趋势。

结合当前精准扶贫、全面小康的国家大政方针，中药全产业链建设更具时代意义。目前，各企业正在探索的中药全产业链模式有：“公司＋农户”“公司＋合作社＋基地＋农户”。这类模式实行村社合一，通过政府扶持企业或合作社建立核心示范基地，企业“供种包收”，发动群众积极开展中药材种植规模，积极推进中药材产业化发展，推进小农户对接大市场，企业与贫困户建立利益联结机制，达到企业发展、产业振兴、群众脱贫的多赢效果。

康恩贝集团有限公司是一家以生物医药产业为主业，以生物农业产业、环保产业、健康食品和养生养老为辅的大型企业集团。康恩贝自20世纪80年代开始研究银杏。1992年，国内首个符合国际标准的现代植物药——天保宁牌银杏叶片正式获得批准。1993年，天保宁牌银杏叶胶囊作为首个银杏叶提取物新药获得卫生部新药证书。2010年至今，康恩贝在云南成立了云南希康生物科技有限公司，在曲靖沾益、红河泸西、文山、昆明阿子营、保山腾冲流转近10万亩土地，在种植银杏树的同时，带动了周边近30万户农户脱贫致富。从此，康恩贝的第一个全产业链产品和精准扶贫模式正式诞生。

在中药材基地建设中，康恩贝重视统筹管理，串联起生态扶贫、金融扶贫、科技扶贫、健康扶贫、文化教育扶贫等工程。依托种植基地，康恩贝集团不断推进产业链建设，如配套建设烘干、食品加工、中药饮片、植物提取工厂以及植物研究院等，提高了中药产业链的融合度。

四、结语

中医药是中国五千年传统文化的瑰宝和精髓，历史悠久，源远流长。一直以来，党和国家高度重视中医中药事业，制定了一系列保护和支持中医中药的方针和政策，有力地保障和促进中医中药事业的发展。

2016年，习近平总书记在全国卫生与健康大会上发表重要讲话，他指出：我们要把老祖宗留给我们的中医药宝库保护好、传承好、发展好，坚持古为今用，努力实现中医药健康养生文化的创造性转化、创新性发展，使之与现代健康理念相融相通，服务于人民健康。

作为中医药行业工作者，要立足本职，传承好中医药文化，也要顺应时代发展，将中医药事业推向另一个时代高潮。中药大健康产品的开发，是在将传统中医药理论与现代健康理念相结合的基础上实现的创造性突破与转化，是赋予中药新时代活力的创新性行为。

坚持守正创新，讲好中药大健康故事，讲好中医药故事，讲好中国故事。

（收稿于2021年3月）

第六部分

趋势：企业动向

我国药品生产企业众多，小微企业仍是主要构成。在需求与行业变革中，企业加速推进创新转型，差异化竞争，通过加速国际化、拓展新业务和新模式以寻找新的利润增长点，同时依托结构化营销渠道建设提高客户黏性，细化分工合作提高资源利用效率。从行业整体来看，一方面龙头企业呈现显著头部效应，另一方面一大批中小创新型企业正在加速崛起，成为医药行业创新发展的新生力量。

当今国际形势动荡、疫情反复，国内人口老龄化加剧、集采常态化进行，我国医药产业正处于百年未有之大变局中，一系列政策组合在重塑产业结构的同时也加速了行业整合的步伐。与此同时，“坚持创新驱动发展”已成为我国在全球行业竞争中发展制胜的主旋律。对企业而言，需要审时度势，把握行业发展规律，及时调整战略方向，打好生存发展之战。

纵览全局，中国医药产业规模持续扩大，企业集群化分布明显，截至2020年，全国共有生产企业7690家，其中广东、江苏、四川药企数量位居全国前三；从资本市场表现看，“十三五”期间沪深、港股、新三板医药上市公司数量逐年递增，在资本市场国际化外资持续增配以及居民资产权益化配置背景下，叠加2020年初新冠肺炎疫情，行业比较优势明显，医药持续超配。医药行业高成长性和资本市场青睐度形成正向协同关系。

受益于审评审批加速、融资渠道拓宽等利好因素，越来越多生物科技（Biotech）公司加入创新药研发。从产品适应证来看，国内药企正逐步从大适应证转向差异化竞争，未来能够为患者提供更精准化的治疗。与此同时，国内临床资源集中化分布现象严重，随着大量创新药进入临床试验阶段，未来受试者资源也将越发稀缺。

跨境合作的不断深化成为中国医药产业发展的趋势之一。过去几年的license-in热潮将使中国未来5年迎来创新药的上市潮，同时受license-in模式竞争趋于白热化、交易金额水涨船高等因素影响，未来许可引进优质海外项目难度或将加大。随着中国新药研发实力逐步提高，license-out项目日益活跃并得到海外市场认可。得益于中国创新环境不断改善、监管环境逐步与国际接轨、本土创新型医药企业数量持续增长，跨国药企在华战略从产品注册销售逐渐转向设立研发中心、投资本土创新型企业。

趋势也体现在企业业务布局的多元化上。生物医药产业技术突破更新快、细分领域差异大，外延式投资并购成为中国医药企业业务部署的重要增长极。众多医药企业切入医美行业，紧扣人均收入提升、年龄结构改变、消费理念升级带来的“颜值新经济”机遇。在传统中医药市场规模增长放缓的大背景下，中医药企业纷纷开发健康快消品，构建大健康产业生态闭环。

营销创新、结构化营销渠道建设也成为一大趋势。注重B端药品的准入、“以医生为中心”引导消费的传统医药营销方式已不能适应未来的市场环境，以多层次渠道拓展、“患者为中心”的营销方式将渐渐成为主流。互联网医疗作为新的营销手段之一，在政策鼓励和疫情影响催化下，渐渐落地生花。患者社区凭借以快速、低成本建立企业与患者联系从而达到对患者全生命周期跟踪的优点，吸引众多企业布局。医保控费、集采常态化制度化推行下，企业纷纷在以DTP（direct to patient）药房为代表的院外市场和民营医院、社区医院、乡镇卫生机构等剩余市场进行增量探索。伴随全民知识水平的提升以及互联网的广泛普及，叠加疫情教育，民众在医药卫生服务市场中的辨识力与话语权逐渐增强，药企瞄准数字化营销，整合联动信息，打造营销闭环，以生态方式扩展场景，增强客户黏性。

分工协作细化是中国医药产业发展的又一趋势。受国内创新环境持续优化，加入ICH、MAH尘埃落定及国际外包服务产业国内转移等因素影响，中国研发、生产、销售合同组织（contract X organization，CXO）行业进入收获期。诸如药明康德、康龙化成、昭衍新药、泰格医药、康哲药业等大小企业纷纷加入，采用横纵向布局、深耕细分赛道、数字化赋能、高附加值转型、加强国际合作、包销服务升级等方式，全方位承担起服务药企研发、生产与销售的重任。

山穷水复疑无路，柳暗花明又一村。未来，我国医药产业企业将在新时代、新格局当中奋勇突破，百花齐放的时代终将到来。

一、企业发展基本现状

（一）产业规模扩大，企业集群化分布明显

中国医药生产企业众多，截至2020年，全国共有药品生产企业7690家（图

6-1），其中广东、江苏、四川药企数量位居全国前三，三省药企数量合计占全国的21.48%（表6-1）。

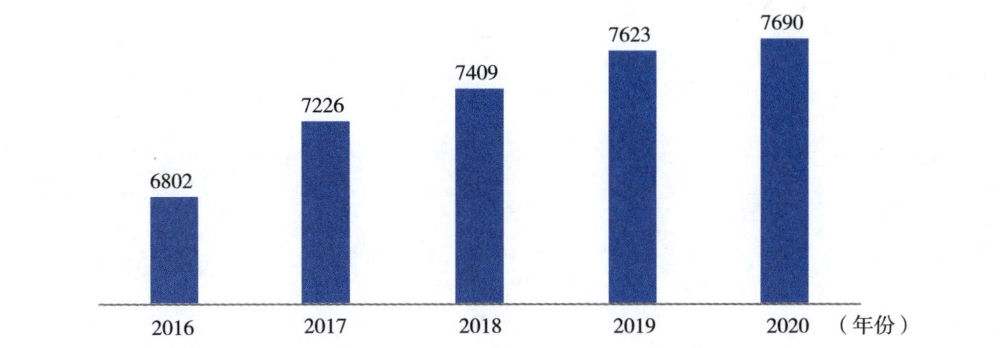

图6-1 2016—2020年中国药品生产企业数量[1]

（数据来源：《2020年度药品监管统计年报》，中国医药工业信息中心。）

表6-1 截至2020年底中国药品生产企业数量及地域分布[2]

地区及兵团（自治区、市）	生产企业数量
广东	586
江苏	578
四川	488
山东	460
安徽	450
河北	423
河南	336
吉林	335
湖北	331
浙江	329
辽宁	250

① 按药品生产许可证上分类码进行统计。

② 数量按药品生产许可证上分类码进行统计，地域按企业注册所在地统计。

续 表

地区及兵团（自治区、市）	生产企业数量
云南	248
广西	244
江西	235
北京	227
陕西	222
黑龙江	221
湖南	220
甘肃	213
上海	206
贵州	168
山西	161
福建	135
重庆	127
天津	111
内蒙古	111
海南	99
新疆	62
宁夏	51
青海	35
西藏	26
新疆兵团	2
合计	7690

（数据来源:《2020年度药品监管统计年报》，中国医药工业信息中心。）

中国数千家的药品生产企业中，39.04%的企业生产批文为0件，28.70%的企业生产批文数为1～10件，其余超3成的企业生产批文在10件以上（图6-2）。

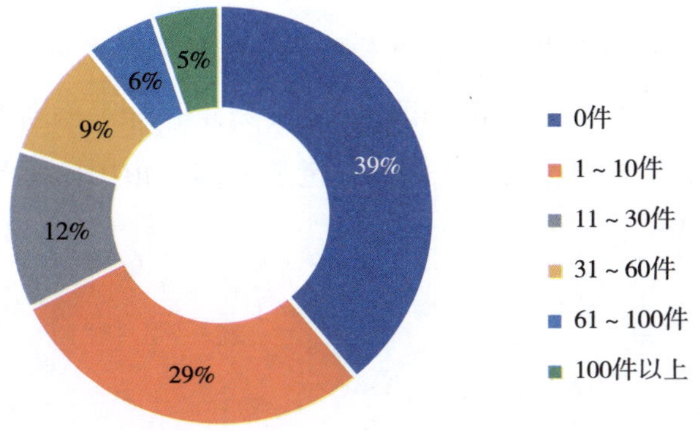

图6-2　中国药品生产企业批文数量分布[①]
（数据来源：中国医药工业信息中心。）

（二）资本与企业相互推动，验证医药高成长属性

1. 交易市场分布

目前，中国已有946家医药企业注册上市，其中379家企业在沪深证券交易所（沪深股）上市，174家在香港证券交易所（港股）上市，其余423家在新三板注册上市（图6-3）。

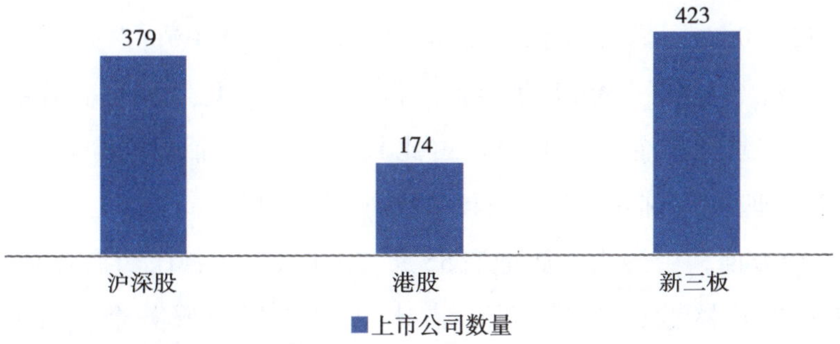

图6-3　中国各交易市场上市医药企业数量
（数据来源：中国医药工业信息中心。）

① 查询截至2021年2月7日。

2. 上市时间分布

“十三五”期间，新三板新增上市医药企业数量骤降，而沪深股市和港股却是另一番光景。沪深股市每年新增上市医药企业数量在一定范围内波动，2020年受疫情推动，上市企业数量达到历史新高。港股新增上市国内医药企业数量稳中有升，2020年达22家。

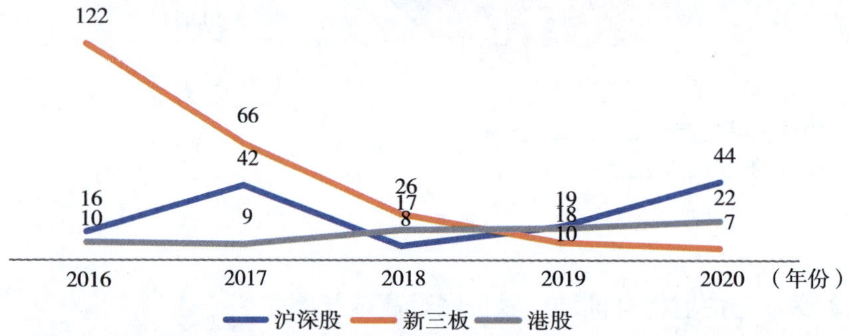

图6-4 2016—2020年中国医药上市企业数量
（数据来源：中国医药工业信息中心。）

3. 业务类型分布

沪深两市上市的企业中，中药生产企业有67家，占比17.7%；医药商业企业有41家，占比10.8%；医疗器械企业有62家，占比16.4%；医疗服务企业有24家，占比6.3%；生物医药企业有74家，占比19.5%；化学制剂企业有62家，占比16.4%；化学原料药企业有46家，占比12.1%；化学辅料药企业有2家，占比0.5%；保健护理产品企业有1家，占比0.3%（图6-5）。

而新三板方面，中药生产企业有55家，占比13.0%；医药商业企业有58家，占比13.7%；医疗器械企业有92家，占比21.7%；医疗服务企业有33家，占比7.8%；生物医药企业有74家，占比17.5%；化学制剂企业有40家，占比9.5%；化学原料药企业有43家，占比10.2%；化学辅料药企业有8家，占比1.9%；保健护理产品企业有20家，占比4.7%。

港股上市医药企业中有55家为制药，10家为医疗保健用品，25家为医疗保健设备，10家为医疗保健技术，21家为生物科技，6家为生命科学工具与服务，2家为管理型保健护理，31家为保健护理机构，14家为保健护理产品与经销商（图6-6）。

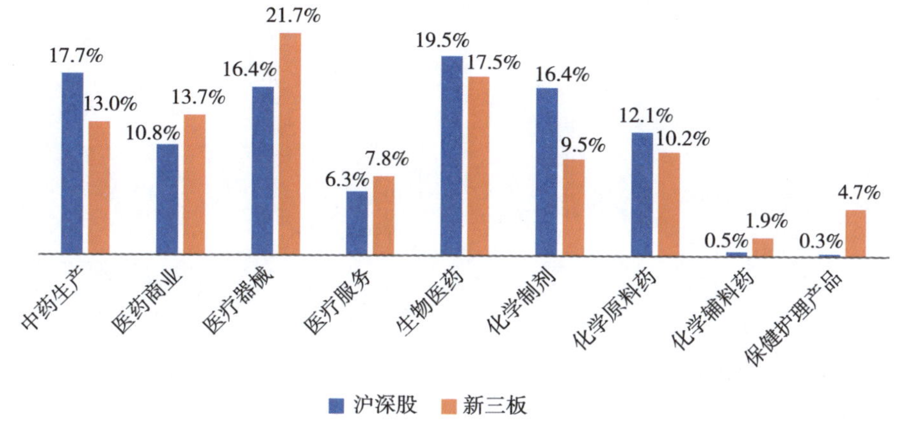

图6-5 中国上市医药企业业务类型（沪深股和新三板）
（数据来源：中国医药工业信息中心。）

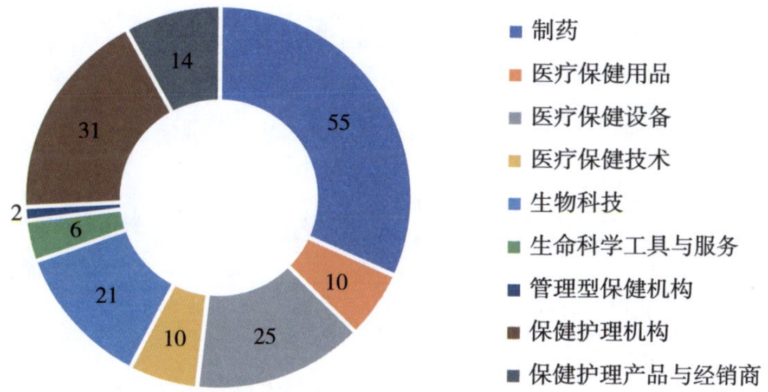

图6-6 中国在香港上市医药企业类型
（数据来源：中国医药工业信息中心。）

4. 公司地域分布

目前，中国上市医药公司注册地主要分布在北京、上海、广东、浙江、江苏等地（表6-2、图6-7）。其分布与中国省市的GDP体量大小基本保持一致。

表6-2 中国医药上市公司地域分布情况

公司注册地	新三板上市企业数量	沪深股上市企业数量	港股上市企业数量
重庆	8	10	/
浙江	27	50	3
云南	11	7	/
新疆	3	4	/
西藏	/	6	/
天津	9	10	1
四川	21	11	/
上海	25	30	8
陕西	5	5	/
山西	5	5	/
山东	27	23	3
青海	1	/	/
宁夏	2	1	/
内蒙古	4	2	/
辽宁	6	2	/
江西	13	6	/
江苏	45	33	2
吉林	10	8	1
湖南	16	15	/
湖北	23	13	1
黑龙江	6	6	/
河南	14	7	/
河北	9	5	/
海南	5	7	/
贵州	4	6	/
广西	4	5	/
广东	45	51	6
甘肃	2	3	/
福建	9	7	/

续 表

公司注册地	新三板上市企业数量	沪深股上市企业数量	港股上市企业数量
北京	41	35	6
安徽	23	6	/
中国香港	/	/	9
Cayman Islands 开曼群岛（英属）	/	/	116
Bermuda 百慕大	/	/	16
United States 美国	/	/	1
以色列	/	/	1
总计	423	379	174

（数据来源：中国医药工业信息中心。）

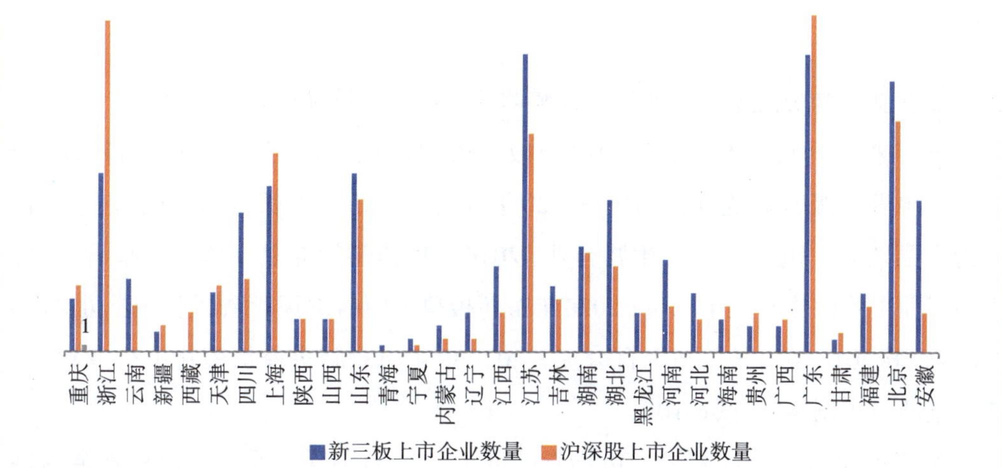

图6-7 中国沪深股和新三板上市医药企业地域分布情况
（数据来源：中国医药工业信息中心。）

5. 证交市场表现

从资本市场表现看，2021年6月申万医药指数13 095.10点，与2016年6月相比增长87.94%，沪深300增长71.91%，医药跑赢沪深300指数16.03个百分点（图6-8）。在资本市场国际化外资持续增配以及居民资产权益化配置背景下，叠加

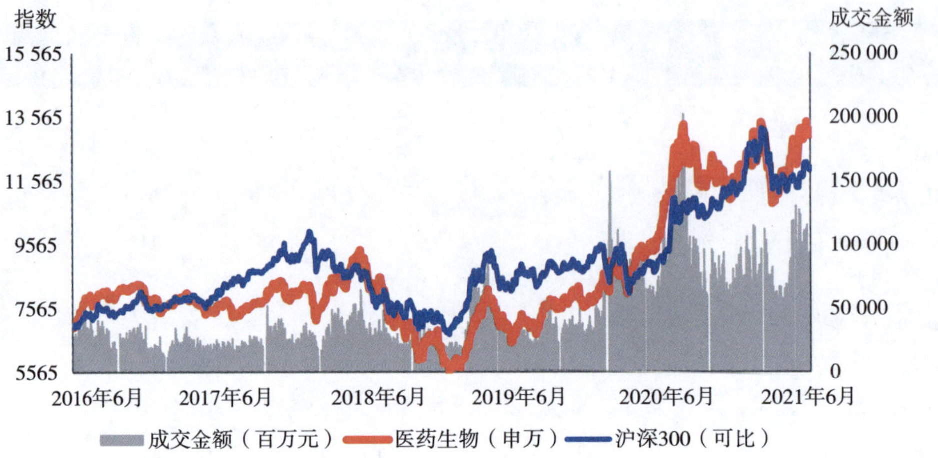

图6-8　行业与上证指数走势比较

（数据来源：中国医药工业信息中心。）

2020年初新冠肺炎疫情，行业比较优势明显，医药持续超配。

近年来，沪深股上市公司中医药板块市值占比与医药公司数量占比逐年提高。按申万一级行业统计，2016—2020年各行业总市值增长量和同比增长排名前三为食品饮料、电子和医药生物行业；2016—2020年行业总市值排名来看，医药生物行业由第四位升至第二位；2020年医药板块市值占沪深股全部上市公司比重为9.38%，较2016年增长3.26个百分点，2020年初新冠肺炎疫情催化下行业比较优势逐渐凸显（图6-9、图6-10）。

医药行业高成长性和资本市场青睐度形成正向协同关系。以公募基金为例，2020年公募基金重仓持有医药的基金数和持股总市值与2016年相比大幅增加。以2020年公募基金重仓持有医药的基金数前30标的来看，剔除2016年未上市的11家企业，其中17家企业持有基金数同比增加，2家企业持有基金数同比减少，整体同比平均增加基金数119支（表6-3）；以2020年公募基金重仓医药持股总市值前30标的来看，剔除2016年未上市的9家企业和国际医学申万一级行业变更情况，共有20家企业持股总市值显著提高（表6-4）。

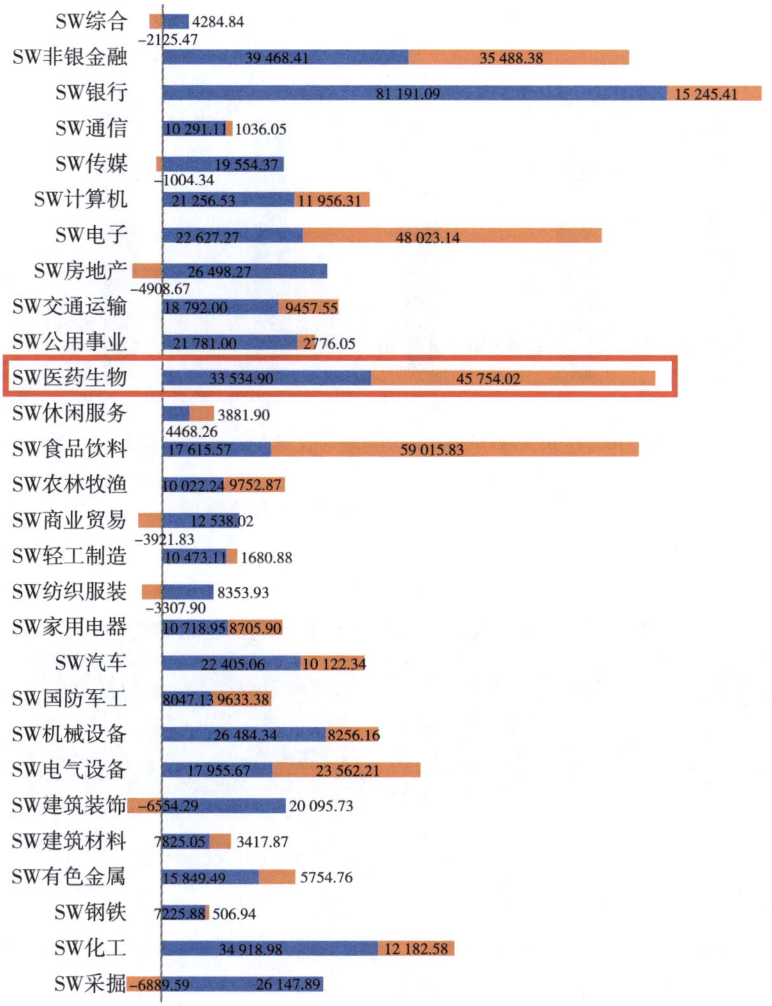

图6-9 2020年较2016年中国申万一级行业总市值（亿元）变化情况
（数据来源：中国医药工业信息中心。）

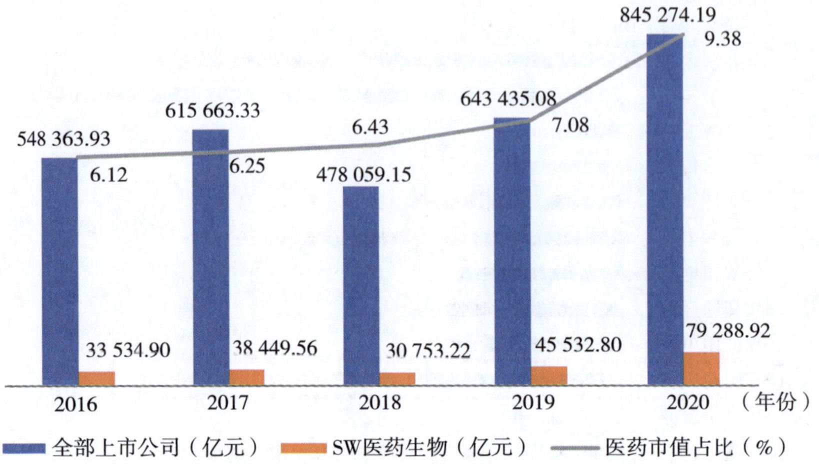

图6-10 2016—2020年中国生物医药上市公司市值及占比情况
（数据来源：中国医药工业信息中心。）

表6-3 2020年公募基金重仓持有医药的基金数变化

代码	名称	2020年持有基金数（支）	2016年持有基金数（支）	2020年持有公司家数	2020年持股总量（万股）	2020年12月31日公司总市值（亿元）
600276.SH	恒瑞医药	759	118	115	37 523.65	4423.86
300760.SZ	迈瑞医疗	550	—	101	11 402.72	5854.16
603259.SH	药明康德	467	—	95	29 219.68	4234.95
000661.SZ	长春高新	454	51	82	7263.45	1663.36
300015.SZ	爱尔眼科	268	24	69	35 823.20	3538.74
300122.SZ	智飞生物	256	6	73	11 064.54	2912.00
300347.SZ	泰格医药	181	15	64	9454.07	1549.44
603882.SH	金域医学	151	—	62	3299.38	663.99
600763.SH	通策医疗	136	28	51	5657.17	1227.09
002821.SZ	凯莱英	107	22	51	3571.51	914.46
300601.SZ	康泰生物	101	—	40	6929.42	1128.33
600521.SH	华海药业	81	23	31	14 223.00	304.89
000538.SZ	云南白药	67	81	27	1167.17	1435.03
600079.SH	人福医药	64	86	31	8563.22	439.95

续 表

代码	名称	2020年持有基金数（支）	2016年持有基金数（支）	2020年持有公司家数	2020年持股总量（万股）	2020年12月31日公司总市值（亿元）
600436.SH	片仔癀	62	21	31	914.67	2359.75
300558.SZ	贝达药业	60	3	16	2901.87	465.68
603456.SH	九洲药业	55	5	19	7701.65	351.35
300677.SZ	英科医疗	55	—	23	3688.99	366.80
300759.SZ	康龙化成	52	—	24	3079.43	1426.40
2269.HK	药明生物	52	—	25	6589.83	4154.69
300595.SZ	欧普康视	47	—	25	2539.28	908.52
300529.SZ	健帆生物	45	2	18	9239.52	727.59
603658.SH	安图生物	43	3	19	1017.44	457.94
300896.SZ	爱美客	40	—	19	200.01	1378.21
002001.SZ	新和成	40	10	19	4353.33	825.09
300363.SZ	博腾股份	34	5	10	7817.41	415.92
002727.SZ	一心堂	33	13	13	6241.89	212.36
603520.SH	司太立	33	1	15	1664.83	187.38
300725.SZ	药石科技	32	—	18	1129.80	307.92
603233.SH	大参林	32	—	16	2339.83	446.22

（数据来源：中国医药工业信息中心。）

表6-4　2020年公募基金重仓医药持股总市值变化

代码	名称	2020年持股总市值（亿元）	2016年持股总市值（亿元）	2020年持有公司家数	2020年持股总量（万股）	2020年12月31日公司总市值（亿元）
300760.SZ	迈瑞医疗	485.76	—	101	11 402.72	5854.16
600276.SH	恒瑞医药	418.24	33.94	115	37 523.65	4423.86
603259.SH	药明康德	393.65	—	95	29 219.68	4234.95
000661.SZ	长春高新	325.59	16.22	82	7263.45	1663.36
300015.SZ	爱尔眼科	268.28	19.60	69	35 823.20	3538.74
300122.SZ	智飞生物	163.50	4.61	73	11 064.54	2912.00

续 表

代码	名称	2020年持股总市值（亿元）	2016年持股总市值（亿元）	2020年持有公司家数	2020年持股总量（万股）	2020年12月31日公司总市值（亿元）
600763.SH	通策医疗	156.43	12.24	51	5657.17	1227.09
300347.SZ	泰格医药	152.79	3.02	64	9454.07	1549.44
300601.SZ	康泰生物	120.92	—	40	6929.42	1128.33
002821.SZ	凯莱英	106.55	0.62	51	3571.51	914.46
002044.SZ	美年健康	62.71	7.22	12	55 350.92	435.27
300529.SZ	健帆生物	62.66	0.62	18	9239.52	727.59
300677.SZ	英科医疗	62.03	—	23	3688.99	366.80
2269.HK	药明生物	57.01	—	25	6589.83	4154.69
600521.SH	华海药业	48.08	13.46	31	14 223.00	304.89
603882.SH	金域医学	42.27	—	62	3299.38	663.99
300759.SZ	康龙化成	37.07	—	24	3079.43	1426.40
300558.SZ	贝达药业	30.95	0.74	16	2901.87	465.68
600079.SH	人福医药	29.01	24.85	31	8563.22	439.95
300357.SZ	我武生物	28.60	1.14	13	3728.46	366.77
300363.SZ	博腾股份	28.55	1.16	10	7817.41	415.92
603456.SH	九洲药业	27.53	5.74	19	7701.65	351.35
600161.SH	天坛生物	27.16	2.58	8	6513.81	441.89
300298.SZ	三诺生物	26.68	0.12	9	7472.69	176.15
600436.SH	片仔癀	24.47	3.35	31	914.67	2359.75
002007.SZ	华兰生物	21.56	15.46	14	5105.12	702.75
000516.SZ	国际医学	21.26	0.77	10	16 912.81	414.22
300595.SZ	欧普康视	20.80	—	25	2539.28	908.52
002727.SZ	一心堂	20.74	2.40	13	6241.89	212.36
603233.SH	大参林	18.33	—	16	2339.83	446.22

（数据来源：中国医药工业信息中心。）

（三）医药百强企业勇担责任，发展韧性强劲

2020年，中国医药工业百强企业（以下简称“百强企业”）既承受了严峻的考

验，也体现出了“大无畏”的担当。面对深刻变化的发展环境，百强企业呈现出极强的发展韧性。

1. 考验与担当

（1）考验

1）营收规模受到冲击：2020年百强企业主营业务收入9012.1亿元，同比下降3.1%，为近十年来首度下滑。分析其原因主要在于新冠肺炎疫情等因素的叠加影响。从供给侧看，虽然我国在疫情防控的同时积极推动复工复产，但疫情客观上还是对医药工业生产造成较大的负面影响。从需求侧看，持续的疫情防控压力使得门诊就诊量相较往年出现明显下降，部分依赖医院端的处方药品及医疗器械销售有所下降。同时，医保目录动态调整、药品集中采购的推进与实施也在一定程度上对药品市场产生影响。尽管与防疫相关的卫生材料、药品及医疗器械需求快速增长，但依旧难以对冲疫情在供给侧和需求侧所产生的冲击。

2）百强门槛稳中略降：在百强主营业务收入整体短暂下行的背景下，百强上榜门槛与百亿成员数量均稳中略降。其中，百强上榜门槛略降至27.9亿元，同比下降2.7%；百亿成员数量26家，减少1家，与2019年基本持平。

3）集中程度基本稳定：近年来，百强企业主营业务收入在医药工业总体中占比为三成左右，2020年百强企业行业集中度为32.2%，与2018年基本持平，较2019年略有下降。

4）百强榜中不失亮点：在百强总体主营业务收入不够理想的前提下，还有超过半数的百强企业实现了正增长。此外，在利润总额方面，百强企业也实现了14.6%的正增长。与此同时，在境外疫情加速扩散蔓延之时，中国作为医疗物资生产大国，有序开展医疗物资出口、深化疫情防控国际合作、共同应对全球公共卫生危机，为有效防控疫情提供了有力支撑，同时实现出口交货值同比增长42%。

2020年也是“十三五”的收官之年，回望“十三五”，百强企业经历了密集的政策调整与快速的市场重塑，实现主营业务收入与集中度双提升。其中，百强企业主营业务收入由6131.0亿元增长至9012.1亿元，增长47.1%；百强企业集中度也由22.8%提升至32.2%。此外，百亿俱乐部数量从16家增长至26家，实现了企业成长和产业发展的辉煌成就。

（2）担当

1）助力疫情防控，彰显责任担当：在过去的一年里，百强企业围绕新冠肺炎诊断、治疗、预防环节为我国抗疫取得阶段性胜利作出了突出贡献。

在诊断环节，圣湘生物的新型冠状病毒核酸检测试剂盒在新冠病毒基因序列公布仅两周内，获批上市。在预防环节，振德医疗、奥美医疗等卫生耗材及医疗用品企业迅速反应，加大口罩等防疫物资供给力度。同时，多家百强企业加入新冠疫苗研发行列。国药集团的新冠疫苗全球率先启动国际临床试验、率先获批紧急使用、率先国际注册上市。在研发疫苗的同时，国药集团还同步进行了生产设施的建设，新冠疫苗年产能已超过50亿剂，成为全球最大新冠疫苗研发生产基地和最大供应商。在治疗环节，百强企业全力保障《新型冠状病毒肺炎诊疗方案》内所需药品的生产供应，同时以岭药业、海正药业等企业也在积极开展老药新用抗击新冠病毒的探索研究。

2）保障药品供应，维护人民健康：百强企业积极参与一致性评价、国家药品集中采购等工作，有力提升了药品质量，保障老百姓用药的可及性和可负担性。截至目前[①]，参与一致性评价的企业中，有28.3%属于百强企业及其子公司。同时，在国家组织的5批药品集中采购品种中，百强企业中选的品种占比为87%。

2. 多维度特征显著

综观2020年度的百强榜单，除了呈现出特殊之年的鲜明特征外，也呈现出行业未来的主体发展趋势与变化（表6-5）。通过对百强榜单的持续对比分析，可以发现，中国医药产业“创新制胜”“转型升级”“集聚生态”等特征越发显著，也旗帜鲜明地释放出“生物崛起”这一产业格局新信号。

表6-5 2020年中国医药工业百强榜新晋企业名单

企业名称	2020年排名
威高集团有限公司	22
振德医疗用品股份有限公司	47
浙江康恩贝制药股份有限公司	50

① 数据来源：新药研发监测数据库（CPM），中国医药工业信息中心，查询日期2021年7月22日。

续　表

企业名称	2020年排名
圣湘生物科技股份有限公司	59
信达生物制药（苏州）有限公司	70
烟台东诚药业集团股份有限公司	78
深圳市海普瑞药业集团股份有限公司	84
施慧达药业集团（吉林）有限公司	85
奥美医疗用品股份有限公司	87
山东金城医药集团股份有限公司	95
玉溪沃森生物技术有限公司	97
华邦生命健康股份有限公司	100

（数据来源：中国医药工业信息中心。）

（1）创新制胜

1）研发投入创出新高：百强企业研发投入在“十三五”期间持续增加。2020年，百强企业平均研发费用支出为6.33亿元[①]，平均研发强度为6.8%，均创历年最高。从研发强度梯度分布看，研发强度在10%以上的企业在百强榜中占比不断提升（图6-11）。研发强度高于15%的企业有5家，分别为信达生物、康弘药业、先声药业、烟台绿叶和恒瑞医药；研发投入高于10%、不足15%的企业有13家，较2019年增加了4家。

2）十强更迭彰显创新力量：以十强企业中研发强度前三的恒瑞医药、齐鲁制药和石药控股为例，这三家企业聚焦创新药、改良型新药和高壁垒仿制药，持续加大研发投入，不断优化产品线组合，成为百强榜单中排名显著上升的企业（表6-6）。由此可见，中国创新发展的政策和市场环境正趋于完善，为企业的创新发展提供了强大的支持与保障。

3）研发成果步入收获期：百强企业作为中国医药产业创新的主力军，正逐渐迎来收获期。2016—2020年，共有41款创新药获批，其中41%由百强企业贡献（图6-12）。2020年中国批准上市的16款创新药中，有7款出自百强企业（表6-7）。

① 各年统计数据均排除当年未上报国内研发费用的企业。

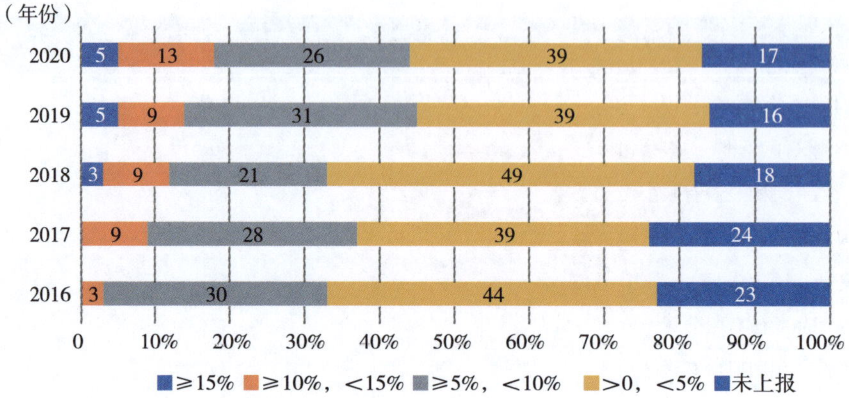

图6-11 2016—2020年百强企业研发强度梯度分布

（数据来源：中国医药工业信息中心。）

表6-6 2020年医药工业十强企业排名变化

企业名称	2020年	2019年
中国医药集团有限公司	1	3
扬子江药业集团有限公司	2	1
广州医药集团有限公司	3	2
江苏恒瑞医药股份有限公司	4	10
华润医药控股有限公司	5	4
修正药业集团股份有限公司	6	5
上海复星医药（集团）股份有限公司	7	7
上海医药（集团）有限公司	8	6
齐鲁制药集团有限公司	9	12
石药控股集团有限公司	10	13

（数据来源：中国医药工业信息中心。）

表6-7 2020年新获批的创新药

药品通用名	企业名称	百强排名
新型冠状病毒疫苗（Vero细胞）	中国医药集团有限公司	1
氟唑帕利	江苏恒瑞医药股份有限公司	4

续　表

药品通用名	企业名称	百强排名
瑞马唑仑	人福医药集团股份公司	25
阿美替尼	江苏豪森药业集团有限公司	32
依米他韦	深圳市东阳光实业发展有限公司	39
右旋莰醇＋依达拉奉，复方	先声药业有限公司	60
环泊酚	海思科医药集团股份有限公司	80

（数据来源：中国医药工业信息中心。）

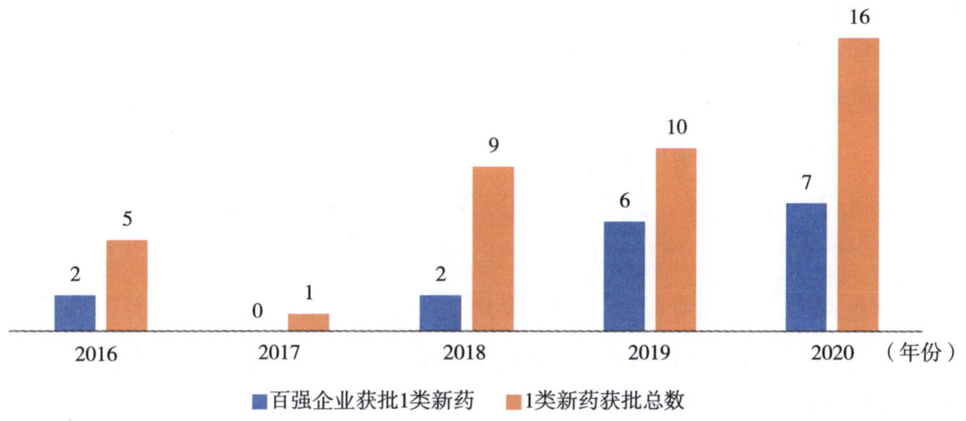

图6-12　2016—2020年中国创新药获批情况
（数据来源：中国医药工业信息中心。）

4）创新成果国际化加速：百强企业正积极通过国内外双报、海外授权（license-out）、海外合作开发等方式，加速创新成果走向世界。目前，已有10款由百强企业研发的创新药在海外处于临床Ⅲ期及以后阶段，处于更早期的在研品种不胜枚举。恒瑞医药、复星医药、石药集团、信达生物等已成为license-out的成熟卖方。有了更为广阔的海外市场，国产创新药的市场空间进一步拓展，必将使中国医药产业再上一层楼。

（2）转型升级

在供给侧结构性调整与需求侧精细化管理的时代背景下，有的企业会停滞、会掉队，但更多的百强企业依旧坚守榜单。通过解构这一群体的战略与抉择，我们观察到企业转型升级的三个主流方向：业务优化、智能制造以及渠道拓展。

1）“创”“投”“舍”三条路径优化业务：“创”是指创立新的业务条线。在国内资本市场日益健全的当下，百强企业在拓展新业务时，通常创立新的子公司来独立经营，在控制风险的同时保留融资的灵活性，也为未来独立上市埋好伏笔。例如，齐鲁制药组建齐鲁细胞子公司，进军细胞和基因治疗领域，丽珠集团组建丽珠生物子公司，布局生物药等。

“投”是指投资并购，这也是医药企业发展壮大的惯用方式。通过投资并购，企业可以加快行业内资源整合和重组，快速提高市场占有率或实现新领域的快速切入等目标。其中，国药集团将投资并购与国企改革有机融合，经过70多年的不懈奋斗，已发展成为亚洲综合实力和规模领先的综合性医药健康产业集团。复星医药作为一家以多元并购见长的企业，持续的投资并购使其逐步完成全产业链布局，实现制药、医疗器械、医疗诊断和服务等多领域业务覆盖。

“舍”是指适时放弃部分项目与业务。在行业巨变、资源有限的条件下，适时舍弃部分业务，才能做到真正的战略聚焦。一些百强企业已主动放弃部分仿制药项目，聚焦真正的创新药。在以药物临床价值为导向的系列政策引导下，未来医药企业或将会面临更多的取舍选择。

2）以智能制造为抓手提质增效：对于整个医药产业来说，制造是基础，生产环节的改造升级不仅是控制成本所需，亦是质量保障所需。智能制造凭借高质、稳定、绿色及成本优势，已成为百强企业转型升级的焦点。广药集团、修正药业、天士力等中药领域的优势企业已将智能制造与中药现代化有机融合，实现系统化的创新，以期让中医药这一民族瑰宝走向更大的世界舞台。同时，扬子江药业、齐鲁制药、石药控股等大型综合性百强企业，也在加紧建设智慧工厂，提升智能化制造水平，实现降本增效与质量保障的高效统一。

3）以渠道拓展发掘产品价值：伴随着药品终端市场的结构变迁，企业正加快渠道拓展以适应新的就医业态和用药需求。以国药集团、上药集团、华润医药为代表的工商一体化企业正在全国加速布局DTP业务。此外，新冠肺炎疫情一定程度上促进了人们线上就医习惯的形成，对医药电商的发展起到正向推动作用。云南白药、同仁堂等则早已将电商渠道作为核心增长极进行了重点布局。

（3）生物崛起

1）百强企业中生物药企业数量持续上升：在国家科技重大专项“重大新药创制”政策引导与支持下，中国生物药研制与生产的关键技术取得多项突破。随着多个国产生物药包括重磅单抗药物的陆续上市，我国生物药企业陆续问鼎百强榜单，已成为一股不可忽视的新生力量。从2016年的1家到2020年的7家，以长春高新、三生制药、华兰生物、信达生物、东诚药业、甘李药业、沃森生物为代表的生物药企业排名稳步上升，彰显出稳健发展实力（表6-8）。

表6-8　2016—2020生物药百强企业排名变化情况

百强企业名称	百强排名				
	2016年	2017年	2018年	2019年	2020年
沈阳三生制药有限责任公司	84	67	58	56	51
长春高新技术产业（集团）股份有限公司		73	56	45	37
华兰生物工程股份有限公司			85	75	55
甘李药业股份有限公司				99	81
信达生物制药（苏州）有限公司					70
烟台东诚药业集团股份有限公司					78
玉溪沃森生物技术有限公司					97

（数据来源：中国医药工业信息中心。）

2）生物科技企业成长迅速：与往年不同的是，今年的百强榜单透露出一个全新的信号：生物科技企业正快速成长为生物制药（bio-pharma）。即便在巨头林立、头部效应显著的当下，Biotech企业凭借独有的革命性技术，依然具备长期高速崛起的确定性。在可预期的未来，或将有更多的生物科技企业脱颖而出，成长为bio-pharma乃至大型制药（big-pharma）。

3）化学药中药企业数量下滑：在生物药强势崛起的同时，化学药和中医药领域的百强企业数量有所下降，部分归因于行业竞争加剧以及医保控费、药品集采等一系列政策带来的压力（图6-13）。未来，退出百强榜的这些化学药与中医药企

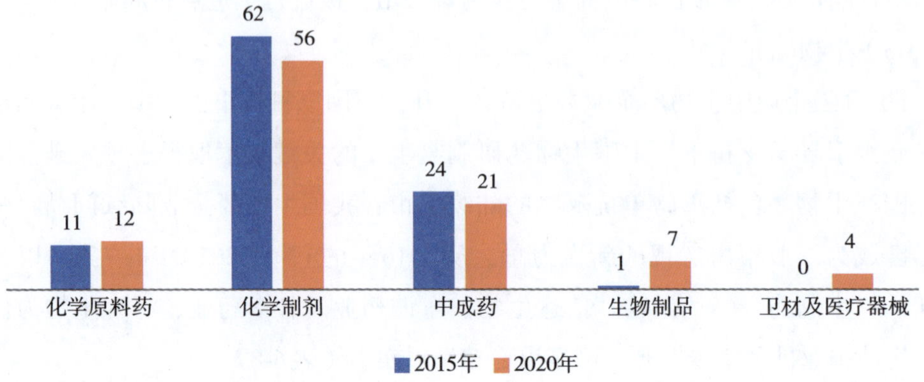

图6-13 2015和2020年百强企业登记注册主行业分布

（数据来源：中国医药工业信息中心。）

业能否重回百强，则取决于企业改革创新的战略勇气与转型升级的战略定力。

（4）集聚生态

1）百强企业聚集特征明显：65%的百强企业均集聚在长三角、京津冀、大湾区以及成渝四个产业集群内（图6-14）。其中，长三角和京津冀凭借先发优势、人才优势、技术优势和资本优势，集聚效应尤为突出。近年来成渝作为内陆地区，凭借药材、土地等自然资源以及政策支持，促进了产业发展，百强企业数量有所提升。

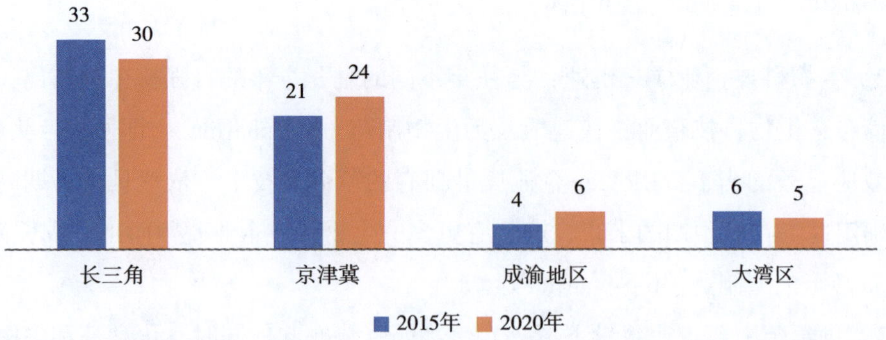

图6-14 2015和2020年各地区百强企业数量对比

（数据来源：中国医药工业信息中心。）

2）高能生态圈日渐形成：医药产业集群的竞争力在于高能生态圈的构筑。医药产业是技术密集、人才密集和资本密集型行业，在集聚效应和空间成本的联合作用下，对于产业生态圈的依赖程度显著高于其他产业。百强企业作为医药产业的领跑者，正利用集群内资源优势，联合高校、科研院所、医疗机构和行业上下游企业开展合作或共建实验室、研究院等平台，推动构筑有机、创新、协作的产业生态圈，有力推进了药品药械的研发创新，强化了我国产业链的自主可控。例如，扬子江药业集团与上海交通大学药学院共建生物药研究与开发联合实验室；上海医药与上海交通大学医学院附属瑞金医院借助转化医学首个国家重大科技基础设施的启用，正以转化医学创新研发为核心开展紧密合作；奥美医疗与东华大学合作成立了奥美医疗－东华大学生物医用纺织材料联合研发中心等。未来，围绕百强企业构建的高能产业生态圈将持续赋能中国医药产业，从而综合提升我国医药企业的创新实效与国际竞争力。

二、创新发展差异化

（一）生物科技企业将成为创新药研发的中坚力量

近年来，受到集采和医保目录调整等多项政策影响，本土药企正逐步革新研发模式并不断加大研发投入，从仿制药逐渐向高端仿制药、创新药方向转型。

在大型药企研发转型之时，国内越来越多的创新型生物科技企业（biotech）也开始参与创新药研发。过去5年，生物科技公司已占创新药临床试验申请的半壁江山。2019年，正式施行的MAH制度大大激发了生物科技企业和科研院所的创新药研发热情。2020年，申请创新药临床试验的生物科技企业超过了60%（图6-15）。生物科技企业通常专注于单个靶点，研发进程相较于大型药企更快，加上国内具备较为完善的生产链，且医药创新项目融资便利，未来创新型企业将逐步成为中国创新药研发的中坚力量。

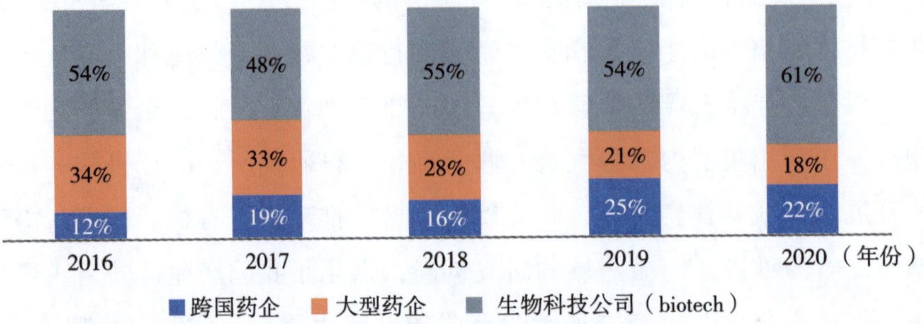

图6-15　2016—2020年创新药临床申请不同企业类型活跃度
（数据来源：中国医药工业信息中心。）

（二）从大适应证到小病种领域

聚焦中国人群病种，满足中国患者未满足的临床需求，是国内创新药企业产品布局的核心方向。从产品适应证来看，国内药企正逐步从大适应证转向差异化竞争。以抗肿瘤药物为例，国内药企大多优先布局肺癌、肝癌、胃癌和食管癌这四大中国高发病率的疾病领域。但分析正在进行临床试验的抗肿瘤药物，可以发现药企正广铺适应证类别（图6-16）。以2021年开展临床Ⅰ期试验的企业为例，适应证已逐步涉及腱鞘巨细胞瘤、三阴性乳腺癌、骨与软组织肉瘤、晚期神经内分泌肿瘤

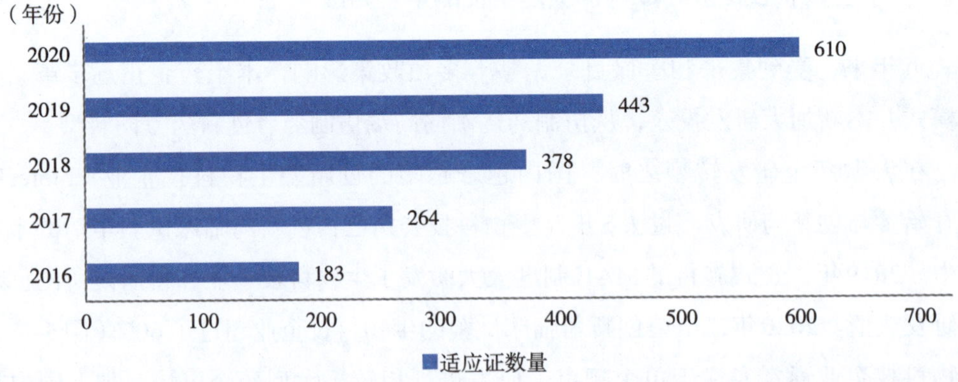

图6-16　抗肿瘤药物临床试验适应证情况
（数据来源：CPM，中国医药工业信息中心。）

（neuroendocrine tumor，NET）等小病种领域，药企正逐渐转向差异化竞争（表6-9）。

表6-9　2021年开展临床Ⅰ期、仅一家企业申报的适应证情况

药品名	适应证	申报企业
ABSK021	腱鞘巨细胞瘤、三阴性乳腺癌、肺癌、胰腺癌	上海和誉生物医药科技有限公司
LVGN6051单克隆抗体	局部晚期或转移性恶性肿瘤	礼进生物医药科技（苏州）有限公司
Lemzoparlimab	CD20阳性淋巴瘤	天境生物科技（上海）有限公司
KY-100001	*IDH*1基因突变的晚期实体瘤	昆药集团股份有限公司
ZL-1201	局部晚期实体瘤或恶性血液系统肿瘤	再鼎医药（上海）有限公司
AL-8326	妇科恶性肿瘤	爱德程医药科技有限公司
TL117	复发/转移性头颈部鳞癌	苏州峻德生物科技有限公司
FNX006	三阴性乳腺癌及黑色素瘤等晚期恶性实体瘤	成都凡诺西生物医药科技有限公司/四川大学
HEC89736PTSA	复发难治性B细胞血液肿瘤	广东东阳光药业有限公司
TQ-05105	糖皮质激素耐药的急性移植物抗宿主病	正大天晴药业集团股份有限公司/北京赛林泰医药技术有限公司
Palcitoclax	晚期神经内分泌肿瘤	苏州亚盛药业有限公司
LNK-01002	原发性骨髓纤维化	凌科药业（杭州）有限公司
米托蒽醌	骨与软组织肉瘤	石药集团中奇制药技术（石家庄）有限公司

（数据来源：CPM，中国医药工业信息中心。）

探究热门疾病领域可以发现，药企正将受试人群细化。这不仅得益于肿瘤重要分子标志及信号传导途径的研究取得了重大进展，更说明药企正精准化布局适应证。以非小细胞肺癌为例，近年不少申报临床试验适应证时，已不仅限于“非小细胞肺癌”，而是出现“ALK或ROS1阳性非小细胞肺癌”、“携带EGFR C797S突变及EGFR其他相关突变的晚期非小细胞肺癌”、“初治的ⅢB-Ⅳ期EGFR基因突变型非鳞非小细胞肺癌”等更精确的表达。可预见未来药企在广铺适应证的同时，将为患者提供更精准化的治疗。

（三）临床资源将越发稀缺

由于高质量的临床资源匮乏，中国大量的临床试验研究者单位集中在北上广

的三级甲等医院。梳理2016—2020年开展的抗肿瘤药物临床试验情况，可以发现中国医学科学院肿瘤医院和北京大学肿瘤医院开展的临床试验数量尤为突出（表6-10）。医院牵头临床试验项目的数量不仅反映了该医院的实力、影响力以及患者入组难易度等因素，也体现了主要研究者（principal investigator，PI）的临床试验设计能力。虽然中国人口基数大、患者人数多，但受制于高质量临床资源和优秀PI的数量，临床试验扎堆在部分研究实力强的医院，而其中肿瘤领域“抢患者”的现象最为激烈。随着大量创新药涌向临床试验阶段，未来可接受临床试验的患者资源将越发稀缺。

表6-10 2016—2020年开展抗肿瘤药临床试验数量排名前10的医疗机构

研究者单位名称	临床试验数量
中国医学科学院肿瘤医院	159
北京大学肿瘤医院	136
复旦大学附属肿瘤医院	75
中山大学肿瘤防治中心	73
上海市东方医院	48
上海市胸科医院	46
广东省人民医院	35
中国医学科学院血液病医院	32
中国人民解放军第八一医院	30
四川大学华西医院	28

（数据来源：PDB，中国医药工业信息中心。）

三、跨境合作常态化

（一）对外合作进入收获期

2016—2020年，中国企业对外合作数量逐年增多（图6-17），合作形式包括了药物项目许可引进、药物研发成果转让、投资合并、生产销售等。

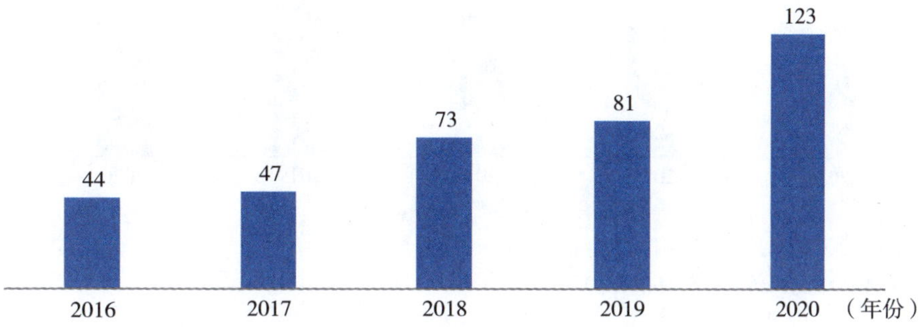

图6-17 2016—2020年以中国企业为主要合作方的项目数量
（数据来源：中国医药工业信息中心。）

由于新药研发耗时长、成本高、风险大，近年来越来越多的本土制药企业选择采用项目许可引进（license-in）模式拓展新产品管线。从2016—2020年中国药企项目许可引进数量不断增长的趋势来看，这种更加灵活、更有针对性地引进潜力产品的方式已慢慢成为药企广泛使用的模式（图6-18）[①]。过去几年的license-in热潮将使得中国未来5年迎来创新药的上市潮。中国药企将加速与国际领先科研成果接轨，中国患者也将同步用上“全球新”的创新药。但与此同时，license-in模式竞争越发激烈，交易金额水涨船高，加上地缘政治风险，未来许可引进优质海外项目的难度或将加大。

（二）中国药企加速出海

中国药企出海（license-out）项目日益活跃的背后，是新药研发实力逐步提高，得到海外市场认可的表现。尤其在2017年后，license-out项目数量显著增加（图6-19），充分说明了中国加入ICH后，药品监管体系得到了国际社会的认可。

① 数据来源：Cortellis。

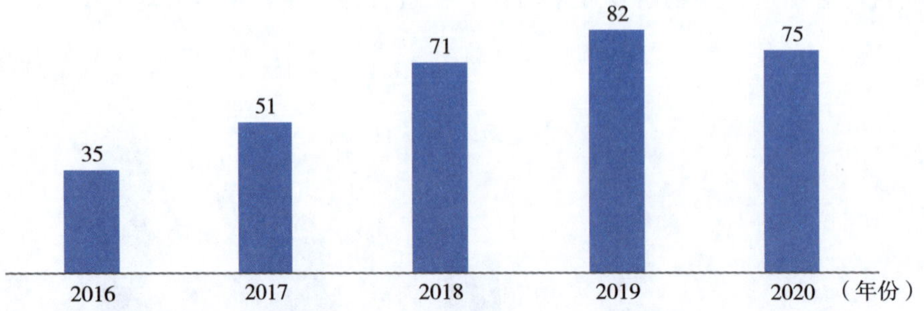

图6-18 2016—2020年中国药企license-in项目数量
（数据来源：中国医药工业信息中心。）

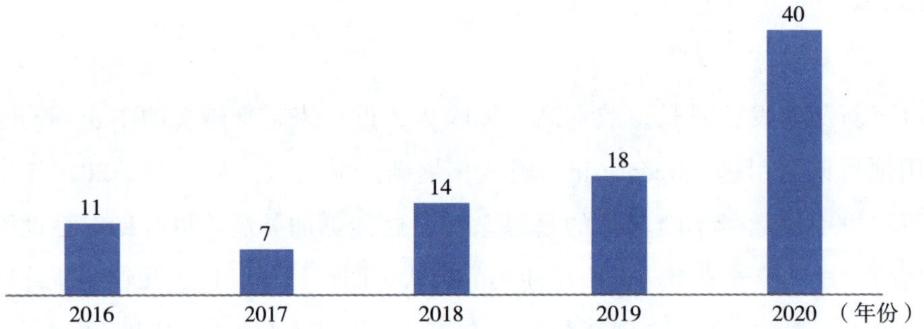

图6-19 2016—2020年中国药企license-out项目数量
（数据来源：中国医药工业信息中心。）

中国医药创新也逐步获得海外监管机构的认可。相较于2015年，2020年中国创新药在美国FDA已经获得了“0”的突破。多款药物获得多项加速审批和孤儿药资质（图6-20）。从2016—2020年交易金额排名前5的项目来看，授权产品的疾病领域均是抗肿瘤药品。其中百济神州的泽布替尼更是成为第一个在美国获批上市的中国公司自主研发的创新药，进一步表明中国药企抗肿瘤药物的研发能力受到了国际认可。根据公开资料，2021年以来，至少有4款中国药企开发的创新药在美国递交上市申请（表6-11）。未来，随着政策鼓励、技术推动、人才回流、资本加持等多种利好因素，中国将加快创新药国际化的步伐，license-out将成为常规化。

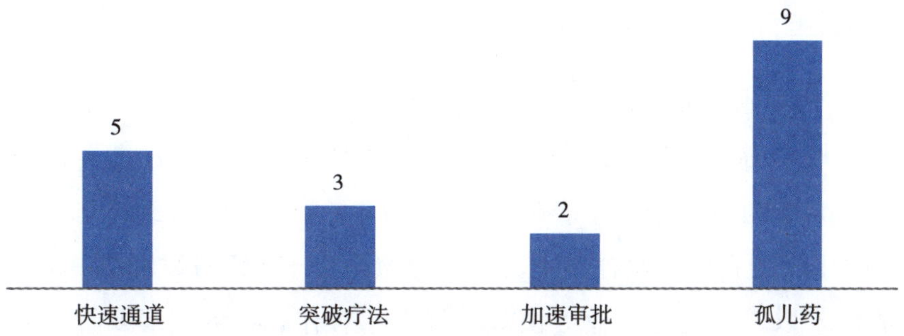

图6-20　2020年获得美国FDA各项创新疗法认证的中国创新药数量

（数据来源：中国医药工业信息中心。）

表6-11　2016—2020年向美国FDA递交上市申请的中国新药

药品名称	适应证	公司	靶点
ansofaxine；ansofaxine HCl；ansofaxine hydrochloride；LY 03005；LY03005；LY-03005	抑郁症、重度抑郁障碍	绿叶制药	溶质载体6家族成员2、溶质载体6家族成员4、溶质载体6家族成员5
Salinum	口干症	华东医药	不适用
SST，Sinclair	口干症	华东医药	不明确
MAS065D；MAS-065D；Xclair	放疗/化疗引发的湿疹	华东医药	不适用
BGB 3111；BGB A3111；BGB3111；BGB-3111；BGBA3111；BGB-A3111；Brukinsa；zanubrutinib	肿瘤、淋巴瘤、套细胞淋巴瘤、边缘区B细胞淋巴瘤、Waldenstrom高丙种球蛋白血症	百济神州	布鲁顿酪氨酸激酶

（数据来源：中国医药工业信息中心。）

表6-12　2016—2020年license-out交易金额前5企业

转让方	受让方	项目总额（百万美元）
天境生物	艾伯维	2940
百济神州	新基药业	1543
基石药业	EQRx	1300
君实药业	Cohersus Bio Sciences	1110
药明生物	Arcus	816

（数据来源：中国医药工业信息中心。）

（三）跨国药企转变在华策略

得益于中国创新环境不断改善、监管环境逐步与国际接轨、本土创新型医药企业数量持续增长，跨国药企在华战略从产品注册销售，逐渐转向设立研发中心、投资本土创新型企业（表6-13）。2020年7月，罗氏制药成立合作专项计划，用于与中国创新型企业合作研发创新药物；勃林格殷格翰启动中国外部创新合作中心，采取“三合一”业务模式，集学术合作、业务拓展及许可、风险投资于一体，并计划增资4.51亿元；礼来、赛诺菲和阿斯利康等也相继宣布将进一步加强与中国本土企业和机构的合作关系，成立专项战略投资基金，催化创新。中国市场在跨国药企的发展战略中占有举足轻重的地位。未来，在华跨国药企将继续搭着鼓励创新和研发的“顺风车”，以各种不同形式加强在中国市场的布局。

表6-13　近年外企在华策略

策略	外企名称	代表事件	时间
建设研发中心	拜耳	启动处方药北京工厂产能提升项目	2020年
	罗氏	建设罗氏上海创新中心	2019年
	诺华	升级苏州研发基地	2021年
投资创新项目	辉瑞	启动2021疫苗开放式挑战赛	2021年
	默沙东	设置希思科-默沙东肿瘤研究基金	2019年
	礼来	启动银屑病人工智能模拟与管理项目	2020年
参与医药创新园区建设	阿斯利康	参与共建的无锡国际生命科学创新园	2020年
	罗氏	启动罗氏中国加速器项目	2021年
	强生	建立强生创新中国上海JLABS	2019年

（数据来源：中国医药工业信息中心整理。）

四、业务布局多元化

（一）投资早布局

生物医药产业具有技术进步较快、细分领域差异大等特点。单纯依靠企业内生增长的过程较慢，且易受到政策、监管等外部因素影响。因而，外延式投资并购成为生物医药企业的另一增长极。

受益于中国资本市场注册制改革逐渐深入，产业资本在生物医药领域的投资日渐活跃，投资收益逐渐提高。2020年，人民币普通股票（A股）上市公司投资净收益已达242.18亿元，约占上市公司净利润的16%（图6-21）。

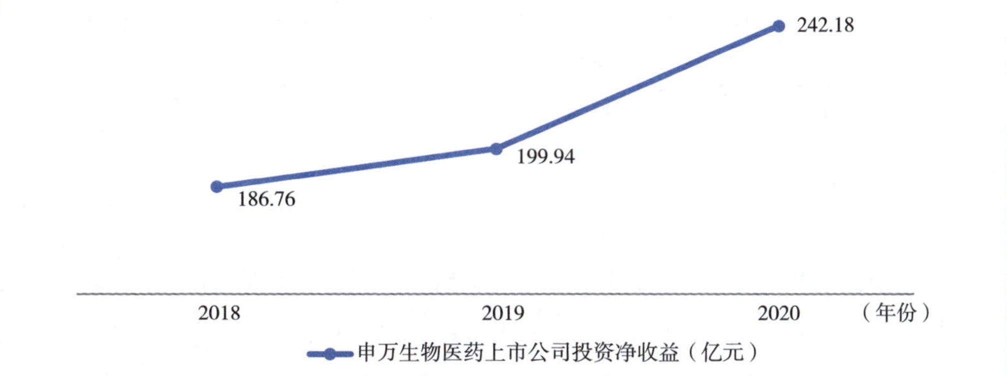

图6-21　2018—2020年生物医药上市公司投资净收益
（数据来源：中国医药工业信息中心整理。）

产业资本相比金融资本在股权投资上有着天然优势。生物医药领域专业性强、技术要求高，相对于金融资本，产业资本在行业发展趋势、技术先进性等方面的判断上拥有显著优势。同时，相比国内金融资本普遍注重增长（growth）机会现值不同，产业资本在项目退出上拥有更多的灵活性，在把握growth投资机会的基础上，控制股权收购（buyout）投资模式相对更易实现（表6-14）。

表6-14　医药企业对外投资情况（部分）

投资方式	投资实例
直接投资	恒瑞医药：以自筹资金2，000万美元认购璎黎药业（Yingli Pharma Limited）6.67%的股份，并引入YY-20394联合开发权益 泰格医药：先后控股收购美国BDM 100%股份、泰州康利华100%股份、上海晟通55%股份、美国方达控股30.16%股份、北医仁智100%股份、韩国Dream CIS 98.14%股份、捷通泰瑞100%股份等 复旦张江：以自有资金约2.67亿元，认购/收购上海汉都39.5663%股权 药明康德：成立全资子公司药明基金一期（WuXi PharmaTech Healthcare Fund I L.P）直接投资多家创新药企
合作设立基金	泰格医药：合作设立总规模200亿的“杭州泰格生物医药产业基金”，泰格医药认缴98亿 药明康德：认购如通和毓承等医药基金份额
参与投资基金	泰格医药：参与阿斯利康中金医疗基金、云峰超萃基金等多家基金，仅2020年就参与投资了8家医药相关基金 康龙化成：认缴出资1.1亿元作为有限合伙人，与康君投资共同设立宁波康君宁元股权投资合伙企业（有限合伙），对生物医药领域中拥有创新技术或创新服务平台的相关企业进行股权投资或以股权投资为目的的可转债投资

（数据来源：中国医药工业信息中心整理。）

（二）颜值新经济

随着中国人均可支配收入提升，年龄结构改变带来的潜在消费者扩张，兼具消费与医疗双属性的医美行业已成为未来确定性明确的高增长医药子行业。众多医药企业纷纷切入医美行业，医美产品是其布局重点。

相比于传统医药行业，医美上游产品端，具备以下特点：①具备一定的奢侈品消费属性，价格不受医保采购等政策影响。②医美机构集中度低，相对眼科和口腔科，上游产品话语权相对较高。③国家药监局严格审批带来的高技术门槛与先发优势，相比美妆产品，国外产品进入中国仍需重走研发过程，从而缩小了国内产品和国外产品的差距。

由于传统医药企业在医美领域产业基础较为薄弱，其布局医美产品的方式有以下几种。①产品代理：通过代理国外成熟产品在国内市场的销售，先行进入市场积累经验，进行渠道卡位。②企业收购：目前切入医美领域的企业普遍通过收购国外成熟企业的方式，快速形成自己的产品管线，提升医美产品的研发能力。③自研：在掌握一定销售渠道和研发能力的基础上，企业逐渐开始自研医美产品，提升盈利能力（表6-15）。

表6-15　医药企业布局医美行业情况

企业名称	主要产品	布局方式
华东医药	玻尿酸、少女针、埋植线、肉毒素	产品代理→企业收购→自研
康哲药业	玻尿酸系列产品	企业收购
昊海生科	玻尿酸产品“海魅”、治疗脱发白发小分子产品、肉毒素产品（在研）、光电类设备	自研+企业收购
四环医药	肉毒素、玻尿酸、童颜针（在研）、少女针（在研）、脂肪采集系统、面部埋植线	产品代理→自研

（数据来源：中国医药工业信息中心整理。）

（三）健康快消品

《黄帝内经》有载“上工治未病，中工治已病”。传统中医药企业在健康消费品领域有着独特的产业基础和优势。在中药市场规模增长放缓的大背景下，中医药普遍存在业务拓展需求。健康快消品成为中医药企业构建大健康产业生态闭环的重要组成部分。

日化用品和健康食品是中医药企业布局健康快消品的热门领域（表6-16）。主打植物成分的日化产品，如云南白药牙膏市占率已突破22%，此外，云南白药的“养之汲”系列护肤产品、片仔癀的“皇后牌”日化产品、马应龙的眼霜及口红产品均较为成功。

中国中医学自古以来就有“药食同源”理论，中医药企业拓展健康食品产业也是顺理成章。例如，天士力开发的“帝泊洱”系列、吉林敖东开发的敖东酵素系列、康恩贝开发的“康恩贝”牌营养补充剂系列及健康食品系列。

表6-16　医药企业健康快消品业务拓展情况

企业名称	快消品种类	产品系列
云南白药	口腔护理、头皮护理、植物美肌、个人卫生护理	口腔护理系列产品如云南白药牙膏、漱口水、牙刷、冲牙器等30余款产品 护肤系列产品："养之汲"面膜、护手霜、身体乳等20余款产品 洗护发系列产品："养元青"洗发水、护发素、防脱育发液等12款产品 个人卫生护理系列产品："日子""菲漾""馨安适（产妇）"等卫生巾系列产品
片仔癀	日用品、化妆品	以"皇后牌"片仔癀珍珠膏、珍珠霜为主的日化产品 以片仔癀雪融霜为主的特色功效护肤品
马应龙	日化用品	马应龙眼霜、马应龙口红等护肤品和化妆品
天士力	健康食品	"帝泊洱"普洱茶、普洱茶珍、"C胞活力"天然矿泉水等
吉林敖东	健康食品	复合益生菌、膳食纤维泡腾片、人工鹿鞭片（压片糖果）、敖东酵素系列产品等
康恩贝	卫生用品、营养补充剂、健康食品	卫生用品系列："洁触"酒精湿巾、免洗消毒凝胶、医用口罩等 营养补充剂系列："康恩贝"牌维生素E软胶囊、维生素C咀嚼片、维生素D软胶囊、褪黑素、维生素B_6片等 健康食品系列：黑芝麻丸、藏红花、摇摇代餐奶昔、胶原果蔬酵素粉固体饮料、胶原蛋白软糖等

（数据来源：中国医药工业信息中心整理。）

五、渠道拓展结构化

（一）互联网医疗：打造线上产业链闭环

中国对"互联网＋"医疗发展逐渐重视，允许第三方平台向个人消费者售药、允许通过网络向个人消费者销售处方药、允许单体药店通过网络销售药品、允许向个人消费者售药网站发布处方药信息等利好政策陆续出台，叠加后疫情时代，经过疫情教育，民众对于线上问诊认知逐步改变，药品线上订单量激增。在面对医保控费、集采等医药政策对行业的冲击后，企业纷纷展开了探索与转型，把互联网医疗作为新营销手段之一。以阿斯利康为例，其充分发挥自身在多种疾病治疗领域累积的国际经验和创新医疗解决方案的优势，与电商（京东）合作及自建

（慧医天下）方式布局互联网医疗，打造出完整的医药供应链及健康管理服务闭环。越来越多的制药企业，加快从学术化销售转向数字化营销，并通过建设互联网医院，逐步转向数字化营销。

（二）患者社区：建立高效患者关系平台

《“健康中国2030”规划纲要》明确指出健康是促进人的全面发展的必然要求，是经济社会发展的基础条件，是民族昌盛和国家富强的重要标志，也是广大人民群众的共同追求。患者全生命周期管理是提高全民健康水平的有效方式。患者社区可以快速、低成本地建立与患者的联系，从而达到对患者全生命周期的跟踪。早在2011年，赛诺菲中国与中国糖尿病峰会建立的糖尿病患教中心，就是早期对患者社区的探索。随着技术发展与进步，线上工具不断完善，以丁香园为代表的细分互联网医疗内容平台，与药企展开合作，积极探索线下线上相结合的患者社区、患者平台，强化细化患者管理。

（三）渠道扩点增面：多方式增量探索

1. 院外市场

近年来，中国院内市场开发难度加大，利润增长困难，院外市场迎来开发热潮。默克将其生命科学业务搬上了阿里巴巴旗下B2B平台1688。嘉林药业通过加大OTC端市场以及部分非带量采购地区的推广力度，加强与连锁客户沟通合作，增加终端药店的促销力度，寻求新的利润点。羚锐制药加强自营团队建设，建立区域负责制，并加大营销投入，扩大终端覆盖。葵花药业实行精细化营销渠道改革，实行品牌模式下的“组合营销、控制营销”。同时，DTP药房已成为零售药店的一种新业态，自2017年高值药品医保目录准入谈判后开始有了较为显著的发展动向。DTP药房提供追踪患者的用药进展、用药咨询等专业服务，在慢性病治疗用药、创新药等方面具备独特优势，成为企业开发相关产品市场的新兴渠道。在院外市场开发迅猛的势头下，营销团队建立、区域合作伙伴开拓、企业自身触网扩面等成为企业在市场中争得先机的关键要素。

表6-17　五大龙头零售药房DTP门店、品种数及销售额变化

企业名称	2017年	2018年	2019年	2020年
益丰药房	—	已有20多家DTP药房，经营国家谈判指定医保报销品种42个，医院处方品种近200个，与近80家供应商建立了DTP/DTC战略合作伙伴关系	30多家DTP药房，经营国家谈判指定医保报销品种70个，医院处方品种近250个，与近100家供应商建立了DTP/DTC战略合作伙伴关系	40多家DTP药房，经营国家谈判指定医保报销品种80个，医院处方品种近400个，与超过100家供应商建立了DTP/DTC战略合作伙伴关系
老百姓	36家DTP药房，150个DTP品种，DTP含税销售额28 250万元	80家DTP药房，343个DTP品种，DTP含税销售额51 873万元	125家DTP药房，487个DTP品种，DTP含税销售额80 789万元。处方药和DTP销售额占比45.10%	143家DTP药房，635个DTP品种，DTP含税销售额109 867万元。处方药和DTP销售额占比45.20%
大参林	—	30多家DTP药房	56家DTP药房。DTP药房销售额增长251.15%	89家DTP药房。据中国医药物资协会DTP委员会的预测，中国DTP及处方外流市场2020年总销售额约为750亿，未来5年预计总销售额超过2500亿
一心堂	处方药销售占比35.63%，DTP销售占比0.72%	处方药销售占比37.18%，DTP销售占比0.82%	中医处方量同比增长7.66%	—
国药一致	24家DTP药房	29家DTP药房	DTP品种增加了27个，DTP营收同比增长32.1%	DTP和院边药房突破100家，DTP营收同比增长22%

（数据来源：各公司年报，中国医药工业信息中心。）

2. 渠道下沉

集采落地后，对于广大非中选企业与产品而言，大中型城市和高等级医疗机构市场萎缩严重，伴随分级诊疗政策的影响，渠道下沉成为现在和未来医药企业的主要营销策略。企业加大对民营医院、社区医院以及乡镇卫生机构等市场关注力度。辉瑞近年来通过降低产品售价以提高药品可及性，在立普妥带量采购落标之后，立普妥所在心血管团队人数不降反增，就是为了下沉到民营和乡镇医疗机构开展推广。华润双鹤、步长制药、辰欣药业、科伦药业等国内企业也将基层市

场的开发列为重中之重。九州通、京东健康等或传统或新型医药流通商也紧密布局基层网点。随着医药冷链物流技术提升与信息化网点管理方式的升级，渠道下沉将更为普遍，方式也越加多元。

（四）数字化营销：线上营销新模式

传统营销方式具有效率低、成本高、合规性差的不足。集采、医保准入谈判、两票制等政策压制着药企的毛利润，医药代表备案、分级诊疗也驱使企业营销方式的转变。医药数字化营销可精准、快速获取医患需求并生成响应，在提高营销效率的同时，从长期看可减少营销成本。通过数字化营销，企业可在产品推广过程中获得关键利益相关方的体验反馈并优化方案，通过信息整合和联动，打造营销闭环，以生态方式扩展场景，增强客户黏性。医药数字化营销主要体现在学术推广、广泛市场教育、处方流转、诊疗决策支持、创新药品支付等方面（表6-18）。2020年，新冠肺炎疫情的来临加速了数字化营销的市场教育，催生了多样的数字化营销手段。医百科技通过医药营销SaaS云平台，集成医药数字化营销过程中所需的在线拜访、学术会议、案例征集等功能，以视频直播、点播的方式，为用户群体提供包含专家讲座、远程培训、远程会诊、病例探讨、医患交流等服务。镁信健康建立创新医疗支付模式，通过数字化技术打造“医＋药＋险”生态，推动金融工具与医药领域的融合，以商业保险作为支持，提高创新药的可负担性。中国医药数字化营销服务行业仍处于较早期的发展阶段，正在从利用流量进行产品推广向更深度、更精准、更智能的数字化营销转型。

表6-18 医药数字化营销模式

模式类型	产品	代表企业
技术型	CRM系统	浪潮医药、软科动力等
	SaaS云平台	医百科技、36氪等
平台型	专业医生平台	杏树林、良医汇等
	患者教育平台	智云健康、妙手等
	医保支付平台	镁信健康等
零售终端	医药电商	京东健康、阿里健康等

（数据来源：中国医药工业信息中心。）

六、分工协作精细化

（一）外包需求强劲，市场前景巨大

全球新药研发投入稳定增长、医药健康领域融资热情持续高涨、在研管线数量快速增加和创新药研发成本不断上升所产生的矛盾是合同外包组织（CXO）行业发展的主要驱动力。医药外包服务贯穿整个药品生命周期，具体来看，CXO主要分为三个环节：合作研究组织（CRO）、合同生产组织（CMO）/医药合同研发生产组织（CDMO）、合同销售组织（CSO），分别服务于医药行业的研发、生产、销售三大环节，主要市场集中在研发和生产外包上（图6-22、表6-19）。

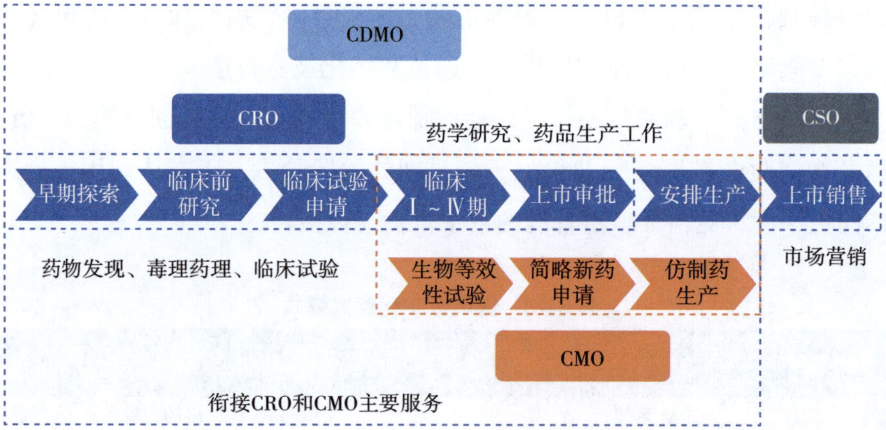

图6-22 CXO产业链
（数据来源：中国医药工业信息中心。）

表6-19　医药外包服务行业分类及特点

	工作内容	业务性质	能力要求	驱动特征
CRO	药物发现、药理毒理、临床试验	研究	创新能力	人才、技术
CMO/CDMO	药学研究、药品生产工作	研究＋生产	产业化能力	人才、技术、资金
CSO	市场营销工作	营销	营销能力	人才

（数据来源：博腾股份招股说明书，中国医药工业信息中心整理。）

根据阳光诺和招股书数据，2019年中国CRO市场规模约68亿美元，伴随中国研发投入的不断增长，加上优良的政策环境，中国CRO行业仍有巨大的市场增长前景，预计未来中国CRO市场规模将保持26.5%的年复合增长率，在2024年达到221亿美元（图6-23）。CDMO领域，2020年中国市场规模预计约646亿元（图6-24），其中大分子CDMO市场处于起步阶段，小分子CDMO市场快速发展得益于企业成本优势明显和全球市场份额向国内转移，恒瑞制药、君实生物、百济神州、再鼎医药等创新药企近年来不断推陈出新，产业链合作越发紧密，带动整个医药外包行业提质升级。

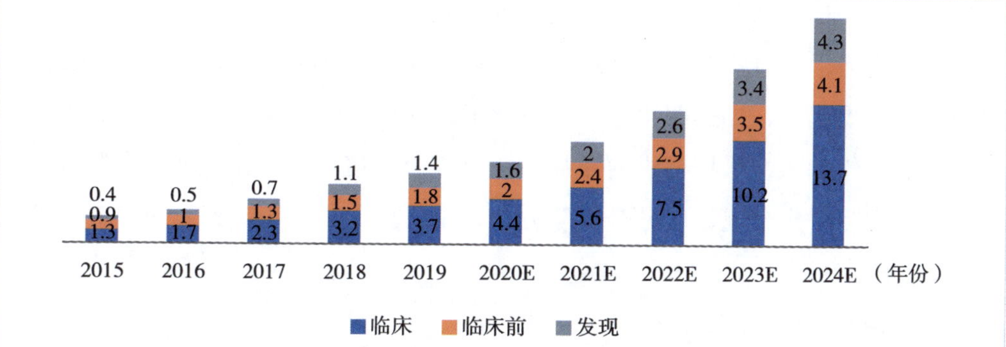

图6-23　2015—2024E年中国药品CRO市场规模（10亿美元）

（数据来源：阳光诺和招股书，中国医药工业信息中心整理。）

注：E表示预估值。

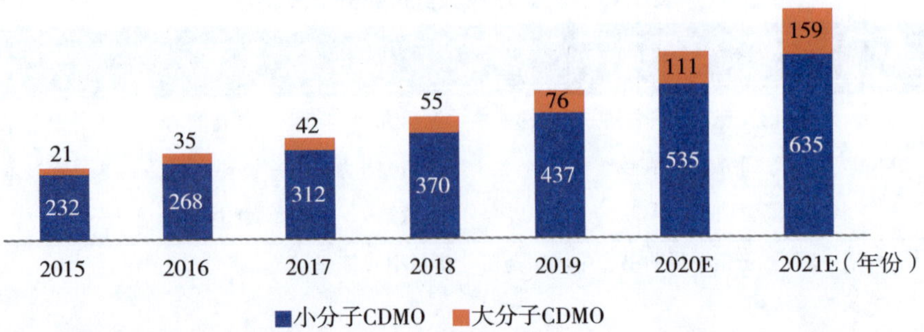

图6-24　2015—2021E年中国药品CDMO市场规模（亿元）

（数据来源：阳光诺和招股书，中国医药工业信息中心整理。）

注：E表示预估值。

（二）企业多方位承接行业发展红利

合同外包组织（CXO）起源于20世纪70年代的美国，在中国发展已有20多年。一方面创新环境持续优化，加入ICH和实施MAH制度的尘埃落定不但意味着中国医药产业与国际接轨之路全面打开，同时也推动中国CXO行业进入收获期。另一方面，国外受环保、研发等成本压力因素制约，欧美医药外包服务产业正在逐步向具有工程师红利、市场潜力更大的新兴市场转移。考虑到人才、成本、政策等多重优势，中国反而成为承接产业转移的重要对象国。本土CXO企业在此过程中逐步发展起来，如药明康德、康龙化成、昭衍新药、泰格医药、康哲药业等大小企业纷纷加入，采用横纵向布局、深耕细分赛道、数字化赋能、高附加值转型、加强国际合作、包销服务升级等方式，全方位承担起服务药企研发、生产与销售的重任。

1. CRO企业发展趋势探析

（1）纵向一体化发展：随着药企对研发外包的需求不断提升，一站式服务的需求加大，CRO企业实行纵向一体化发展是构建自身竞争力、提升盈利能力的有效途径。CRO企业需要积极探索一体化发展，打造完整的产业服务链。满足客户整体研发外包需求已然成为中国CRO行业的发展趋势之一。以药明康德、康龙化成为代表，其成立时间较早，业务综合性较强，能够提供创新药和仿制药的全流程研发服务，实验室分布较广，并与国际接轨。“药学＋临床”综合型CRO公司以华威医药、新领先、汉康医药为代表，在仿制药开发、一致性评价方面具有药学研究和临床试验的综合服务能力，能够满足客户多样化的需求，具有一定的竞争优势。

（2）特色化发展：随着中国药企不断加大科研投入，对研发外包的需求不断增长，其合作模式也由原来的点对点的合作关系渐渐向功能性外包模式转变，即药企基于不同需求选择不同特色的CRO企业，像罕见病、肿瘤药物的研发比较专业化，细胞、基因疗法等研究也正快速发展，差异化和独特化的研发服务使得企业更容易脱颖而出，因此构造特色的外包服务是CRO企业的发展路径之一。在细分领域中，泰格医药和昭衍新药分别专注于临床试验环节和安全性评价环节，并成为各自领域的龙头企业；健友股份专注于注射剂细分领域，已跃升为拥有美国注射剂仿制药新药申请（abbreviated new drug application，ANDA）数最多的中国本土生产企业；金斯瑞专注于生物药和细胞等领域，并垂直发展，其子公司传奇生物CAR-T获美国FDA“突破性疗法”认定。其他细分领域也有较多规模较小的CRO公司（表6-20）。

表6-20　部分国内特色CRO企业

类型	公司	主要业务和产品	产品代表
化学药CMO	蓝贝望	化学仿制药为主，储备自有品种，涉足新药开发	—
	先路医药	化学仿制药为主，储备自有品种	—
	元延医药	化学仿制药为主，储备自有品种，涉足新药开发	涵盖原料药，口服固体制剂、液体制剂等剂型
	欣捷高新	化学仿制药为主，自有原料药销售	甲磺酸多拉司琼、罗库溴铵等高附加值品种
	海融医药	化学仿制药为主，储备自有品种	活性维生素D系列药物研发
	济群医药	化学仿制药为主，储备自有品种	GP-801/708基因药物

续 表

类型	公司	主要业务和产品	产品代表
化学药CDMO	普洛药业	原料药和制剂业务成熟	原料药中间体、口服头孢、青霉素系列等
	博腾股份	原料药业务成熟，制剂业务大力发展，涉足生物药	杨森地瑞那韦等原料药
	九洲药业	原料药和中间体业务成熟	沙库巴曲缬沙坦钠、联苯丁酸酯氨基四氧丁酸钙盐（诺欣妥中间体）等
	民祥医药	原料药业务成熟	盐酸金刚烷胺、溴素等
	凯莱英	原料药业务成熟，制剂业务大力发展，涉足生物药	—
	斯芬克斯	中间体业务成熟	多糖合成、手性磷配体等
	药石科技	分子砌块业务成熟	—
生物药CRO＋CDMO	药明生物	大分子CDMO	—
	金斯瑞	生物CRO＋CDMO，拆分CAR-T自主研发	BCMA CAR-T提交美国FDA
药理毒理	鼎泰药研	临床前安全性评价为主，开始涉足临床	—
	昭衍新药	临床前安全性为主，开始涉足临床	—
临床	泰格医药	临床服务为主，有一定非临床服务	—
	捷信医药	受试者招募	—

（数据来源：中国医药工业信息中心整理。）

（3）信息化发展：临床试验中使用大数据技术分析数据的关联性，可以大大提高数据分析的质量和试验的效率，高质量的数据输出和分析能够为CRO企业节约时间成本并获得更多的信息，进而在临床试验上获得更高的质量与效率。比如，采用云端工作站可使员工远距离掌控工作；引入网上患者招募系统可搜寻更广泛的患者群，并缩短寻找合适患者进行临床试验的时间；运用电子数据采集系统有助于提升数据输入及管理的效率等。国内在这一领域中起步较慢，但是近几年，国内的数字化CRO行业开始快速发展，并且已经有企业取得了很不错的成绩。例如，泰格医药的云端临床技术平台和大数据＋人工智能（artificial intelligence，AI）技术；药明康德的数据统计分析＋AI技术、中国精准医药云平台和超过800

亿规模的DNA编码化合物库；昭衍新药的药物警戒管理平台和实验室信息化管理LIMS系统。未来随着临床试验的不断开展，整体临床CRO行业的市场规模还会进一步扩大，而数字化CRO也将随之表现出极强的市场竞争力。

（4）并购整合弥补短板：药物研发复杂性的增加，使得药企的需求不断变化且日益增多，CRO公司开始通过并购扩大业务覆盖，实现原有业务的拓展，增强企业在产业链中的资源整合能力。目前，行业内整合已初具规模，如国内CRO龙头企业药明康德通过收购Pharmapace，提升其在临床研究过程中的数据统计分析能力，通过收购Research Point Global，提高其临床研究服务能力，通过收购Next CoDE、Crelux，加强精准医疗布局；泰格医药收购方达医药，加强临床前CRO业务等。未来CRO企业将继续通过并购扩展业务，整合全球业务资源，吸收消化国内外药品研发成果，全面提升技术水平和综合竞争力。

2. CMO/CDMO企业发展趋势探析

（1）向高附加值业务延伸：欧美市场中，产业链下游高附加值业务一直是国内企业竞逐的重点领域，而国内CMO/CDMO企业则更多是为这些欧美CMO/CDMO企业提供API生产所需的中间体，业务附加值低，且单产品市场空间小。但近年来中国在制药领域的政策环境、质量体系建设、技术和人才储备已经使国内CMO/CDMO企业有足够能力将自身业务向下游高附加值领域推进，在生物药CMO/CDMO领域，药明生物已经具备与全球领先企业抗衡的能力，截至2020年，公司在全球范围获得40个ADC项目，开发并推出创新的WuXiBody双特异性抗体平台及mRNA疫苗平台；中小公司如诺泰生物凭借小分子手性＋绿色化学以及多肽固液融合规模化生产两大技术平台优势，同众多知名药企建立长期合作关系，树立了良好的品牌。

（2）国际化加速：CMO/CDMO企业的主要客户为海外客户，尤其是海外大客户。这主要是由于国际大型制药企业研发成本的上升和研发回报的下降倒逼企业采用CMO/CDMO模式，跨国巨头看重国内CMO/CDMO价格低廉的优势。同时，随着MAH的持续推进，国际小型制药企业和国内制药企业使用CMO/CDMO外包的场景正逐步提升。未来，CMO/CDMO企业战略方向将在打造国际品牌、加强国际合作、抢占国际市场份额中展开。诸如药明康德、凯莱英、博腾股份、九洲药业、诺泰生物等均已积累了一批像勃林格殷格翰、辉瑞、默沙东等大型国际客户。具体来看，药明生物与Almirall、Vir Biotechnology、Aravive等全球领先公司进行战略合作，将更多生物药项目引入产品线；凯莱英在加大研发的同时积极寻找外部资源，与国外共建绿色制药技术国际联合实验室，组建全球性的“科学顾问委员会（board of scientific advisors，BSA）”，加入美国化学学会（American chemical society，ACS）绿色化学研究所（Green Chemistry Institute，GCI）制药圆桌会议，在树立国际品牌、加强国际合作方面保持领先；普洛药业主要工厂都获得美国FDA、日本PMDA、欧盟认证通过，在加紧筹备国际大药企合格供应商资质的同时持续抢占国际市场订单。

（3）CRO＋CDMO一体化发展：在CRO＋CDMO一体化服务模式中，客户只需要与少量的供应商合作，在合作过程中共同构建项目知识库，增加沟通效率，减少技术转移风险，实现项目高效推进。CRO＋CDMO一体化服务模式对于中小型客户具有较大吸引力，同时企业还可利用CRO＋CDMO固有优势增加客户黏性，降低营销成本，实现后端订单向前端导流，进一步提高盈利能力。以目前中国的发展方向判断，CRO＋CDMO一体化无疑是最重要的趋势，凯莱英、博腾股份、九洲药业等CDMO企业均开始布局CRO业务，而药明康德早期已经实现了CRO＋CDMO的一体化发展。同时，未来随着中小型创新药企业、科研单位和高校研发需求的增加，CDMO企业向CRO领域发展将成为必然趋势。

（4）横向业务领域扩展：近年来，CMO/CDMO公司为避免客户订单波动影响，稳定经营业绩，大＋小分子协同发展将成为中国CDMO企业理想的发展方向。从企业布局业务类型来看，除大部分企业集中的“多肽和寡核苷酸CDMO”，抗体类大分子CMO/CDMO以及细胞和基因疗法CMO/CDMO国内也有不少企业开始涉及，药明康德、凯莱英、博腾股份就是代表性企业。例如博腾股份在巩固小分子化学药CMO/CDMO竞争优势的同时，横向拓展基因与细胞治疗CMO/CDMO领域，在降低业务结构性风险的同时打开盈利成长空间；凯莱英则是以多肽、小核酸等化学大分子及生物大分子CMO/CDMO领域为拓展方向，打开成长天花板。

3. CSO企业发展趋势探析

近年来，在医药行业发展专业化和分工细化的趋势下，医药CSO模式也在顺应行业完善自身发展。一方面围绕服务和业务端进行赋能增值，如皓月医疗将医药销售各个环节细分，开展营销咨询和市场推广业务，并针对各项业务建立业务平台，方便后续服务管理及延伸，同时将数据管理和“互联网＋”模式引进医药CSO行业，为企业未来发展规划打造更有潜力的赋能。另一方面，围绕产品端打造专业特色化服务，如康哲药业凭借黛力新（氟哌噻吨美利曲辛）和优思弗（熊去氧胆酸）独家推广和销售权起家后，持续依托有竞争力的产品组合如阿斯利康产品波依定（非洛地平缓释片），不断巩固企业的行业竞争力；亿腾医药加大布局海外市场，力求将处于研发前期的创新药物引进国内市场。

视 点

顺应产业变革　创新引领发展

徐镜人，扬子江药业集团有限公司创始人

医药行业关系人民的健康和生命，是“永远的朝阳产业”。习近平总书记强调，要坚持人民至上、生命至上，全方位、全周期保障人民健康，全面推动健康中国建设。在党和政府的高度重视和政策引导下，近年来中国医药卫生体制改革不断深化，医药行业格局加速重构，迈入高质量发展新赛道。作为医药企业，要顺应行业新变化，在危机中育先机、于变局中开新局。只有占得先机，才能浴火重生、赢得未来；只有开创新局，才能破茧化蝶、赢得主动。

一、当前医药产业发展进入深度调整时期

2020年，受新冠肺炎疫情、逆全球化、中美博弈影响，全球经济持续低迷。中国GDP率先回正，同比增长2.3%，成为全球唯一实现经济正增长的主要经济体。从医药制造业来看，据国家统计局公布的数据，2020年规模以上工业增加值同比增长5.9%，投资同比增长28.4%，产能利用率同比下降1.6%。医药出口稳步反弹，随着新冠肺炎疫情在全球蔓延，中医药在海外受到追捧，出口中药材及中成药约14.45万吨，同比增加7.2%。

近年来，中国医药行业政策密集发布，仅2020年国家层面出台的相关政策就

超过600项，涉及互联网医疗、医保目录调整、医保支付改革、分级诊疗、医药代表备案制、新版药典以及多项法律法规、监管措施等。2021年伊始，国家医保局发布“两定办法”，第四批药品集采开标，新版医保药品目录自2021年3月1日正式启用等，对行业发展的重大影响逐步显现。

在国家监管趋严和政策调控下，医药行业正由过去爆发式增长，转变为优胜劣汰的竞争态势。从行业整体来看，呈现头部效应显著、强者恒强的态势，一大批中小型创新企业正在加速崛起，成为医药行业创新发展的新势力。

当前，医药经济运行主要呈现以下特点和趋势：一是药品集采常态化、精细化，覆盖面逐渐扩大，以量换价、进口替代成为大趋势，行业大浪淘沙；二是创新药市场发展加速，获批数量大幅增加，研发周期快速缩短，不断迭代前进；三是医保目录动态调整，医保谈判常态化，创新药纳入医保速度大大缩短；四是高端仿制药、首仿药成为药企争夺新高地；五是中医药受益于利好政策，将迎来新的发展机遇；六是互联网医疗、电商业务将成为医药市场重要的新终端；七是行业监管趋严，信用评价、反腐加力，企业必须合规经营。此外，还将面临许多不确定性因素的影响。

环境在变，适者生存。医药企业要适应新的竞争格局，贯彻新发展理念，把握行业变革洗牌和赛道重划的关键时期，善于在不确定性中把握机会，实现新经济范式转换，快速地自我进化，在转型升级中行稳致远。相信在不远的将来，越来越多具有国际竞争力的中国本土制药企业将会涌现。

二、推动企业高质量发展应对行业变革

党的十九届五中全会提出，要加快构建以国内经济大循环为主体，国内国际双循环互相促进的新发展格局，依托国内超大市场来继续中国的产业升级进程，为医药行业未来发展指明方向。

应对医药产业深度调整，创新成为药企突围的唯一路径。随着带量采购、注

册制度改革、加快新药审批等政策的加码，倒逼药企向高端仿制药及创新药升级，医药行业掀起“创新潮”。扬子江药业贯彻新发展理念，与国家战略同频共振，立足高质量可持续发展战略，精心制订“十四五”规划，以创新和国际化为主要驱动力，加快结构调整，多点布局，苦练内功，持续创新，努力在高质量发展中打头阵、当先锋，企业采取主要战略举措如下。

（一）推进研发创新转型

1. 持续加大新药研发投入

加速向“由仿转创、创仿结合”转型。持续完善研发创新体系，深化产学研联合，广泛引进具有国际视野的创新型高端人才。通过自研、合作及引进等多种途径，聚焦抗肿瘤、麻醉镇痛、抗感染、抗病毒等重大疾病防治，加强小分子创新药的研发，注重高难度、高门槛的仿制药研发，争取创新药、首仿药及改良型新药均有新突破。“十四五”期间，力争10～20个创新药和高端制剂获批上市，形成梯队产出。

2. 全面实施质量提升行动

贯彻“三个转变”和“四个最严”的要求，扬子江药业切实把人民群众生命健康安全放到第一位，坚持对标国际最高标准，推进质量变革、效率变革、动力变革。每年举办两次“质量品牌·安全环保月”活动，全员参与，周而复始，持续改进。质量控制（quality control，QC）小组是孕育“扬子江工匠”的摇篮。企业活跃着120多个QC小组，常年开展质量攻关，职工创造创新活力迸发，富有成效。至今蝉联全国医药行业QC小组评比一等奖“十六连冠”，共夺得24项国家QC金奖。“十三五”期间，企业先后荣获中国质量奖提名奖、全国质量标杆、全球卓越绩效奖、亚洲质量创新奖、欧洲质量奖等国内外质量大奖。企业在实践中总结形成的药品质量风险管控模式，成为江苏省地方标准，质量创新成果迭出。

3. 精准对接融入国家战略

党中央和国务院相继出台《关于促进中医药传承创新发展的意见》和《关于加快中医药特色发展若干政策措施的通知》等一系列政策文件，对中医药发展提供了行动指南。扬子江药业主动对接国家战略，坚持传承精华、守正创新，在拥有20多个独家中药产品的基础上，继续加大经典名方、名老中医验方的开发。加强中药循证医学研究，参与标准制订工作，为中药“走出去”提供有力证据。完善中药全产业链，扩大中药材规范化种植，推进中药智能化生产，构建中药全过程溯源体系，聚力打造“龙凤堂”中药品牌。

4. 加快进军生物药领域

中国生物药创新已经初现繁荣，企业研发热情高涨。2020年，生物药注册受理数量比上一年增长一倍以上，生物创新药的注册申报，由2016年的36件，增长至2020年的336件。扬子江药业虽然涉足生物药相对较晚，但坚持高起点、高标准，“十四五”期间将力求重大突破。目前，从研发到生产基地的建设已经全面布局，到2021年底将有产品上市。

（二）大力拓展新业务、新模式

中国人口老龄化不断加剧，人民群众健康需求日益多元化、高质化，对大健康产业发展带来巨大的机遇与挑战。扬子江药业从满足市场需求出发，加快布局中药饮片、医疗器械、保健食品、营养食品等新业务。到2020年，已上市医疗器械20多个，特医食品、营养食品等10多个。“龙凤堂”有130多个品种、370多个品规的中药饮片上市，销量增长势头良好。

在疫情助推下，互联网医疗加快落地，仅上半年就有215家互联网医院挂牌。互联网医疗对缓解线下就诊压力，减少交叉感染起到了重要作用。越来越多人选择在线问诊、送药到家等服务。扬子江药业“线下+线上”并行，积极探索互联网医疗下的营销新模式，成立电商销售队伍，与阿里巴巴及京东平台达成合作，尝试直播等新营销方式，已取得初步成效。

（三）积极探索国际化新路径

欧美、日本、印度等国家跨国药企的成功经验启迪我们，国际化是领先药企发展的必由之路。中国药企要积极参与国际市场竞争与合作，配置国际化资源，在“走出去”中提升硬实力。扬子江药业正加快制剂和原料药国际化注册与认证，积极寻求建设海外研发中心和生产基地。现有4个车间、6个品种和1个提取物已通过欧盟认证，2个品种提交美国FDA注册申报。起草的5个中药材标准录入欧洲药典，部分中西药制剂品种已销往全球20多个国家或地区。打造世界知名的民族医药品牌是扬子江药业的愿景。

三、对企业未来发展的几点思考

随着全球疫情持续演进，加剧了百年未有之大变局。生命科学和医疗健康领域成为全球持续关注的焦点。2021年两会政府工作报告提出："坚持创新在中国现代化建设全局中的核心地位，把科技自立自强作为国家发展的战略支撑"，"把实施扩大内需战略同深化供给侧结构性改革有机结合起来，以创新驱动、高质量供给引领和创造新需求"。两会为医药行业未来发展指明了方向。

面对医药行业大调整、大变革、大布局，企业如何因势而变、顺势而上，迈向更高层次更高质量发展，笔者有以下几点思考。

一是要有更高的站位。贯彻新发展理念，就要把提供高品质的药品和健康服务作为首要任务。既要补齐"短板"，聚力攻克医药创新"卡脖子"技术难题，也要拉长"长板"，发挥产能优势，扩大市场增量，还要巩固"底板"，筑牢质量、安全、环保底线，全面夯实医药产业高质量发展根基，让高质量发展含金量更足。

二是要有更大的格局。要有全球化视野，不能局限于一隅，而要胸怀全局，加快融入全球医药生态系统，扮演好自己的角色。利用好国际国内两个市场、两种资源，全力参与国内大循环、国内国际双循环，紧紧围绕消费者的健康需求升级。要在大变局中探索医药健康产业的创新路径，实现产品升级和模式升级。

三是要有更开放的心态。能否抓住重大历史机遇，把中医药继承好、发展好、利用好，这是关键。首先，要坚定文化自信，对中医药有更深刻的认识，认同和推崇中医药文化。其次，必须遵循中医药发展规律，既有经典古方的传承，也有科技创新的现代中医药，把中医药"治未病"、抗病毒及慢性病防治等方面的优势发扬光大。最后，要坚持标准引领，在国际上掌握中医药的话语权，让古老中医药焕发生机，造福全人类。

四是要有更开阔的视野。回归行业使命，专业、深度、开放、合作的模式，成为医药产业新的发展趋势。企业要立足全球产业链高端，加强人才队伍建设和科技创新，推动互联网、大数据、人工智能等与医药产业深度融合，不断创造新动能。同时，还要做好合规经营，有效防范各类风险。

五是要有更深厚的情怀。习近平总书记在企业家座谈会上指出："企业既有经济责任、法律责任，也有社会责任、道德责任"。对民营企业而言，涵养爱党、爱国、爱民情怀，积极承担社会责任，在成长发展过程中显得尤其重要。为国担当，为民分忧，也是企业高质量可持续发展应有之义。

未来已来，惟有奋斗。扬子江药业集团愿与广大医药同行携手同行，在变革的时代中坚守初心，以创新引领高质量发展，竭力满足人民对美好生活的向往，为振兴民族医药、建设健康中国贡献力量，努力走在高质量发展的前列。

（收稿于2021年2月）

大变革时代下的创新驱动发展

刘思川，四川科伦药业股份有限公司总经理

中国医药产业正处于百年未有之大变局中，一系列政策组合在重塑产业结构的同时，也加速了行业整合的步伐。在动荡的国际形势与反复的疫情中，药品的刚需特性和产业的创新基因依然拉动全球药品市场的正增长，而中国医药经济也在疫情和集采的双重压力下，开始新一轮重构。

一、当前行业发展情况

2018年以来，国家医保局以药品带量采购为突破，在降低虚高药价、推动仿制替代使用、医保基金预付、基金结余留用等方面取得了巨大成效，社会各界予以充分肯定。目前，中国分级诊疗制度基本建成，医联体建设稳步推进。“互联网＋医疗”政策利好明显，院外市场备受关注。医保目录调整进入常态化、动态化调整进程，并于2020年首次迎来企业申报。医保支付方式继续改进，呈现按疾病诊断相关分组（diagnosis related group，DRG）付费、按病种分值（diaguosis-intervention packet，DIP）付费“双雄逐鹿”大趋势。除此之外，医药行业面临持续高压，打击商业贿赂、医药价格和信用评价制度、医药代表备案等规范性文件陆续出台。

2021年是“十四五”规划开局之年，行业发展处于重要战略机遇期，国家已明确将强化战略性科技能力列为2021年工作重点，“坚持创新驱动发展”将成为中国未来五年乃至中长期的核心战略。对企业来说，在变革的大势之下，更需要对外部环境和内部环境保持清醒的认知和判断，准确把握新发展阶段规律，加快构建新发展格局，乘势而上，打好生存发展之战。

二、企业应对环境变革所采取的举措

（1）在输液领域科伦药业已经实施全面的创新升级，在具备高端制造和新型材料双重特点的竞争力同时，占据了产品技术创新和质量标杆的战略高地。

科伦药业建立了从药品的研究开发、生产制造、物流转运直至终端使用的闭合式责任体系，确保了产品质量安全，主导产品已实现批量出口，在50多个国家和地区享有盛誉。公司自主研发的可立袋为国内外首创，拥有20多项专利，荣获国家科学技术进步奖。它比传统输液具有更好的安全性和更高的性价比，在降低能耗和环境保护方面也有巨大的优势，代表着中国输液产品发展的方向，深刻地改变了行业格局。科伦药业凭借在大输液领域的全球优势获评工信部制造业单项冠军示范企业。

（2）在抗生素领域，科伦药业进行了“抗生素全产业链”的战略性布局，构建起从抗生素中间体到原料药到制剂的综合优势。

子公司伊犁川宁生产硫氰酸红霉素和头孢系列中间体，通过研发试验、升级优化、创新合作、引进国内外先进技术设备，创造性地解决了抗生素发酵行业环保问题，承接了国家生态环境部关于开展国家环境保护抗生素菌渣无害化处理与资源化利用工程技术中心的建设，伊犁川宁申报的“生物发酵抗生素生产尾气处理技术集成及应用”科技成果荣获新疆维吾尔自治区科技进步一等奖。科伦药业抗生素全产业链的综合竞争优势明显。

（3）在创新研发方面，深入贯彻实施“仿制推动创新，创新驱动未来”研发战略，先后将50多亿元资金投入研发创新。

科伦药业拥有国家级五大创新平台，分别是国家级企业技术中心、国家大容量注射剂工程技术研究中心、大容量注射剂国家地方联合工程实验室、注射用包装材料国家地方联合工程实验室和国家环境保护抗生素菌渣无害化处理与资源化利用工程技术中心。建立了国家级博士后科研工作站、院士工作站，迅速完成了与国际接轨的仿制药、创新药和转化医学三大功能体系的建设，成功构建以成都研究院为核心，苏州、天津、美国新泽西研究分院为分支的集约化研发体系。在肿瘤、细菌感染、肠外营养等多个疾病领域相继启动了近500项重大药物的研制，创新专利海外授权，标志着科伦的药物研发已进入“仿制推动创新，创新驱动未来”的良性循环。

三、对行业政策的几点思考和建议

（一）关于国家基本药物目录调整的建议

1. 建议一：基本药物目录扩容

2019年10月11日，国务院办公厅发布《关于进一步做好短缺药品保供稳价工作的意见》（以下简称《意见》）。《意见》要求“基层医疗卫生机构、二级公立医院、三级公立医院基本药物配备品种数量占比原则上分别不低于90%、80%、60%”（简称986目标）。

从目前国内情况来看，临床上等级医院目前使用的药品品种约有10 000个，其中医保目录品种约3000个，基药目录品种685个，离“986目标”相差甚远，基药目录药品数量远远不够。为达到“986”的医院配备比例要求，按照目前三甲医院用药平均1500个品种计算，基药数量达900个才能满足政策要求。

从国家医改方向来看，基药目录总品种由2012版的520种增至685种，在保障基层用药的同时，涵盖更多病种，满足更多医疗机构用药已成为必然趋势。基药目录扩容应优先调入通过一致性评价的品种、治疗重特大疾病的创新药、拥有自主知识产权的中成药以及等级医院用药排名靠前即疗效确切的药品。

2. 建议二：放开基药目录规格限制

2018年发布的基本药物目录中化学药品和生物制品共417个品种，同品种同剂型，纳入目录的规格数量偏少。建议放开基药目录规格限制，以临床为导向，结合国内新冠肺炎疫情情况，从以下几个方面综合评价，增加品种的规格或放开规格限制。

（1）优先纳入治疗新型冠状病毒肺炎的药品规格和剂型：为进一步做好新型冠状病毒肺炎医疗救治以及防治工作，《新型冠状病毒感染的肺炎诊疗方案》第一至第八版内的推荐治疗用药，应尽可能地将各剂型和规格纳入基药目录。

（2）优先纳入临床使用更便捷的规格：基本药物目录中有些品种无小规格。例如，脂肪乳氨基酸葡萄糖类产品，现有产品最小规格为1440ml，对于需要接受肠外营养支持但有液体量限制的患者，其规格过大。纳入品种的多规格可以减少医护人员的操作流程，临床使用更便捷，可进一步提高患者依从性。

（二）关于新一轮国家组织药品集采的建议

1．建议一：注射剂按照用药安全性区分大容量注射剂、小容量注射剂（含粉针、水针）2个竞价组带量采购。

根据“能口服不肌注、能肌注不输液”的用药原则，结合注射剂一致性评价现状和竞争态势，应进一步完善注射剂带量采购细则，不同竞价组比价时，引入注射剂剂型差比、包装材料差比规则，如在《国家发展改革委关于印发〈药品差比规则〉的通知》（发改价格〔2011〕2452号）文件基础上，进一步完善注射剂包装材料差比规则，大输液分为玻、塑、软袋单阀、软袋双阀、直立式单阀、直立式双阀、双层无菌7种包装；小水针区分为玻璃安瓿、塑料安瓿2种包装。

2．建议二：基础输液在直接挂网采购基础上，探索基础输液议价谈判、区分包材制定医保支付标准。

按照《关于完善公立医院药品集中采购工作的指导意见》（国办发〔2015〕7号）文件精神，对妇儿专科非专利药品、急（抢）救药品、短期药品、基础输液、临床用量小的药品继续执行“直接挂网采购”政策，由医疗机构与企业自主议价采购，保障临床用药供应稳定。

3．建议三：强化中选药品和非中选药品采购和使用监管。

加强对价低的中选品种和价高的非中选品种采购和使用的监管力度。通过大数据监测分析，定期公开非中选品种采购使用情况，对不合理使用价高的非中选品种的医疗机构和医生进行函询约谈，确保采购周期内完成约定采购量。切实推动带量采购品种医保支付标准的统一，通过医保支付标准的制定引导医疗机构和医生优先使用价低的中选品种，避免价高的未集采品种不合理地替代价低的集采中选品种。

4. 建议四：尽快出台激励医疗机构优先使用过评仿制药的政策。

《国务院办公厅关于改革完善仿制药供应保障及使用政策的意见》（国办发〔2018〕20号）文件明确要求“促进仿制药替代使用。将与原研药质量和疗效一致的仿制药纳入与原研药可相互替代药品目录。制定鼓励使用仿制药的政策和激励措施。”但现实是，受医疗机构“一品两规”的用药限制，通过一致性评价而未进行集采的仿制药进院异常困难，医疗机构和临床医生也缺乏主动使用过评仿制药的动力，这些才是真正的问题。

建议：结合现行的带量采购品种医保资金结余留用政策，对优先使用过评仿制药而结余的医保资金按一定比例奖补给医疗机构，激励医疗机构和医生同等条件下优先使用价格合理的过评仿制药，替代原研和未过评药品。同时，加快推动紧密型医共体上下级用药目录的统一，优化医共体内药师处方审核制度，严格按药品通用名开具处方，对违反制度的医疗机构和医务人员予以必要的教育。

（三）关于完善多层次医疗保障体系的建议

中国已基本实现全民参保，伴随着中国经济的发展、老龄化加速，优质的健康医疗和护理服务成为部分居民的刚性需求，医疗保障需求也呈现多层次多样化的特点，但中国的商业健康保险仍然处于初步发展阶段，社会实际参与度相对较低，地域发展不平衡，产品形式相对有限，保障的内容仍需进一步的规范和引导。

建议：相关部门继续积极推动商业健康保险的有序发展，使其能够尽快、尽早发挥在多层次社会保障体系内的补充地位和作用；加快推进建立国家级商业保险信息共享与支持平台的建设，在制度和政策层面对商业健康保险企业给予更实际的鼓励，充分调动和发挥企业及市场的作用；优先推动发展保障周期较长、覆盖面广、方便人民群众参与，并且与“健康中国2030”战略目标一致的重点相关领域的商业保险品种。

（四）关于互联网医疗的建议

如今互联网医疗在服务百姓健康上发挥着越来越重要的作用，实体医院与互联网医院逐步形成分工合作、融合发展的局面，慢性病、小病患者足不出户就可以用手机问诊购药，坐等送药上门，看病体验得到优化，看病效率得以提高。与此同时，医药行业拥抱互联网，有利于推进分级诊疗，促进医院有限的诊疗资源实现合理配置。

建议：进一步加强对智慧医疗的具体政策支持，加大信息基础设施的投入，着力发展优势医疗领域，从单纯依靠卫生健康系统向社会整体联动转变。针对不同类型、级别医疗机构的实际情况，形成一个既有统一规范，又能分层指导的行业标准。实现不同医疗机构之间的信息互通、数据共享，形成区域协同、机构协同、上下联动，构建一个集合人才培养、数据共享、远程会诊、双向转诊、医保支付结算等为一体的智慧医疗联合体。

（收稿于2021年2月）

关于药企如何在“人口老龄化及后疫情时代”的医保改革中求生存、谋发展的几点思考

三生制药集团

一、当前医药产业发展政策环境

延续近年政府深化医保改革“保基本、广覆盖”的总体基调，2020年《国家医保目录》、基药目录品种和价格动态调整，药品集中带量采购和降价逐步常态化，启动医保版DRGs试点，强化医联体及医共体两级诊疗机制等一系列举措的落实，正将中国医疗改革推向崭新阶段。

人口老龄化日益加剧的背景之下，国家通过“国家谈判＋集采”的常态化运作，来促进医保基金的合理化使用将是长期趋势。在前所未有的变局之下，国产创新药蓄势待发，市场竞争格局发生改变。药企如何在药品价格持续走低、利润削薄的新常态下求生存、谋发展，是一个核心命题。

令人备受鼓舞的是，国家医保谈判的结果消除了中短期市场的某些不确定性，增强了对迎来产业升级的中国创新企业的信心，利好国内的创新药企业。注射剂一致性评价加速缺乏可信竞争力的仿制药企业的淘汰，促进具备新药研发能力的制药企业的转型。新的药品评审机制鼓励创新，新药上市加快，兼备雄厚创新研发实力和多模式市场运作能力的企业优势突出。在逐渐形成创新药企的二次分化层面之上，从新价格体系中获取更大的销量是企业必然的选择。

创新药物及临床需求迫切的药物将得到更多的政策支持，意味着审批相关药物的时间将加快及被纳入《国家医保目录》的机会增加。研发标准提高，进一步

促进药物质量的提升。海外临床试验资料的认可有利于引进更多创新药物，以解决中国内地未得到满足的医疗需求。人民生活水平提高及人口老龄化加剧将需要更多优质的医疗产品。

二、企业应对环境变革所采取的举措

（一）认清形势、顺应变化

控费＋降价将是未来医保改革的主旋律，带量采购的常态化运作已成大势所趋。随着带量采购模式的推广和全国扩容，没有技术壁垒的普通仿制药的利润率将回归制造业水平，仿制药高毛利时代已经结束。未来，传统药企唯有提高药品质量、降低生产成本、加快创新速度，才能打造具有竞争力的产品管线。拥有研发创新能力和丰富的产品管线，并且同时具备过硬的生产实力和商业化队伍的药企，能够在集采和国家医保谈判大潮中占据有利局面。

医保目录调整提速，正式进入动态调整时代。国家医保局已建立完善动态调整机制，原则上每年调整一次，一年一次的动态调整通过及时谈判将高价值的创新药纳入医保目录，“以价换量”方式加速了创新药的放量。得益于医保目录的动态调整，三生制药的产品赛普汀（伊尼妥单抗）在上市首年就成功纳入了医保目录。三生制药将借助医保目录调整的东风，加强学术推广，使赛普汀早日惠及更多的乳腺癌患者。

（二）巩固研、产、销、投资合作为一体的平台优势

1. 坚持创新

集采趋势下，普通仿制药已进入微利时代，创新药、首仿药、难仿药将成为药企寻求突破以及长期生存的着力点。在过去20年里，数十种医药治疗技术兴起，从学术走向临床，百花齐放、各有所长，包括单抗、双抗、CAR-T、基因治疗、

RNA干扰、mRNA等。随着医学技术的提升，中国医药创新模式逐渐由复制到中国（copy to China，C2C）向创新源自中国（innovation from China，IFC）转变，创新药正迎来战略性机会。在此背景下，药企的创新意识和创新能力被前所未有地激发和增强，创新已成为高质量制药企业发展的必由之路。三生制药充分整合多个研发平台，不断加大对创新药研发的投入力度，积极布局包括单克隆抗体产品、双特异性抗体、抗体融合蛋白及细胞疗法等创新疗法的研发，覆盖众多重磅靶点。与此同时，三生制药还积极拓展现有产品的新适应证和二代产品，从而为患者带来多种治疗方案。

2. 增加产能

由于“国家医保谈判＋集采”，使得产能需求增加，加上原辅料价格普遍上涨等因素，很多仿制药都面临着“价和量”的双重考验。为应对商业化药品的销量增加，三生制药在上海已建成并投产了国内抗体药产能领先的3.8万L生物反应器。同时，在苏州、深圳和沈阳分别筹建新的大分子药物产业化基地，以进一步扩充产能，满足在研药品未来的商业化生产需求。用于生物大分子药品生产的原辅料中，培养基、纯化介质、预充式注射器占据了生产直接成本的重头。三生制药通过控股无血清培养基和纯化介质的生产企业，收购意大利一家预充式注射器和西林瓶的GMP企业，从而实现“原料制剂一体化”，有效地控制了生产成本。

3. 扩大销量

精准定位药品的市场属性，细分患者人群。竞争激烈的仿制药深耕三四线地区，首仿药和创新药加强在一线城市的学术推广，抢占市场先机。三生制药积极应对日益激烈的市场环境，通过价格调整、下沉渠道、精细化管理、加大推广力度等多种方式相结合，巩固核心产品原有市场地位，同时拓展基层医疗市场。与此同时，进一步加强商业化队伍建设，充分利用产品进入医保目录的时机，加强学术推广力度，提高市场拓展效率。三生制药还积极拓展已上市产品的新剂型和新适应证，以满足更多临床需求。

4. 全球布局

三生制药于2004年开始出口业务，是中国最早进军国际市场的生物制药公司之一，目前已通过多个国家药品监管机构的现场GMP检查。同时，公司的核心产品也已经陆续获得近50个批文，涵盖20多个国家。三生制药还与多个国外药企开展项目合作，包括阿斯利康公司GLP-1系列产品在中国的独家商业推广许可；Verseau公司巨噬细胞检查点调节剂的开发和商业推广；TLC公司NanoX技术的脂质体产品在中国大陆的商业推广；TORAY公司在中国开发和商业推广Remitch的独家权利等。三生制药的国际化布局已初见成效。未来三生制药将继续通过调研，寻找合作机会，努力引进国际领先、国内稀缺且临床需求高的药物，进一步丰富公司产品管线。

5. 人才赋能

新冠肺炎疫情为大部分药企提供了数字化赋能平台的机会和方案，加速了互联网＋医疗的发展。但是医药代表不会消失，随着药企对创新药的重视，及创新药的上市速度加快和品种的增多，医药代表的作用和价值会变得越来越大。为配合创新药的上市推广，一定需要具有高学术水平的医药代表来给医生分享专业疾病知识、药品使用信息，以及患者管理的知识，这是其他工具和平台都无法替代的。可以预见，医药代表的人才结构未来会逐渐分化：学历高、专业能力强的医药代表会向学术推广和医学交流方向发展，而销售能力强的医药代表会向公立医院之外的药店、民营医院、诊所方向发展，以及向商务层面、线上市场方向发展。总体而言，人才是公司发展最重要的资本，三生制药将继续加强人才的引进、培养和赋能，吸引更多国内外优秀人才加入公司。加强人才梯队建设和员工培养力度，培育一批业务能力扎实、管理能力突出的业务骨干，同时建立有效的激励机制和具备市场竞争力的薪酬体系，吸引并留住人才。

6. 完善治理

作为一家上市公司，三生制药一直严格依照《公司法》《证券法》等有关法律法规的要求，持续完善公司治理结构，建立更加科学有效的决策机制和内部管控制度，充分发挥董事会、监事会和独立董事的作用，实现决策科学化、运行规范化。提高管理效率，透明上市公司运作体系，加强信息披露管理，切实保障广大股东的合法权益。

三、企业未来发展的思考和需求/倡议

1. 政策扶持：应向具备研、产、销全产业链的药企倾斜

具备研、产、销全产业链的药企无疑是医药行业的风向标和主力军，也是医保改革的责任担当者。因此，政府应加大对此类药企的扶持力度，包括财税优惠，进口关税减免，减轻企业用人负担（降低企业缴纳社保比例），降低水电气价格，帮助降低企业的生产成本。

2. 解决创新药“最后一公里”难题

进入医保已成为创新药快速开拓市场、提高患者可及性的必然选择，同时这也是帮助众多贫困患者减轻经济负担、用上“救命药”、得到有效治疗的重要途径。然而新版医保目录落地执行之后，许多药品仍存在进院难的问题。有媒体报道，部分患者在使用某些医保品种时，医院存在缺货问题。因此，如果能够开辟绿色通道，帮助企业解决“最后一公里”难题，打通创新药产品触达患者的关键环节，则能够促进患者早日用上物美价廉的新药和好药，使患者真正享受到创新药纳入医保的惠民政策。

3. 保持政策环境的稳定性

医药行业具有严监管的行业属性，在医疗改革进程当中，既要有开放的心态，也要充分考虑政策环境的稳定性，确保医药行业稳健发展。

综上，三生制药感谢国家和政府对创新药发展政策和环境的支持。公司将继续聚焦生物药和创新，不断为社会带来更多高品质的创新生物药，提高药物可及性，让广大患者获益。同时，三生制药作为一家民族企业，还将继续加强社会责任感、使命感和紧迫感，持续助力扶贫攻坚战和乡村振兴，为中国卫生健康事业发展贡献更大力量。

（收稿于2021年2月）

参 考 文 献

[1] 陆悦. 回眸“十三五”|筑牢药品安全的法治之基 [EB/OL] https://mp.weixin.qq.com/s/PVr54kvrxgFqKom-3KnXCA.

[2] 周思源：全面开展ICH工作提升药品监管能力建设国际化水平. [EB/OL] https://mp.weixin.qq.com/s/zx7kYQ11xesbIvup6TRqBA.

[3] 刘海燕，黄斌. 生物体系的多层次计算设计与合成生物学 [J]. 中国科学：生命科学，2015，10 (45)：943−949.

[4] 孔繁圃. 药品审评改革进展情况 [J]. 中国食品药品监管，2019，190 (11)：32−41.

[5] 冯洁菡. TRIPS协议下对药品试验数据的保护及限制——以国际法和比较法为视角 [J]. 武大国际法评论，2010，000 (001)：141−160.

[6] 郤红，郭煜，韦嵘，等. 专利链接制度中的争议解决方式探讨 [J]. 中国食品药品监管，2020 (5)：56−71.

[7] 周娜，赵鸿剑，梁毅. 从制药企业角度谈完善我国仿制药一致性评价体系 [J]. 机电信息，2018，566 (32)：10−14.

[8] 胡宇，宗欣，于淼，等. 我国仿制药一致性评价政策环境现状分析 [J]. 中国药物评价，2020，37 (5)：321−326.

[9] “Digital therapeutics：Combining Technology and evidence-based medicine to transform personalized patient care.” Digital Therapeu-tics Alliance [EB/OL]. https：//www.dtxalliance.org/wp-content/uploads/2018/09/DTA-Report_DTx-Industry-Foundations.pdf.

[10] 张迪，于猛，刘霞. 神经调控技术简述 [J]. 山东大学学报 (医学版)，2020，58 (8)：50−60.

[11] Benabid AL，Pollak P，Louveau A，et al. Combined (thalamotomy and stimulation) stereotactic surgery of the VIM thalamic nucleus for bilateral Parkinson disease [J]. Stereotactic & Functional Neurosurgery，1987，50 (1-6)：344−346.

[12] 张建国. 神经调控技术的发展现状及未来 [J]. 中国现代神经疾病杂志，2015，15 (10)：765−768.

[13] 凌曦，赵志刚，李新刚. 人工智能技术在药学领域的应用：基于Web of Science 的文献可视化分析 [J]. 中国药房，2019，30 (4)：433−438.

［14］吴珊，张元友，邢文圣. 区块链技术在医疗健康领域的应用与展望［J］. 电子技术与软件工程，2019（10）：172.

［15］龚波，罗永兴，孙惠姣. 药品带量采购的政策路径分析及思考［J］. 世界临床药物，2021，42（1）：4-10.

［16］上海市医药集中招标采购事务管理所. 上海药品集中采购（SH-DL2020-1）拟中选结果公示［EB/OL］. http：//http：//www.yyzbsw.sh.cn/xxgk/gggs/2021/02/02/9885.shtml，2021-02-02.

［17］龚波，罗永兴，章程. 上海试点医疗保险药品带量采购的实践和思考［J］. 中国卫生资源，2021，24（1）：24-28.

［18］WHO. Operational principles for good pharmaceutical procurement［EB/OL］. https：//apps.who.int/iris/bitstream/handle/10665/66251/WHO_EDM_PAR_99.5.pdf.

［19］王梦媛. 新时期医保制度改革下的药品市场价格形成机制研究［J］. 中国医疗保险，2020（6）：44-48.

［20］国家药品集采三批过后看趋势［N］. 健康报，2020-08-31（7）.

［21］Mager LF，Burkhard R，Pett N，et al. Microbiome-derived inosine modulates response to checkpoint inhibitor immunotherapy［J］. Science，2020，369（6510）：1481-1489.

［22］Atasheva S，Emerson CC，Yao J，et al. Systemic cancer therapy with engineered adenovirus that evades innate immunity［J］. Sci Transl Med，2020，12（571）.

［23］王均，王兰，吕家臻，等. 上市核酸药物的疗效分析和研究进展［J］. 中国新药杂志，2019，28（18）：2217-2224.

［24］秦芳. 浅论中西医的区别及"中医西化"的危害性［J］. 中国中医药现代远程教育，2012，10（6）：94-96.

［25］何俊余. 中医药现代化危机的根源及发展策略探讨［J］. 医学争鸣，2020，11（3）：72-75.

［26］韩爽，钟敏涛，李锦，等. 我国辅助用药应用现状及管理对策初探［J］. 中国药学杂志，2016，51（8）：678-682.

［27］唐哲，西娜. 我院辅助用药合理管控的探索与实践［J］. 中国药房，2016，27（31）：4395-4399.

［28］王墉，郑文杰，马柯. 师承教育在中医继承与发展中的现状及展望［J］. 卫生职业教育，2021，39（9）：5-7.

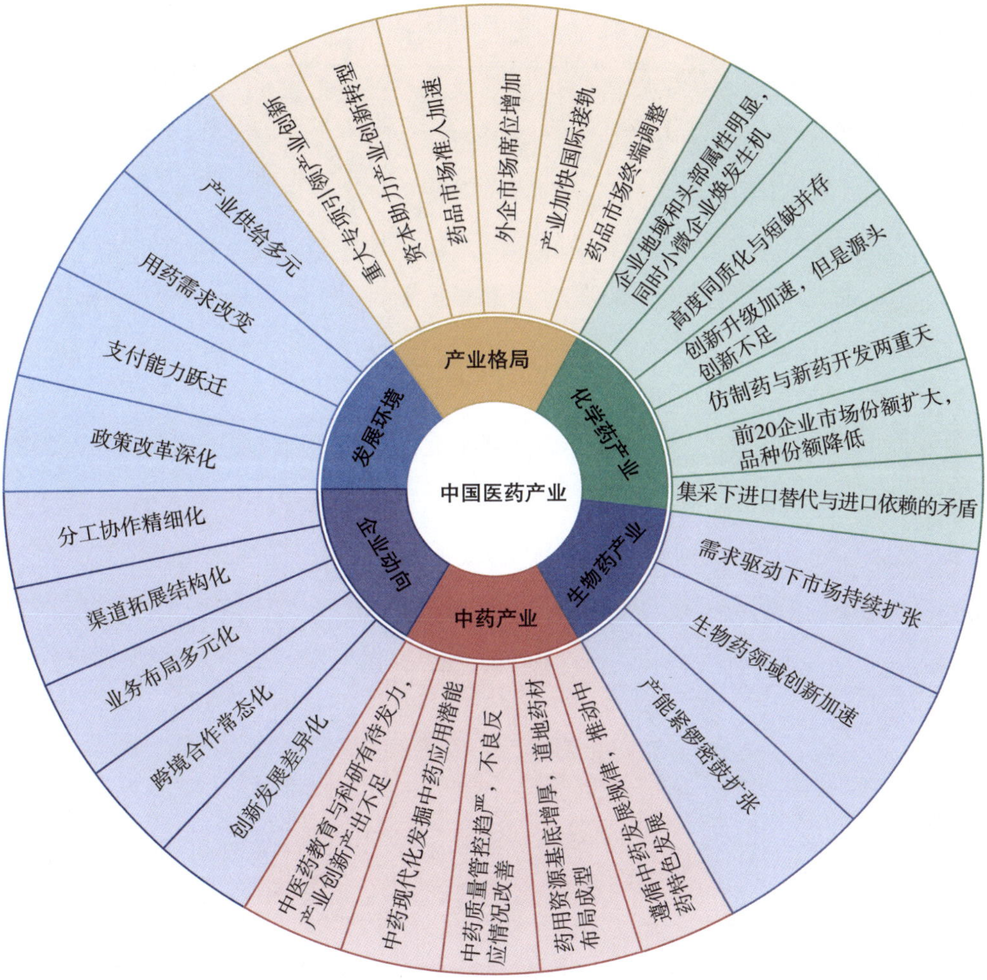
中国医药产业
产业格局
重大专项引领产业创新
资本助力产业创新转型
药品市场准入加速
外企市场席位增加
产业加快国际接轨
药品市场终端调整
化学药产业
企业地域和头部属性明显，同时小微企业焕发生机
高度同质化与短缺并存
创新升级加速，但是源头创新不足
仿制药与新药开发两重天
前20企业市场份额扩大，品种份额降低
集采下进口替代与进口依赖的矛盾
生物药产业
需求驱动下市场持续扩张
生物药领域创新加速
产能紧锣密鼓扩张
中药产业
遵循中药发展规律，推动中药特色发展
药用资源基底增厚，道地药材布局成型
中药质量管控趋严，不良反应情况改善
中药现代化发掘中药应用潜能
中医药教育与科研有待发力，产业创新产出不足
商业流通
创新发展差异化
跨境合作常态化
业务布局多元化
渠道拓展结构化
分工协作精细化
发展环境
政策改革深化
支付能力跃迁
用药需求改变
产业供给多元